颐养天年

主　编　刘佑华

副主编　王英杰　郭　宪　王　福

编　委　臧桂满　郭建军　温　硕

　　　　赵　洋　宋建伟　刘雪松

　　　　孟　琪

U0341053

中医古籍出版社

图书在版编目（CIP）数据

颐养天年/刘佑华主编． －北京：中医古籍出版社，2013.7
ISBN 978－7－5152－0326－3

Ⅰ.①颐… Ⅱ.①刘… Ⅲ.①老年人－养生（中医）②老年人－保健
Ⅳ.①R212②R161.7

中国版本图书馆 CIP 数据核字（2013）第 155237 号

颐养天年

刘佑华　主编
_____

责任编辑　梅　剑
封面设计　韩博玥
出版发行　中医古籍出版社
社　　址　北京东直门内南小街 16 号（100700）
印　　刷　三河市华东印刷厂
开　　本　710mm×1000mm　1/16
印　　张　14.75
字　　数　220 千字
版　　次　2013 年 7 月第 1 版　2013 年 7 月第 1 次印刷
印　　数　0001～3000 册
书　　号　ISBN 978－7－5152－0326－3
定　　价　26.00 元

前　言

全国第六次人口普查资料显示，2010 年我国 60 岁以上人口为 1.776 亿，占人口总数的 13.26%。我国即是全球唯一一个老年人口超 1 亿的国家，也是全球老龄化速度最快的国家。如何让老年人健康愉快地安度晚年，已成了社会和家庭最重要的问题之一。

颐养天年，即保养年寿，安享晚年。人趋暮境之时最关心什么问题? 纵观历史便不难得出结论，那就是健康长寿。这一代的翁妪们赶上了高科技的文明和国泰民安的盛世年代，追求健康长寿更在情理之中。于是，如何才能实现颐养天年，实现健康长寿的美好愿望，也就成了"银发族"成员和科普工作者探讨的一个热点话题。

一、颐养就是保养，特别是自我保养

实现健康长寿，主要是靠自己发挥和保护健康的能力，健康保护强调个人和群体提高健康水平，在与疾病斗争中做好自我保护和自我保健。我们要想健康长寿，就要把观念转向自我保健，建立起良好的生活方式和行为习惯，不要陷进单纯依靠医院、医生和药物的误区，虽说医生和药物是重要的因素，但医疗条件在人体健康长寿的诸多因素中只占 8%。近年来，许多长寿经验和养生方法被总结出来，并受到了广大老年朋友的欢迎和接受，诸如生命在于运动、少吃油腻的食物、多吃蔬菜水果、生活规律、节欲、改变不良习惯、爱好广泛、性格开朗，对人际关系要有较强的适应性等，既有生理方面的，也有心理方面的，至于高寿老人个人的体会就更是数不胜数了。

对于老年慢性病，单纯依靠药物还有许多弊端，单一用药，效果欠佳，多种药物一起服用，会产生一些不良反应，更大的弊端是不能发挥人体自身的抵抗力和修复能力。健康长寿取决于多种因素，现代健康概念分析的健康包括生理健康，心理健康，道德健康，社会适应健康四个层次，积极的人生态度是健康长寿的首要因素，这些是依靠医生和药物办不到的。

人老了难免会得疾病，带病延年是一个新概念。医学发展至今，还远不能使所有的人与顽症痼疾一刀两断，人类对许多疾病尚不能彻底治愈，带病生存是人类不得不面对的现实。带病者是否必定与长寿无缘呢？有人对数百名年逾花甲的百岁老人调查得出惊人的答案："带病者往往是长寿者。"为什么带病者往往得以长寿呢？

带病者深知"欲先取之，必先与之"的道理，他们常能吸取科学养生知识，善于修养生息积蓄力量。他们不会像无病者那样自恃强壮而一暴十寒，而是持之以恒地坚持适合自己的养生方法，进行养生锻炼。人就像一架机器，若由着性子使用，很快就会散了架；要想机器运转好，必须用心维护。人体最好的维护方法就是采用适当的锻炼方法增强体质，还要进行饮食调养。带病者没有"本钱"放纵自己，因此又吃得谨慎科学，这就使得他们这种"远虑"给自己的健康进行了"零存整取"式的投资。

带病者孱弱的体质，使他们掌握了"巧者有余，拙者不足"的道理，善于以"巧"取胜。他们一般不做力不从心的事，不争强好胜，并随着气候的变化及时防范，因而活得从容、仔细、不急不躁，使得能量代谢相对缓慢。正如南宋诗人陆游有"小炷留灯悟养生"的诗句，中老年人都知道，菜油灯能容纳的油是有限的，如果灯内留三根灯心草，则灯炷大而光线亮；如果留两根，则灯炷较大光线亦较亮；如果留一根，则灯炷小而光线昏暗。然而，留三根灯心草，只能照明一个夜晚；留一根灯心草，却能照明三个夜晚，陆游从这个现象悟出了养生之道：每个人的生命历程都有极限，就像菜油灯的油量有燃烧的极限一样。如果大喜大悲，酗酒纵欲，则如大炷留灯，很快油尽灯干；如果情绪稳定，清心节欲，则犹如小炷留灯，虽不太亮，却可延长照明时间。这个比喻形象地说明了为延长寿命就必须节约能源，使有限的生命得以延长。

生活最奢侈的历代帝王，珠宝耀金殿，粉黛充后宫，他们的光辉岂是"大炬留灯"所能比喻，他们的声势又岂是"着火茅草"所能形容，然而他们的寿命并不比平民百姓长，甚至逊于常人。清朝从顺治到溥仪10代皇帝，平均寿命仅为52.1岁；明朝从洪武到崇祯16代皇帝，平均寿命仅为41.1岁。大喜大悲、纵欲无度，都会使人加速衰老。一切过度的活动，都会不合理地耗费"生命之油"，对于中老年朋友来说，熬夜、搞突击之类的活动，只可偶尔为之，若经常如此，得不偿失，势必损害健康。坚持科学的生活方式，纠正不良习惯，不但可增强机体免疫能力和抵抗力，而且有助于维持机体内环境的平衡协调，从而提高生活质量。

二、颐养重在心养

良好的心态和积极向上的生活态度是对抗老年性疾病的有力武器，人老了绝非只能被动等人照顾，绝非被抛弃于社会之外。相反，安享老年生活的幸福，含饴弄孙，丰富业余生活，对于振奋自己的精神，稳定心态，保持良好的生活质量能起到不可估量的积极影响。

长寿之道，虽然有很多方式，但并没有一定模式。曾在北戴河某疗养院为一老院长贺百年华诞，老人一生不嗜烟酒，生活极有规律，最重要的是他闲不住，除了吃饭睡觉外，一天到晚总是在"动"，常常舞剑打拳，登山散步，击打腹背，操持家务等。正当人们对他的养生经验纷纷称赞之时，又传来同一疗养院的97岁女寿星以"静"养生的体会。她不讲究生活规律，在近百年的生活旅途中，除去看看孩子、做做饭、干点家务活以外，就是喜欢晒太阳，爱在孤寂幽静的环境中打发时光。两位百岁寿星的养生经验表明，养生各有路数，功效异途同归，正是"动可健体，静亦高寿"。所以，养生是动还是静，应根据个人性格和生活习惯而定，选择健身养生的途径当以"随心所欲，顺其自然"为本，也要循序渐进，坚持不懈。无论哪种健身方法，都是为了愉悦身心和增强体质，从而达到颐养天年之目的；倘若健身之后无一点轻松感觉，反而在精神或生理上出现负担，那就无异于折磨和惩罚自己了。当然，万物都要有个度，超量和纵欲，均与健康长寿的宗旨背道而驰，也是不可取的。

长寿之道千条百目，重在于心养。老年人容易产生悲观情绪，这恰恰是健康长寿之大敌，需要及时淡化和消除。要想健康长寿，就要把观念转变到自我养心方面来，要让自己的心态处于平和、豁达的境界中。古人云："情贵淡，气贵和"，这正是长寿哲理的精髓所在。"颐养"是指在安度晚年的同时，也包括品德修养等养心的内容，古人所说的"大德必得其寿"，就是指"颐养"须在道德修养上多下功夫。著名经济学家马寅初认为：光明的信仰，钢铁的意志，大海的胸襟是一个人的生命基础。"文革"时，他已年逾八十，却经常让家人陪他去看大字报，每次看大字报或参加大批判会回来，他照样嘻嘻哈哈，有说有笑。著名国画大师，一百多岁的朱屺瞻的长寿秘诀是豁达大度，金钱、名利和权力他都视作浮云，从来不受名缰利索的束缚，因此，他活得轻松而又潇洒。他的画室名为"梅花草堂"，就是以梅花那种"俏也不争春，只把春来报"的高洁之志来勉励自己。总之，要从管住自己的嘴，多迈自己的腿，运用自己的脑，保护自己的肺，生活要规律，心情要美好等方面入手，进行系统养生，以达颐养天年。

目　录

第一章 概 论

人生最大的财富是身心健康，健康长寿是每一个人的良好愿望。世界卫生组织对健康做出如下定义，"健康不仅仅是没有疾病和病痛，还要具备身体上、心理上和社会上的完好状态"，即人的健康包括身体健康、精神健康和社会适应能力三个方面。

一、现在该组织又更具体地提出了身心健康的八条标准

1. 快餐：三餐的饮食吃起来觉得津津有味，能快速吃完一餐而不挑食，食欲与进餐时间基本相同。进食并不是狼吞虎咽、不辨滋味，而是吃饭时不挑食、不偏食，吃得痛快，没有过饱或不饱的不满足感。如果有持续性无食欲状态出现，应请教医生，看看是否肠胃及肝脏有什么毛病。

2. 快睡：快睡就是睡得舒畅，一觉睡到天亮。醒后头脑清醒，精神饱满。睡得快，重要的是质量。如睡的时间过多，且醒后仍感乏力不爽，则是心理生理的病态表现。快睡说明神经系统的兴奋、抑制功能协调，且内脏无病理信息干扰。

3. 快便：便意来时，能快排大小便，且感觉轻松自如，在精神上有一种良好的感觉，便后没有疲劳感，说明胃肠功能好。

4. 快语：说话流利，语言表达准确，有中心，头脑清楚，思维敏捷，中气充足，心肺功能正常，说话不觉吃力，说话没有疲倦之感，没有头脑迟钝，词不达意现象。

5. 快行：行动自如，协调，迈步轻松有力，转体敏捷，反应迅速，证明躯体和四肢状况良好，精力充沛旺盛。因诸多病变导致身体衰弱，均从下肢开始，人患有内脏疾病时，下肢常有沉重感，心情焦虑，精神抑郁，则往往感到四肢乏力，步履沉重。

6. 良好的个性：性格温柔和顺，没有经常性的压抑感和冲动感。目标坚定，意志持衡，感情丰富，热爱生活，乐观豁达，胸襟坦荡。

7. 良好的处世技巧：看问题，办事情，都能以现实和自我为基础，与人交往能被大多数人所接受。不管人际风云如何变幻，都能始终保证稳定，永久的适应性，能保持对社会外环境和身体内环境的平衡。

8. 良好的人际关系：与他人交往的愿望强烈，能有选择地与朋友交往，珍视友情，尊重他人人格，待人接物能宽大为怀，即善待自己，自爱，自信，又能助人为乐，与人为善。

世界卫生组织认为，每个人的健康和寿命，15%取决于遗传基因，60%取决于自身的生活方式，10%取决于社会因素，8%取决于医疗条件，7%取决于气候，上述各类百分比的论断是科学的，而非遗传因素是可以改变的，也就是说，健康长寿的金钥匙掌握在自己手中。

人的正常寿命大约是125岁，但实际上能活到这个年龄的人微乎其微。近90%的人死于病榻之上，影响人类寿命的最大克星是疾病，引起疾病的最直接原因就是人体与生俱来的自我调节，自我治愈，自我抵抗疾病的能力遭到了内源物质和外源物质的破坏，如环境、空气、水源和食物的污染，不良的生活习惯，长期精神压力和超负荷的工作，日久天长极易引起失眠、高血压、高血糖、精神障碍、痴呆或癌症、焦虑、暴躁、惆怅等疾病，这也是引起机体免疫、抗病力下降而引发各种疾病的罪魁祸首。

我国在2000年重阳节，卫生部老年医学研究所首次确定了健康老人的十大标准：躯干无明显畸形，骨关节活动基本正常，有一定的视听功能，性格健全，情绪稳定，能适应环境，具有一定的社会交往能力，具有一定的学习和记忆能力等。

防病保健，健康长寿，这是人们自古以来谈论的重要课题之一。早在两千多年前的医籍中就有记载，而且有很高的科学性，如现存最早的医书《黄帝内经》中就有记载从天人相应的整体观出发，逐步积累总结了保持生命的养生之法，如《内经·上古天真论》中说："上古之人，其知道者……故能形与神俱，而尽终其天年，度百岁乃去。"这里指出了长寿的关键在于养生得法，要做到"起居有常，不妄作劳"，否则，"以酒为浆，以妄为常，醉以入房，以欲竭其精，不知持满，不时御神，务快其心，故半百而衰也。"这是引起人体早衰的原因。

古人很早就认识到一切疾病的产生，虽然与风、寒、暑、湿、燥、火等六淫的侵袭有关，但一般都是在人体正气虚弱的情况下发生，即所谓"两虚相得"。因此，养生法主要侧重在个人的养生方面，其目的一是为延长寿命，二是为预防疾病，人们只有善于养生，才能做到身体健康，延年益寿。

二、根据古人经验，祖国医学的养生法，主要应做到以下几个方面：

1. 注意精神上的保养，要求做到"恬惔虚无"，恬者，静也；惔者，安也。所谓恬惔虚无，就是要无私寡欲，乐观，没有情绪上的波动，才能达到"真气从之，精神内守，病安从来"。

2. 注意身体的锻炼，要求"和于术数"，所谓"和"即调和之意，"术数"即指技术和方法，它包括了锻炼身体的方法，如打太极拳、八段锦、步行等都属于"术数"的范畴。

3. 注意饮食和起居的调节，在日常生活中应当做到"饮食有节，起居有常"，反对"以酒为浆，以妄为常"等不正常的生活习惯，并在饮食的摄取上，应五味调和，偏食或过食，都能影响身体健康。

4. 要适应四时气候和周围环境的变化，避免外来邪气的侵袭。

5. 要调整好心态，中医非常讲究"七情"，即把人的情感归纳为喜、怒、忧、思、悲、恐、惊。这七种情绪皆可生病，比如过喜伤心，忧思伤脾，惊恐伤肾，大怒伤肝等。人应该学会理解别人，多为对方想想，如果能够体谅别人和谅解别人，就容易达到心态平衡。

三、天道酬勤，老当益壮：勤为养生"真经"，若要抗衰老、延年增寿，就要在"勤"字上下功夫。

1. 勤用脑："用进废退"的生物学规律在神经细胞上表现得特别突出，有一句话叫"人怕不动，脑不怕用"，故勤动脑者，可提高脑啡汰和脑内核糖核酸等生物活性。脑血管经常扩张，血液供应丰富，使脑细胞功能始终处于活跃状态，衰老明显推迟，可有效地防止老年痴呆症。老年人经常阅读，交朋友，回忆乃至辅导孩子学习等，都不失为激发脑功能的妙法。日本专家特别向知识型老人推荐学习一门外语，奥妙就在于学习外语对脑功能的激发锻炼最大，效果也最好。

2. 嘴勤：嘴是脑的近邻，一举一动皆牵涉到脑。多笑，多说，多咀嚼都可以对脑产生积极影响。国外专家将歌手与不唱歌者比较，前者的心肺功能明显增强，平均寿命也长。多咀嚼是指老年人进餐时应细嚼慢咽，或适当吃一些有一定硬度的食品，以使食物中的营养成分得以充分吸收，还能使人产生饱腹感，防止进食过量，尤其有利于开发大脑右半球的功能。

3. 勤转换：即转换不同性质的活动，比如较长时间的阅读或写作后，应及时转换其他不同性质的活动，使大脑神经松弛而不过分疲劳，达到脑力保持最佳状态，散步、做体操、做家务都是较好的转换活动方式。

4. 勤动手：双手遍布的神经末梢与大脑有着极其丰富的联系，因此，通过双手的刺激，可激励脑功能。挪威科学家的对比试验显示，经常活动手指的人比死记硬背更能增进脑活力，还可增强机体的免疫功能。我国传统的玩"健身球"、"搓核桃"等养生法与现代研究不谋而合。此外，练书法、弹钢琴、编织等皆是良好的健脑方法。只要持之以恒，就可受益。

5. 勤用脚：脚虽然是离大脑最远的部位，但两者关系密切，勤动脚有独到的健脑益智作用，因此有脚为"心之泵""脑的炊事员"之说。勤洗脚，搓脚心或挠脚，踢脚等可刺激涌泉穴及脚底神经，以供给脑部充足的能量，有助于调节情绪，活跃思维。另外，勤步行有利于舒筋通络，活血化瘀，强筋壮骨，促进循环代谢，延缓内脏器官的衰老，尤其适合老年人。

6. 勤交谈：经常与家人、亲友或社会人员一起交流信息，谈古论今，可调节神经和内分泌系统功能，并可远离孤独和压抑感，保持良好的心理状态。

7. 勤梳头是重要的养生方法之一，对健脑有明显好处。用梳子梳身体称梳浴法，梳浴可谓是"摩擦皮肤健身术"，能疏通经络，促进皮肤血液循环，增强体质，提高抗病能力。

四、老人修身养性，安度晚年要"三有三无三不想"

三有是有事做，有盼头，有闲情；三无是无压力，无烦恼，无贪欲；三不想即不想病，不想死，不想寿。三有三无好理解，而三不想中的不想病，说的是人到老年免疫力日渐衰弱，难免有时会感到哪里有点不舒服，小灾小病这是正常现象。如果疑神疑鬼、胡猜乱想，没病也能想出病来，小病也会想成大病（若真有病则应诊治）。不想死是说人至暮年，或多或少都想到过死，越是吃穿不愁，闲得无聊，越是怕死，越怕越想，越想越怕，形成恶性循环，其结果只有死得更早更快，所以最好别去想它，顺其自然。不想寿，长寿，人人所求，但长寿是多种因素影响的结果，活一天乐一天比嘛都强，自古就有人想"长生不老"，那只是说说而已，是办不到的，还是孔夫子的理论对路，"发奋读书，乐以忘忧，不知老之将至。"无忧无虑，即使寿不算特别长，也要活得有滋有味，整天愁眉苦脸，总去想要长寿，到头来不但活得很累，还会得不偿失。

五、三才养生

古人云："人之起居，不知三才避忌，必犯灾害。"三才指天、地、人，即天人合一的相应思想。天、地、人同处于宇宙之中，季节气候的变化，对人体有显著影响，人若想祛病延年，以尽天命，一定要遵从自然规律。古人认为，天有三宝，即日、月、星，反映自然界四季气候的变化；地有三宝，即水、火、风，它是人体生长发育必不可缺的基础；人有三宝，即精、气、神，先天之精，亲于父母，源于天光，而后天之精，派与饮食水谷。人体气机畅达，才能身体健康。反之，气机失调，易致疾病。神是人体生命活动的总称，精和气是人体生命活动的基础，神产生于精和气，三者互相关联，精是基本，气是动力，神是主导。善养生者，三才统一，天地人相应，顺从天地之和，才能达到益寿延年的目的。

六、主动休息

研究证明，人体持续活动愈久或劳动强度愈大，疲劳的程度就愈重，消除疲劳所花的时间也愈长，恢复愈费事，这就是"累了才休息"的弊端，这一弊端在老年人身上表现得尤为突出。因为老年人比年轻人更易疲劳，恢复时间更长，不少老年人都有过这种体会，当身体疲劳时，往往会引起一系列不适感觉，如头昏脑胀、四肢乏力、周身酸软等。如果此时大脑、四肢得不到足够的氧气供给，代谢产物又无法及时排除，则可诱发多种疾病，甚至危及生命。提倡主动休息，能帮助老年人尽量避开因疲劳可能带来的诸多危害，并能增强机体免疫水平及抗病能力，有效地预防老年性疾病的发生，从而改善晚年生活质量。可以说，老年人学会"主动休息"，如同拥有一个健康的"法宝"，就有了战胜各种疾病的"灵丹妙药"。

七、静养生命

养生贵在动静结合，有动有静，一张一弛，身轻体健。现代保健学发现，生命不单单在于运动，也离不开静养，动与静的互补更有益于强身健体，焕发精神，福寿双赢。国际时兴的"冥思遐想养生健身术"也就是"静坐健身术"，为可靠的"意念保健法"。据《美国科学院院刊》披露，调研人员通过脑电波测量仪器对受试者打坐冥想前、冥想中、冥想后进行的脑活动检测表明，冥想能够增加脑活动能力并显著影响大脑负责调节情绪与快乐的区域。另一项研究认为，"静养生命"可使机体经络畅通顺达，细胞血氧充盈，有利于废气、废物的排出，使体温热度、血液酸碱度、血糖、血压及钾、钠、氯化物等稳定在正常范围内。其具体方法是：在一个光线适中、安静、温度适宜的环境中，盘腿端坐，头向前，目微闭，齿放松，舌抵上腭，唇略合，全身肌肉放松，勿扩张前胸，后背微园，双手交叉置于大腿上，上腹部内收，呼气长缓嘘，吸气短促又"介于不经意中"，类似于中医的"意守丹田"。运气用力应求自然，不使劲，将"力点"集聚于脐下，相当于中医的"气沉丹田"，并默默地静思并极力追忆儿时的趣闻乐事，顽皮嬉戏，同窗旧谊，挚友赠言，家庭和睦，畅游祖国大好河山等。每天清晨和临睡前做一次，每次不短于半小时，只要恒心不懈，去除私心杂念，必生裨益。这一方法不仅能使人体器官平衡地运动，提高工作和睡眠质量，减少恶梦，使大脑得到很好地休息，还能疗疾、提神、醒脑、除乏和改善肺脏气体交换、微循环等。

入静健身心：入静是指人在意识清醒的条件下，排除一切杂念，有意识地使大脑皮层高级中枢神经系统得到较充分休息，这是一种排除心理障碍的保健方法。具体操作方法是：以仰卧位最好，亦可坐在沙发或木背凳子上，闭目，垂肩两手重叠放于腹部，两拇指压脐，手心捂在脐下气海穴（脐下正中1.5寸），全身放松，意识集中在脐下手捂部位，平静呼吸，排除一切杂念及干扰，持续10～15分钟，每日1次。结束后有神清气爽的感觉，尤其是在过于疲惫的时候，入静法能使体力尽快恢复。

八、养生是智慧

《黄帝内经》中有一段关于养生的论述："上古之人，其知道者，法于阴阳，和于术数，食饮有节，起居有常，不妄作劳，故能形与神俱，而尽终其天年，度百岁乃去。"这段话精辟地概括了养生理论的精华，它所肯定的生活方式，在现实而为我们所倡导。因此，学习养生就要从增强智慧做起，才能真正理解和掌握养生之道。俗话说"养生之道，各有一套"，的确，养生方法很多，很难说哪一种方法是最好的，从古到今，不少养生家都用自己的养生方法，达到健康长寿的目的。

清朝乾隆皇帝对养生有独到的见解，他总结了养生四诀："吐纳脏腑，活动筋骨，十常四勿，适时进补。"其中十常为"齿常叩、津常咽、耳常弹、鼻常揉、晴常运、面常搓、足常摩、腹常旋、肢常伸、肛常提"，四勿为"食勿言、卧勿语、饮勿醉、色勿迷"，而适时进补则是根据不同季节吃一些滋补食品。

东晋初年著名医药学家葛洪，很注重养生，他认为只有重视养生才能益寿延年。他在《抱扑子·内荡》中说："善摄生者，卧起有四时之早晚，兴居有至和之牵制，调和筋骨有偃仰之方，杜疾闲邪有吞吐之术，流行营卫有补泻之法，节宣劳逸有与夺之要。"这段话，较具体地表达了他的养生要点，这就是起居有四季早晚的不同，应该遵循一定的规律；锻炼身体要注意选择恰当的方法，以收到强身防病的效果；协调人体营气、卫气的正常运行，要重视扶正祛邪的原则；有劳有逸，不要过分疲劳或过分安闲。这些都是善于养生者不可忽视的几个问题，人们只要运用得法，持之以恒，那就一定会取得预期的效果。

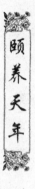

我国唐代名医孙思邈，是我国养生学的鼻祖，又称"药王"，他写的《养生铭》、《卫生歌》为人们喜闻乐诵。如"大寒与大热，且莫贪色欲。坐卧莫当风，频于暖处浴。食饱行百步，常以手摩腹。寿久休论命，修行在个人"，一直成为后人的养生座右铭。

著名生物学家104岁的陈纳逊生平注重食品上的营养，他认为"合理的营养是代谢的基础，膳食既要保证充足的蛋白质，又要补充必要的维生素"。

国学大师季羡林认为，养生秘诀是"养生无术是有术"。养生术是和宇宙融为一体的大智慧，也就是平和，博爱的胸怀和"毁誉不动，得丧若一"的心态。他信奉不误时、不挑食、不嘀咕的"三不"主义，还应处理好三个关系，即人与大自然的关系，人与人的关系（包括家庭关系），个人心中思想感情矛盾与平衡的关系。

著名文史学者文怀沙，1910年生，曾患过肝癌，在当时不完善的医疗条件下，每天都背诵《离骚》等诗，把读过的书形象化，他运用诗和文章组成精神良方的这种心理疗法，战胜了病痛。他的养生心得是养生三字经："正、清、和"，即念正字时吸气进来，清、和二字用嘴微微地将气吐出来，这样可以起到清气上升，浊气下降的作用。

老年人最大的痛苦就是老想昨天，我年轻的时候如何如何，不要把老年这两个字当成自己的包袱，而应该想明天我计划做什么，这才能其味无穷。烦躁、愤怒、忧伤都是催老剂，要让生命的过程舒展开来，更自在一点，遇到可怕的事情，用幽默和欢笑去对待它，如果老年人面对着悲哀都可以微笑，就没有过不去的火焰山。

很多长寿老人都有自己的养生绝招，如四川省秀山土家族105岁的民间医生王忠义的养生绝招可谓独特，多年来，他每天黎明即起，在床上打坐，练内气功，并将满口的玉浆（即唾液）一口一口慢慢地咽下，然后方进早餐。年逾百岁后，他仍耳聪目明，头脑敏捷，身体犹如壮年。古医书曾云："唾液充盈，常含而咽之，能润五脏，悦肌肤，使人长生不老。"

总之，在养生思想的指导下，根据自己的身体状况，生活条件和爱好，运用适合自己的养生方法，持之以恒，定能起到良好效果。

第二章　科学饮食健康用餐

唐代大医药学家孙思邈在《备急千金要方》一书中，很重视食宜、食养，他主张"安生之本，必资于食，不知食宜者，不足以生存也"。饮食问题是保持个人身体健康和使民族体质提高的重要问题。宋代陈直《养老奉亲书》记载："饮食应氛，调配合理，食者，生民之天，活人之本，饮食进则谷气生，谷气充则气血盛。"俗话说"民以食为天"，其本意是说作为生活资料的食物，乃是老百姓赖以生存的基础，当然也包含有营养学方面的寓意。据营养学家统计，假设人活到70岁，一生要吃掉60多吨食物。饮食作为一种科学文化越来越受到人们重视。

一、在良好的环境和气氛下用餐

进餐要有一个良好的环境，若进餐的条件太差，桌椅板凳不整，没有固定的场所，或过于拥挤和脏乱，或噪声太大，这些都会大大降低人的食欲。同时，进餐时的精神状态也很重要，正像民谚所说："心情舒畅，喝粥也胖，心里苦闷，吃肉不香"，这说明食欲好坏在很大程度上取决于进餐时的精神状态和气氛。愉快、安静、友爱、温馨的家庭气氛，可以使人胃口大开，吃得津津有味。相反，进餐时情绪低沉，苦闷不乐或怒气冲冲，忧思多虑，会造成食欲不振，大倒胃口，也易造成胃肠道不适或发生其他慢性疾病。古人云："食后不可便怒，怒后不可便食"，这就是说我们在进食过程中，一切不良情绪都应该避免，吃饭时要集中精力，做到"食不言，寝不语"。

从科学的角度来讲，一切生理变化都受神经系统指挥，愉快的进餐气氛可以使大脑神经和消化系统处于高度兴奋状态，胃肠道蠕动和胆囊相继收缩，消化腺分泌增多，从而有利于对食物的消化吸收。相反，不良气氛

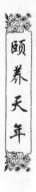

干扰了这种兴奋，大脑神经会由兴奋剧转为抑制，降低了味觉神经系统的敏感度，唾液分泌减少，其他消化腺分泌也减少，并出现胃肠道蠕动异常，即引起食欲下降，也使胃肠道的消化机能减弱，影响对食物营养素的吸收。

二、主副食、杂与精摄取要均衡

随着我国居民生活水平的提高，菜篮子的品种丰富，餐桌上的美味佳肴增加，被人们称之为米、面、粗粮等主要食品的量减少了。据调查，很多人每天主食的摄入量不足 200 克，甚至有的人只吃 50 克左右，而按照中国营养学会最新公布的中国居民膳食指南的建议，根据人体正常需要的各种必需的营养成分进行科学测算，从事低强度体力劳动的成年人，每天主食摄入量应该在 250～400 克之间。另外一个方面是主食吃得精细了，精米、精面吃得多了，吃粗粮少了，根本达不到专家推荐每天要吃 50 克以上的粗粮的标准。科学研究证明，高粱、玉米、糜子、荞麦、青稞、小米的营养价值均很高，且有保健作用。根据调查了解到，无论是精米还是精面，都在加工过程中去掉了胚芽、糠层、麸皮等部分，而这些正是营养物质最集中的部分，为了加工高等级的米和面，就必须以降低原粮出米率和出粉率为代价，从某种意义上不能不说是一种浪费。

主食吃少了，鱼、肉等辅食增加了，就会造成肥胖。2002 年我国成人超重人数就达到两个亿，大城市超重人数高达三成，我国已经迈入肥胖者增加最快的国家行列。不少肥胖病人在脂肪、蛋白质等营养素超标的同时，另一种营养素却往往缺乏，这就是膳食纤维，而膳食纤维恰恰大量存在于主食中，更为重要的是，很多专家还发现，膳食纤维的缺乏容易引起肠癌。所以，必须改变这种主食摄入量不足尤其是粗粮摄入不足的状况，提倡平衡膳食。

食物杂与精也要均衡，正如中国营养学会推荐的《中国居民膳食指南》一书中所说，食物要多样化，它提示：1. 食物多样，谷类为主。2. 多吃蔬菜、水果和薯类。3. 每天吃奶类、豆腐或其他豆制品。4. 经常吃适量的鱼、禽、蛋、瘦肉，少吃肥肉和荤油。5. 食量和体力活动要平衡，保持适宜体重。6. 吃清淡少盐的膳食。7. 饮酒应适量。8. 吃清洁卫生不变质的食物。中医经典《黄帝内经》中强调："五谷为养，五果为助，五畜为宜，五菜为充，五味合而服之以补精益气。"概述了谷、果、肉、菜是饮食的主要内容，指出在体内有补精益气的作用。人们必须兼食，才能得到合理的营养，偏食则会导致气血、阴阳的平衡失调，所以中华民族传统的膳食结构提倡"杂食者，美食也；广食者，营养也"。因此，平时要注意坚持杂食的饮食原则，保持食物品种来源的多样性，达到营养平衡。

三、膳食五味要平衡

《黄帝内经》中有"阴之所生，本在五味；阴之五宫，伤在五味"的记载，说明人体阴精要靠五味滋阴，而五味不能保持均衡，却会伤及阴宫脏腑。所谓五味，是指酸、苦、甘、辛、咸。中医认为，味道不同，作用不同，这五种类型的食物，不仅是人们饮食的重要调味品，可以促进食欲，帮助消化，也是人体不可缺少的营养物质。

1. 酸生肝：酸味食物有收敛、生津益阴的作用，可以促进消化，保护肝脏。常吃对胃酸不足，皮肤干燥，面部多油脂，皮肤脱屑的人有一定好处，它还有防感冒、降血压和软化血管的功效。以酸味为主的食物有西红柿、山楂、橙子等。

2. 苦生心：苦味食物一般都有寒凉、清热、泻火、燥湿、降气、解毒的作用，还有除湿、利尿的功能。常食用对暗疮、小便黄热、咽喉痛有很好的防治效果。以苦味为主的食物有苦瓜、茶叶、苦菜、青榄等。

3. 甘入脾：甘味即甜味，有补益和缓，解痉挛等作用，可补气养血，解除疲劳，调养解毒。以甘味为主的食物有大枣、桂圆肉、蜂蜜、米面食品等，但有糖尿病及肥胖者应限食或慎食。

4. 辛入肺：辛味即辣味，有发散行气、活血等作用。适量食用辛味食物可以促进新陈代谢、调理气血、疏通经络，经常食用可预防风寒感冒。以辛味为主的食物有葱、姜、蒜、辣椒、胡椒等。但患有便秘、痔疮和神经衰弱者不宜常食。

5. 咸入肾：咸为五味之冠，中医认为咸味食物有利于肾水，许多补肾

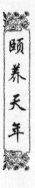
的中药都需要用盐炮制，它有调节人体细胞和血液渗透，保持正常代谢的功效。呕吐、腹泻、大汗之后宜喝适量淡盐水，以保持正常代谢。但食盐不能过量，一定要控制在每日 6 克以内，摄入过多是导致高血压等疾病的重要诱因。以咸味为主的食物有海带、紫菜、海蜇等。

虽然饮食五味能化生阴精，为生命的本源之一，但若偏食过用，则反为害而致生多种疾病。所以要想达到饮食养生的良好效果，就必须谨慎调和五味，勿使其过偏。

四、寒热温凉为四气

中国有句古话："热食伤骨，冷食伤肺，热无灼唇，冷无冰齿"，这条古训很好地阐述了日常饮食中冷与热的关系。在实际生活中，很多人都有这样的生活习惯，即吃螃蟹一定要搭配生姜，因螃蟹属寒凉食物，而生姜属温性，两者搭配可以保证寒热温凉的四气平衡。此外，夏天喝绿茶，冬天喝红茶，也是这个道理。

第一节　荤素合理搭配

素食在我国是一种源远流长的食俗，古人认为素食是一种美德，可自奉节俭。三国时期，曹操为了图强争霸，常戒斋茹素；南北朝时的梁武帝萧衍，以身作则，终生信佛食素，享年 86 岁；清朝的乾隆皇帝，寿高 89 岁，与他经常服用以茯苓、莲子、芡实、扁豆、薏米、山楂、人参、麦芽、山药等制成的"八珍糕"有关。在我国历史上的 230 多位封建帝王中，乾隆第一，梁武帝第二，唐朝女皇武则天，终身信佛，以素食为主，寿长 82 岁属第三。近代平民杜昌华 116 岁，也是以素食为主者。美国学者约翰·罗宾逊在《新美国饮食》一书中指出：人类适合素食。人类的生理构造和消化系统，与食草，食蔬菜水果、谷类的动物极为相似，却与肉食动物十分不同。

人类在生理上有几项特征，不利于肉食而有利于素食：

1. 无爪。2. 无尖锐突出的犬齿。3. 平坦的后臼齿可磨碎食物。4. 有发展完善的唾液腺。5. 碱性唾液内有很多酶素，可以消化谷类。6. 胃酸仅为食肉动物的1/20。7. 成人肠道是身长的4.5倍，有利于素食。8. 用皮肤上毛孔散热。

　　《修龄要旨》中有一首指导饮食的歌诀，其中说"厚味伤人无所知，能甘淡蔬是吾师"，能甘淡蔬就是提倡素食。素食确有许多独特的优点，美国学者发现素食者患呼吸、口腔、肝脏、膀胱等系统癌症的发病率比非素食者明显要低，这是因为素食有消脂作用，素食中纤维素可减少肠内腐败物的滞留时间，从而减少了致癌机会。素食又降低了脂肪中胆固醇与饱和脂肪酸的摄入，防止过多的胆固醇进入血液，从而减少了冠心病、高血压的发病率。素食中蔬菜、瓜果、海藻食物多为碱性，能中和过多的蛋白质、脂肪、糖类消化分解的酸性物质，调整人体的酸碱平衡。素食比荤食体积大，含热量低，易使人产生饱腹感，又有利于限制食量，有助于减肥。多吃蔬菜水果，特别是素油中不饱和脂肪酸所含的亚油酸，可促使皮肤光滑油腻。由于碱性食物能够调节血液、汗腺的代谢功能，加强皮肤的营养，故有防止皮肤干燥、增强皮肤抵抗力的作用。

　　然而，完全素食也有它无法克服的欠缺，长期素食不能全面保证人体营养的需要。蛋白质是维持生命活动的基础物质，食物中的蛋白质按其来源可分为优质蛋白质和非优质蛋白质。畜、禽、鱼、蛋、奶、豆浆属于前者，蛋白质含量较低。优质蛋白质中的氨基酸含量和比例符合人体需要，消化吸收率高，容易被人体所利用。由于素食中的蛋白质含量低，长期食素会造成蛋白质摄入不足，导致营养不良，反应迟钝，记忆力下降，精神欠佳等后果。人体内蛋白质摄入不足还是引起消化道肿瘤的一个危险因素，例如有不少有素食习惯的老年人，长期偏食素油，天真地认为素油对人体无害，而应多食益善，其实素油中脂肪含量相当高，远远高出了老年人膳食中脂肪含量应控制在总热量的20%。脂肪摄入过多易患结肠癌和前列腺癌。素食还会影响核黄素（维生素 B_2）的摄入，核黄素缺乏可导致舌炎、口角炎、角膜炎、阴囊炎等多种疾病。另外，人体所需的维生素 B_{12} 只有从荤食中才能获得，单纯食素无法获得，一旦机体缺乏维生素 B_{12}，可导致精神和心理上的缺陷，出现记忆力下降，舌头肿痛，吞咽困难，免

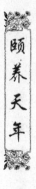
疫球蛋白质生成减少，从而减弱人体的抗病能力，甚至还能造成脑神经细胞的损害，导致神经功能障碍。实际上老年痴呆症患者所出现的行动缓慢，反应迟钝，大小便失禁都与神经系统出现的功能障碍密切相关。

所以饮食应荤素搭配，少荤多素，以素为主。我国推荐的"食物宝塔"膳食指南，明确提出素食为主，"塔"的基底层便是各种谷物。

基底层：面包、米饭、玉米片薯类，每天11单位。

第二层：蔬菜、水果，其中蔬菜3~5单位，水果2~4单位。

第三层：肉、鱼、蛋、禽、奶、果仁、豆制品2~3单位。

第四层：油、糖、盐1单位为塔尖。

营养学家一致认为，从人类进化和抗衰益寿的角度看，绝对素食不可取，人们应该放弃素食养生的传统观念，只有坚持荤素搭配，营养全面，平衡膳食，并以植物性食物为主，动物性食物为辅，才能通往健康长寿之道。

第二节　多食蒸煮炖少食煎炒炸

做菜时用热油烧锅，油炸煎炒，均可产生不少油烟，所产生的有害物质对人体非常有害。食用油一旦经高温加热，会产生致癌物质，经常食用带有这类物质的食物，就会增加患癌症的危险。特别是用不粘锅，因不粘锅的不粘涂层其实是一层薄膜，特别容易受到破坏，使一些重金属释出对人体有害的成分。

经常炸食品，食用油反复使用，经多次高温加热，颜色变黑、变黏，其中脱落生成的被碳化的食品残渣，都含有较高的有害有毒物质，这类物质有可能引起癌症，尤其是胃癌与其有着密切关系。

油炸食品严重破坏了食物中的营养素，因油在高温下不仅会破坏食物中的维生素 A、B 和脂肪酸，还破坏了食品本身的营养成分。它能改变脂肪的分子结构，影响人体的消化吸收，如煮鸡蛋的营养和消化率为100%，蒸鸡蛋为98.5%，而炸鸡蛋消化率仅为81%。同时，高温油会使脂肪本身发生热解，产生苯并芘类致癌物质，所以为了身体健康，最好少食或不食油炸类食品。

相反，老年人因活动少，消化功能差，应多食些清淡，富有营养而容易消化的食品。多用蒸煮炖的方法，既能保持营养，而易于消化吸收，又免受油烟之害。

但蒸煮炖菜也不能过熟，以免破坏菜中的营养成分，特别是维生素B_{12}。我们每天所需的维生素B_{12}仅为 2～5 微克，只要膳食均衡即能满足需要。但维生素B_{12}在加热到 100℃ 时达 30 分钟或 120℃ 时达 15 分钟，就会被分解，若经常吃煮得过熟的菜，就容易因维生素B_{12}缺乏而导致恶性贫血或出现多种神经及精神异常症状。一般来说，可以从菜肴的形状、颜色、手感、口感上辨别食物蒸煮的生熟程度，生熟适中的菜肴看上去形状比较完整，颜色也还保持原来的样子，用筷子夹住后感觉有一定硬度，一夹就能起来，吃在口中，需要咀嚼一会儿才能吞咽。在这种程度下，就能尽可能地保存营养，尤其是维生素B_{12}。此外，老人常吃硬度适当的菜肴，还可以锻炼咀嚼能力，帮助肠胃更好地吸收其中的营养。

1. 天冷炖锅杂烩菜：杂烩菜，喝汤吃菜，营养不浪费。肉类炖煮，减少油脂，杂烩菜里的排骨、鸡肉、牛肉等，经较长时间炖煮后，其丰富的营养更易吸收，肉内的不饱和脂肪酸含量明显增加，而对人体有害的胆固醇和饱和脂肪酸含量则会减少。做杂烩菜要用耐煮的素菜，如萝卜、土豆、蘑菇等，不要放不耐煮的绿叶菜。炖菜时，汤煮沸后打去浮沫，再加葱、姜等调料，水要加足（至少要加到原料的 1.5 倍）。炖菜食材越丰富越好，如炖土豆牛肉，还可以加豆腐、粉条、冬瓜、丝瓜等。

2. 火腿炖乳鸽：大乳鸽一只，猪瘦肉 100 克，洗净后放沸水内烫一下，放入炖锅内，加足水，再加金华火腿 50 克，生姜 5 片，黄酒、大葱适量，武火烧开，用文火炖 1 小时，再加浸泡好洗净的香菇 50 克，放适量盐调好咸淡，再煮 20 分钟后即可。此菜香味浓郁，营养丰富，适于老年人及体虚乏力之人食用。

3. 蒸菜：由于蒸菜的温度不会超过 100℃，蛋白质不易析出，调味品不易渗入，因此宜选择鲜嫩一些的蔬菜或鱼肉，而不适于蹄筋类胶原蛋白含量较多的且不易熟的食物。因蒸菜不易入味，应在蒸制前加食盐、酱油

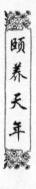
腌制一小段时间，使滋味慢慢渗入，并避免用花椒、辣椒等原味调料。上锅蒸前可按需要再放上葱、姜等调料，但蒸蔬菜一般不用。

不论食材老、嫩，蒸菜都要用旺火，旺火蒸出来的蔬菜碧绿质嫩，蒸出来的肉类酥松软烂；文火会使蒸菜变蔫软烂，肉制品不易熟透。蔬菜类在水开后旺火蒸 15 分钟为宜；鱼类旺火蒸 20 分钟为宜；肉类旺火蒸 1 个小时即可。

4. 清蒸鱼：活鲤鱼一条（约 1.5 斤），去鳃、鳞，开膛去五脏，洗净后先用开水烫一下，用刀刮一遍，再洗一次，在鱼的两侧横割花刀。用高汤、料酒、味精、盐、葱、姜适量腌制后，上屉旺火蒸 20 分钟即可。

第三节　常喝汤　保健康

世界各地的美食家，都坚定这样一个信念："宁可食无肉，不可食无汤。"法国一部《汤谱》中说："汤是餐桌上的第一佳肴，汤的气味能使人恢复信心，汤的热气使人感到宽慰。"新出台的美国老人膳食宝塔中特别提出，对 70 岁以上的老人来说，水分的摄入很重要，汤在老年人的膳食中应占据重要位置。

中国老年保健协会副会长洪昭光教授说，有句话说"吃得好不如吸收得好"。对于老人来说，更是这个理。老年人的消化能力与年轻人有很大差别，年轻人吃一份食物，95％的营养成分都会被身体吸收；而老年人则只能被吸收大约 50％。汤类食物，经过人们烹饪和加工后，不仅口感、营养可以兼顾，而且有明显的保健作用，喝汤能使身体强壮，同时汤也适合老年人的咀嚼功能和胃肠功能。

1. 高汤：高汤是指用新鲜味美营养丰富的动物性或植物性原料加水同煮，然后经过提取而得到的汤。高汤不仅是调味品，同时也是一种滋补品，它含有丰富的含氮浸出物和钙等无机盐，饭前饭后均可饮用。饭前的一小碗鲜汤称开口汤，可起到刺激胃液分泌，增加食欲，润滑口腔及食道的作用；饭后饮汤则可促进消化吸收，这对老年人极为有益。

2. 骨头汤：取猪骨头或牛、羊骨头砸碎，加足水及少许醋，用文火煮一小时，类粘胶和骨胶原等有益成分会充分溶于汤中，然后加蔬菜、调料，就成为味道鲜美，营养丰富，具有保健功能的骨头汤。俗话说"骨头的精华在汤里"，骨头的营养毫不逊色于鲜肉，含有多种对人体有滋补和保健功能的物质，具有添骨髓，增血液，减缓衰老，延年益寿的保健功能。

3. 鸭汤：将麻鸭子洗净剁成小块，在砂锅中加足凉水，放入适量葱、姜与鸭肉一起用文火炖一小时，鸭肉烂熟后加盐、味精即可。鸭肉性寒凉，味甘咸，具有滋阳补虚，养胃利水的功效。《本草纲目》记载："鸭肉主大补虚劳，最消毒热，利小便，除水肿，消胀满，利脏腑，退疮肿，定惊痫。"因其性寒凉，故特别适合人们在夏季食用，尤其适宜于体内有热，容易上火之人，以及体质虚弱，食欲不振，发热，大便干燥，水肿的人食之。鸭汤用麻鸭最好，因麻鸭的脂肪比普通的鸭薄一些，烹出来的汤不那么油腻，更适宜夏天食用。

4. 白萝卜羊肉汤：将羊肉、白萝卜切好，先将羊肉放入砂锅内后放足水，待大火烧开后去浮沫，加入适量葱、姜、青蒜、料酒，改小火炖 50 分钟，再将萝卜放入锅中，调入盐，再炖 20 分钟，至萝卜软烂即可，食用前加香菜，使味道更鲜美。此汤可温阳补血，健身祛寒，止咳顺气，开胃消食。亦可在汤内放入豆腐一起炖。

5. 烫的种类很多，如补虚名方当归生姜羊肉汤；鱼头汤（或加点豆腐）是高蛋白，低脂肪，高维生素食品，更适于老年人使用。用鱼头汤煮面条，有大量的软磷脂溶于汤中，可以补脑益智。

用动物性原料煲汤，不是时间越长，汤的营养越多。以炖骨头汤为例，很多人都在炖两个小时以上，这种无谓的长时间炖煮是没有科学道理的，因食物在高温下炖煮，时间越长，损失的营养越多，骨头汤久煮钙质也不会完全析出，反而会破坏骨头中的蛋白质，维生素等营养反而降低。通过试验得出的结论是：用动物性原料煲汤加热 1~1.5 小时，即可获得比较理想的营养峰值，口感也好。炖煮除注意时间外，还要选用鲜味足的新鲜原料，冷水下锅，并一次加足水，中途切不可加水；冷水下料，逐步加温，可使原料均匀受热，原料中营养成分渐渐溢出。而开水下锅会使原料

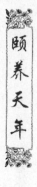

表面骤然受热，蛋白质凝固紧缩，影响内部营养素溢出，中途加水会把汤冲淡，影响质量。

6. 双耳汤：将黑、白木耳各 10 克用水泡发洗净，放小碗中加水及适量冰糖，蒸一个小时。每日食用两次，能滋补肝肾，益阴明目。紫菜汤的营养更易被消化吸收。夏天出汗多可喝菠菜汤、油菜汤或空心菜汤等。另外，食用各种新鲜蔬菜汤，可使体内血液呈正常的弱碱性状态，防止血液酸化，并使沉积于细胞中的污染物或毒性物质重新溶解，随粪、尿排出体外，故菜汤有"人体最佳清洁剂"的美称，常食用有助于体内环境保持纯净，可根据需要适当选用。

第四节　一日三餐　定时定量

按时进餐是人类在长期进化过程中形成的生物节律，在这个节律下，胃肠功能已形成条件反射，一到就餐时间消化系统就准备开始工作。若未能如期进食，则本该分泌消化液的消化腺体就不能正常分泌，俗称"饿过时了"，久而久之便会导致消化功能紊乱而引发消化道疾病，如胃炎、胃溃疡、胃出血等，更容易发生低血糖而发生意外。我国在很早以前就注意到这一点，孙思邈在《千金要方》中说"饮食以时"，就是说每天要按时进食。

1. 早餐不但要吃，而且要吃好，要保证高营养，最好在 7 点到 7 点 30 分之间。有些人因为起得晚，没有吃早餐的习惯，有些人不吃早餐，则认为可以减肥。其实不然，这样做不但没有好处，还能招致多种疾病的发生，如对摄入营养不利，对大脑功能活动不利，易患胆结石以及易发胖等，尤其是本身有心脑血管疾病的人，不吃早餐还会增加缺血性中风和心脏病发作的危险性，这点应该引起足够的重视。

早餐空腹时是一天中缺血性中风和心脏病发作的高峰时段，有研究显示，吃过早餐的人比没有吃早餐的人，心脏病发作的可能性小。因为早晨空腹凝血球蛋白增加，使血液中的血小板活性增加，使其凝聚或粘附性增加，导致血液黏稠度增高，血流缓慢，明显增加了缺血性中风和心脏病发

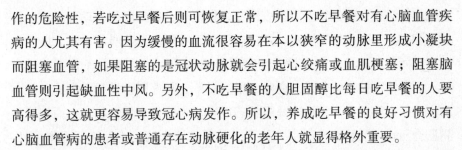

作的危险性，若吃过早餐后则可恢复正常，所以不吃早餐对有心脑血管疾病的人尤其有害。因为缓慢的血流很容易在本以狭窄的动脉里形成小凝块而阻塞血管，如果阻塞的是冠状动脉就会引起心绞痛或心肌梗塞；阻塞脑血管则引起缺血性中风。另外，不吃早餐的人胆固醇比每日吃早餐的人要高得多，这就更容易导致冠心病发作。所以，养成吃早餐的良好习惯对有心脑血管病的患者或普通存在动脉硬化的老年人就显得格外重要。

树立良好的早餐习惯，可以减少许多疾病的发生，还有助于长寿。美国加利福尼亚的营养学家发现，习惯吃早餐的人真的比不常吃早餐的人寿命更长。在几十年前，研究人员曾对6934名60岁的男女老人的早餐及其生活方式进行过调查，在其以后的20年中，他们对这些老年人进行的追踪调查结果表明，坚持吃正常早餐的老人，长寿的可能性要比不吃早餐的老人高20%。专家还在那些年过八九旬的老人身上发现一种共同特点，就是从青年时开始，他们都坚持天天吃一顿营养丰富的早餐，从未间断。法国把每年9月20日定为"国家早餐日"，这一天法国许多大城市都会免费向居民发早餐，其目的就是向全体人民宣传早餐营养有多么重要。

早餐不宜吃得太早，这是因为人在睡眠时，大部分器官均得到充分休息，而消化器官却仍在工作，到早晨才渐入休息状态。如果早餐过早，必然干扰胃肠休息，使消化系统处于疲劳状态。起床后可饮400毫升左右的温开水，对改善器官功能，防止老年病的发生很有好处。早晨人体脾脏呆滞，胃津不润，常食欲不振，故早餐不宜吃煎炸、干硬、油腻的食物，否则会导致食物滞于胃中，引起消化不良。老年人早餐最好是营养丰富而又易于消化的食物，如牛奶、面包、豆浆、面条，馒头抹芝麻酱、馒头夹芝麻盐（芝麻炒熟加盐一起擀碎）等，尤其适合喝粥，如赤小豆粥、银耳粥、莲子粥、大枣粥等营养保健食物，则效果更好。

2. 午餐最好在11点半至12点之间，上班族最晚不超过13点。午餐要吃饱，要品种多，富有多种营养物质，要荤素搭配，保证膳食平衡。

3. 晚餐在18点到18点30分，要吃少，最好吃新鲜蔬菜，喝粥。若晚餐热量高，数量多，吃得晚，这是一个非常坏的生活习惯。因晚餐吃进大量的高脂肪、高蛋白食物，血脂显著升高，入睡后由于血流缓慢，大量

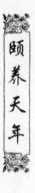

血脂容易沉积在血管壁上，造成动脉粥样硬化；同时晚间活动量减少，脂肪堆积容易引发肥胖；脂肪、蛋白质得不到很好的消化吸收，在大肠中的存留时间过久，就会产生氨、吲哚等有害物质，这些毒物一方面刺激肠壁，另一方面被重吸收进入血液，增加对肝、肾等解毒排毒器官的负担和对大脑的毒性刺激。当进入睡眠状态以后，大脑处于休息状态，而饱胀的胃肠会压迫周围脏器，产生一些不良信号传给大脑，使大脑得不到休息，这就是"胃不和则卧不安"的道理。休息不好次日就会感到疲惫不堪。为此，应尽量保证三餐按时按量，每日热量的75%应在早、午餐完成。

第五节　细嚼慢咽　七八分饱

一、细嚼慢咽

民谚说"学习要深钻细研，吃饭要细嚼慢咽"，"若要身体壮，饭菜嚼成汤"，"吃得快，咽得慌，既伤胃口又伤肠"。在咀嚼的过程中，能使口腔内唾液大量分泌，唾液中含消化酶、糖化酶、分泌性抗体－免疫球蛋白等，这些物质不仅能帮助食物消化，还具有杀菌、抗病毒、解毒、防癌和预防龋齿及牙周病的作用。随着人们生活水平的提高，饮食也越来越精细，而精细的美食常常使人感到没有胃口，食欲不振，这也与缺乏咀嚼有关，如吃饭过快，长期缺少应有的咀嚼，不能细细感觉食物的滋味，食欲就会渐渐衰退。细嚼慢咽能使舌尖和牙齿得到应有的刺激，并在饮食情绪上得到满足，使食欲和味觉上得到最佳效果。据对60岁以上女性做的一项调查结果表明，缺牙者与牙齿健全人相比，缺牙者的骨密度相对较低，这主要是因为食物未被充分咀嚼，而影响消化系统对钙的吸收造成的。另一项调查结果表明，放慢速度，咀嚼次数增加，专心进餐，唾液分泌增加可帮助食物充分消化吸收，血糖值上升得也较快，当大脑接受相关信息后，便会产生饱腹感。相反，稍加咀嚼的狼吞虎咽，血糖值上升就会缓慢，直到食物装满肚子才会产生饱腹感。显然细嚼慢咽更有利于控制饭量，防止肥胖，对健康非常有利。

经常而有规律地咀嚼具有适当硬度、弹性和纤维素含量多的食物，有利于牙齿的健强，齿龈肌肉组织的锻炼和口腔卫生。因为这样可使附着在牙齿间隙的食物残渣，随着咀嚼产生的唾液和舌部肌肉的摩擦作用得以清除；并使齿龈肌肉在按摩作用下，增进血液循环，增加口腔肌肉的健康，使咀嚼更加有力和持久。细细咀嚼还能刺激大脑，增强大脑皮层的活力，促进体内胰岛素的分泌，调节体内糖的代谢，从而可预防糖尿病和老年痴呆症的发生

二、七八分饱

《黄帝内经》中说："口嗜而欲食，不可多得也。"俗话说："每餐七八分饱，健康长寿活到老。""所食愈少，心愈明，年愈丰；所食愈多，心愈塞，年愈损"，这些是告诫人们吃饭不能过量。我国古代养生家十分重视饮食适量，在节制饮食方面有许多精辟论述和具体方法。这里所说的节制饮食，一是指不能过饱，更不能暴食，每餐吃七八分饱即可，二是指要减少动物性脂肪和糖的摄入量，长期坚持下去，会使人健康长寿。

1. 节制饮食可以减轻胃肠负担，历代医家和养生家在节制饮食方面都总结出许多宝贵经验。孙思邈在《千金要方》中说"饥饱得中"，"每食不重用"，说的就是吃饭要定量，并且不要过量，这对维持肠胃功能，保护其规律性是十分重要的。明代的《修真秘要》说得更明确："食欲少儿不欲顿，常如饥中饱，饱中饥。"这种饮食适可而止，常处于不饥不饱状态的节食理论是很有道理的。经常饱食会加重胃肠负担，导致消化不良，同时这些未被消化的食物长时间停留在肠道内，会产生很多毒素和致癌物质，这些物质不但易使人患胃肠道疾病，还会损害中枢神经系统，使人衰老。人体摄入的能量越多，产生的活性氧就越多，老化的进程也就越快。

2. 节制饮食可以防止和延缓大脑功能退化。人的大脑中有一种叫"纤维芽细胞生长因子"的物质，人饱食后这种物质的数量会比节制饮食时增加数万倍。而这种生长因子会使脂肪细胞和毛细血管内皮细胞增大，促使动脉硬化，引起脑皮质血氧供应不足，从而影响人的寿命。

3. 节制饮食可以降低"富贵病"的发病率。如高血压、高血脂症、冠

心病、脑血栓、糖尿病、痛风等病的发生与体内营养过剩有着很大的关系，而节制饮食可以有效控制能量摄入，避免营养过剩，有效减少"富贵病"的发生。

节制饮食这一简单措施，不但可以延长寿命，而且延长了最高寿命。我国在很早以前就提出了"七八分饱"，是很有道理的，可是这话说起来容易，做起来却很难。我们的体会是：当你离开餐桌时还有点饿，还想吃你就离开餐桌，这就是七八分饱，并不是宁挨饿也不吃饱；或在日常生活中自己体会到吃完这顿饭到下顿吃饭时有饥饿感，这就是合适。也有人认为：十成饱就是一口都吃不进去了，再吃一口都是痛苦；九成饱，就是还能勉强吃进去几口，但是每一口都是负担，觉得胃里已经胀满；八分饱，就是胃里感觉到满了，但是再吃几口也不痛苦；七成饱就是胃里面还没有觉得满，但对食物的热情已经有所下降，主动进食速度也明显减慢，习惯性的还想多吃，但如果撤走食物，换个话题，很快就会忘记吃东西的事情。

4. 饮食不可勉强，出现厌食的原因，一是生理性厌食，二是病理性厌食，各种心理因素也可以引起厌食。不论哪种情况，只要没有食欲，就不要勉强而"努力加饭"，积极的办法应是调整饮食方法，加强体育锻炼，参加娱乐活动，保持精神愉快，创造轻松的进食环境，烹制色香味形俱佳，能诱人食欲的饭菜等。梁代陶弘景《养生延命录》曾指出："不渴强饮则胃胀"，"不饥强食则脾伤"。《黄帝内经》中说："胃者为水谷之海"，"得顺者生，得逆者败"，"水谷之海有余者则腹满胀"。说明勉强进食伤脾胃，而脾胃被中医视为人体健康长寿的"后天之本"，所以注意饮食，保护脾胃，才是健康长寿的关键环节。

5. 不要暴饮暴食。一次食量过大，胃的负担骤然加重，可引起胃痛、嗳气、腹胀，甚至呕吐等症状，严重者可导致胰腺炎、肠胃炎、胃穿孔等。一日暴，十日寒，给健康和生命造成的危害是难以弥补的。为此，宋代医家张果在《医说》中告诫人们说："食欲少儿数，不欲顿而多。"即便在极度饥饿时，也不应一次进食过多，防止饥不择食，以免胃肠难以适应，造成不良后果。唐代长寿的大医药学家孙思邈说："不欲极饥而食，食不可过饱。"这些节食训诲，就是告诉人们不要因饮食不当给身体造成危害。

根据上述情况，自己在吃饭时用心体会，每餐掌握七八分饱，并不困难。但有些人吃完饭看到还有一点剩菜剩饭，为了避免浪费，经常把它打扫掉，造成过食，这是非常不可取的。

第六节　适当干嚼食物　有益健康

干嚼食物有很多好处，不仅能使吃进的食物更好地为人体所消化、吸收和利用，而且还可健身防病。宋代大文学家苏东坡，将水生植物芡实煮熟后，一枚一枚地缓缓嚼咽，每天10～20枚，经常坚持食用，至老仍然身体健康，才思敏捷。这里的关键是在服法上用了上古时代气功中的咽津，咽津的本来方法是舌抵上腭，促进津液分泌，待津液满口后再缓缓咽下。古人说能滋润脏腑，补益脑髓，促进消化，防止口咽炎症，这些已被现代医学证实。有一老者依法服食，果然有效，年至80多岁，依然耳聪目明，身手矫健，容光焕发。许多年轻人效仿，疗效更为满意。

消化是个过程，它包括机械的和化学的两个方面。机械消化是指消化管的运动对食物进行机械性加工，如口腔牙齿的咀嚼，胃、肠的蠕动等。化学消化是指消化腺分泌的消化液对食物进行化学分解，二者又是互相配合依赖，互相促进。

1. 干嚼即是机械和化学综合消化的第一道工序，也是影响胃、肠下一道消化工序的启动力量。干嚼食物首先增强口腔的咀嚼运动，更重要的是它能产生一系列有利于消化的反射动力，刺激唾液腺分泌唾液，从而对整个消化过程产生积极的影响，促进食物消化，对食物被充分地消化吸收利用有很大帮助。唾液生成每天需要1000～1500毫升的水和其他原料，均来自血液，它还需要消耗体力和能量，所以对久病卧床的人，口腔内干嚼食物，是一种能量消耗产生生理的健身运动。

2. 干嚼食物是一种柔和的刺激，这种刺激能充分调节口腔的生理机能，干嚼可以促使牙龈表面角质变化，促进血液循环，提高牙龈的抗病能力。由于食物在口腔中反复咀嚼，牙齿表面会受到唾液的反复摩擦冲洗，增强了牙面的自洁作用，有助于防止牙病。

3. 干嚼食物刺激口腔黏膜和舌感受器，引起味觉及其传入兴奋的神经，传到并激起唾液分泌中枢的兴奋，然后由副交感神经传出到达唾液腺促使唾液分泌，这样的循环往复，实际上起到了锻炼和提高这个神经反射弧的兴奋性和刺激食欲的作用。人体的唾液腺在分泌唾液的同时，还分泌一种腮腺激素，这种激素可被机体重新吸收进入血液，它具有抵抗机体衰老的作用。

4. 干嚼食物不但能使人不断充分品尝，享受美味佳肴，满足味觉、视觉、嗅觉等感官的生理需要，而且通过食物对口腔的机械、化学和温度刺激，使人产生快乐、轻松和满足的感觉。

5. 因咀嚼肌和大脑之间有条"热线"，干嚼食物的口腔运动，可以显著提高大脑的思维能力，增加脑细胞的信息传递，提高大脑的工作效力，起到预防大脑老化和老年痴呆症的作用。

6. 干嚼食物对防癌的作用也是显而易见的，专家们通过实验观察到：细嚼30秒钟能使致癌物质的毒性失灵，若按每嚼一次为一秒钟计算，一口食物干嚼30次再吃下去，这样就能达到防癌的目的。

可供干嚼的食物品种多种多样，如各类坚果、干煸肉丝、各种水果干等。但咀嚼食物要有一定的刺激强度和刺激时间，才能激起机体反应和产生相应的生理效应。

第三章 食 品

第一节 主 食

一、小麦

小麦是主要的粮食作物，磨成粉按加工精度可分为特质一级粉、二级粉、标准粉、普通粉、全麦粉等。面粉有很高的营养价值，含有丰富的蛋白质、脂肪、碳水化合物、粗纤维、各种维生素、烟酸以及钙、磷、铁等矿物质。小麦磨面后剩余的麦麸有除烦、解热、润脏腑和营养神经的功效。麦麸是理想的高纤维食物，尤其对中老年人非常有益，它不仅有助于通便，还具有改善肠道功能；其所含的纤维素，在人体消化道内不会受到酶的破坏，并能保持大量的水分，不被肠壁吸收，使肠内容物水分增加，因而可软化大便，并使其体积增大，易排出体外；麦麸纤维还能与胆固醇结合，从而减少人体对胆固醇的吸收，对防御动脉粥样硬化有一定作用。

因面粉的纯度越高，含麦麸量越少，从营养的角度全面考虑应多吃些普通粉。有条件者更可以适当吃一些全麦粉，这种面粉不出麦麸，只是有点黏，口感比其他面粉差一些。李时珍《本草纲目》记载小麦："气味甘温，能补虚，久食，实人肤体，厚肠胃，强气力，养气，补不足，助五脏。"所以面粉宜常食之，但也要与粗粮适当搭配，使营养更全面。

二、荞麦

荞麦起源于中国，至今已有两千多年历史，其医疗保健价值很早就被人们所认识。现代分析研究证实，荞麦富含保健功能的纤维素，多种维生素 B_1、B_2、B_3 和矿物质元素，其含量均高于其他禾谷类粮食作物（图3-1）。

20 世纪 90 年代中期，科学家在印度西部的一个偏远山村进行考察时，意外地发现当地人心血管疾病和肠道疾病患病率极低，尤其是直肠癌等，20 多年来从未有人得过；这里的人均寿命较其他地区，尤其是城市居民要高出 5 年以上。科学家对当地村民的饮食生活习惯及居住条件等多方面进行调查研究后得出的结论是：这主要得益于当地村民常年以当地盛产的荞麦为主食。卫生部在我

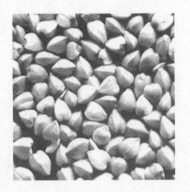

图 3－1　荞麦

国组织调查的结果表明，在西北荞麦主产区，糖尿病、高血压和高血脂的发病率极低，这也完全得益于当地居民有食用饸饹等荞麦制品的习惯。李时珍《本草纲目》记载："荞麦味苦甘，性寒，益气力，续精神，利耳目，有开胃宽肠，消积去滞，清热解毒之功效。"现代医学也证实，荞麦具有降低血糖、尿糖，降血脂，软化血管，抗动脉硬化，降低毛细血管通透性和脆性，增强人体免疫力等作用。

荞麦营养丰富，其营养价值高于小麦粉，荞麦粉中含有其他谷类作物所没有的芦丁，其他蛋白质、脂肪和碳水化合物的含量也比一般谷物高。其蛋白质由 19 种氨基酸组成，含有人体所必需的 8 种氨基酸，比例合理，接近鸡蛋蛋白的组成，也是一般谷物所不及的，特别是赖氨酸的含量是小麦粉的 3 倍。可以说荞麦是粮食中蛋白质，也是氨基酸种类最全面，营养最丰富的粮食品种。

荞麦面食有杀肠道病菌、消积化滞、凉血、除湿解毒、治肾炎、蚀体内恶肉的功效。荞麦粥营养价值高，能治烧心和便秘，是老年人的保健食品，特别是荞麦中的芦丁（维生素 P），具有软化血管，降血脂和胆固醇的作用，对预防和治疗高血压、心血管病、糖尿病有很好的效果。

现在市面上的荞麦粉有荞麦精粉和苦荞麦粉两种，而苦荞麦粉的防病保健作用更好一些。荞麦在世界各地的吃法很多，如意大利的荞麦面条，法国的"加勒太"，俄罗斯的尼煎饼等；在我国有面条、饸饹、饼子、凉粉等。我国西安的荞麦烙饼，山西的猫耳朵、灌肠更是享誉世界。

三、米

1. 梗米：梗米即普通大米。《本草纲目》记载："甘、苦、平，无毒。""益气，止烦止渴止泄。"《本草别录》认为可"温中，和胃气，长肌肉"。王好古则说"可通血脉，和五脏，好颜色"。这些说明梗米具有健脾胃，补中气，养阴生津，除烦止渴，固肠止泻等作用。现代研究证明，梗米含有人体必须的淀粉、蛋白质、脂肪、维生素 C、B_1、B_2，烟酸及钙、铁等营养成分，可以提供人体所需的营养和热量。用梗米煮粥养生延年，在我国已有两千多年历史，梗米粥最上一层的粥油能够补液填精，对老年人及病人最为适宜。

2. 糯米：糯米又称江米，有补中益气，健脾养胃，固表止汗，止泻安胎，解毒疗疮等功效。因其性温可用于虚寒性胃痛，胃及十二指肠溃疡、糖尿病、气虚自汗、妊娠胎动等疾病的食疗。

糯米营养丰富，含有蛋白质、脂肪、糖类、维生素 B_1、维生素 B_2、淀粉及钙、磷、铁等矿物质。因其香糯粘滑，口感好，常被做成多种风味小吃，深受大家喜爱。但因糯米性质黏着不好消化，不宜过量食之，老年人及脾胃虚弱者尤应注意。

3. 黑米：黑米在我国已有两千多年的栽培历史，是我国传统的稻米珍品，其营养丰富，含有蛋白质、脂肪、赖氨酸、苏氨酸等 8 种人体必须的氨基酸、不饱和脂肪酸、胡罗卜素、B 族维生素及钙、磷、铁、锌等物质。古代为"贡品"，是历代皇宫享用的滋补品，素有"补血米"、"长寿米"、"药米"、"神仙米"之美称，是一种理想的滋补营养食品（图 3 - 2）。

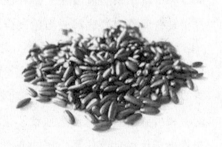

图 3 - 2 黑米

黑米具有显著的药用功效，能滋阴补肾，益气强身，健脾开胃，补肝明目，养精固涩，是抗衰美容，防病强身的滋补佳品，同时还是一种有价值的抗癌食物。

黑米传统的食用方法以煮粥为主，但煮食一定要得法，否则不易被消化吸收或诱发急性肠炎。因黑米的米粒外部有一层较坚韧的种皮包裹，故黑米不易煮烂，而未煮烂的黑米能耐受胃液中的胃酸和消化酶的作用，这样吃下去就会积留在肠胃中，大量食用就可能引起急性肠胃炎，尤其对老年人不利，所以黑米在蒸煮前至少要浸泡10小时左右，煮成粥后一定要使黑米完全变烂，此时的汤汁非常黏稠才可食用。如果用高压锅则要上气后煮30分钟以上，才能确保黑米能有滋有味地享用。

4. 小米：小米又称粟米、粟谷，属粗粮的一种，其营养价值很高，正如俗语所说"小米营养赛大米"。小米含有丰富的维生素和矿物质，其中胡萝卜素（在一般粮食中无有）、维生素 B_1、维生素 B_2 的含量更是位居所有粮食之首。此外，其中的苏氨酸、蛋氨酸和色氨酸的含量也比一般谷物粮食高，而碳水化合物的含量则比大米略低一些，所以比较适合老年人的消化与吸收，故被营养专家称为"保健米"，特别是对预防老年人便秘有帮助。同时，小米还有健脾和中，益肾气，清虚热，利小便的功效，是治疗脾胃虚弱、体虚、精血受损及产后虚损、食欲不振的营养良品。经常食用小米还可以起到控制体重，减肥、降低血糖和血脂的作用。

亦可将小米磨成面粉，掺和在小麦面粉和玉米面粉中，做成发糕或糕点，其营养价值要比单一面粉高得多，较适合老年人食用。

5. 玉米：玉米又名玉蜀黍，南方人称包谷，北方人称棒子，是一种能增强体质，防病健身，使人延年益寿的保健食品。中医认为玉米性味甘平，有补中健胃，除湿利尿之功效。人以胃气为本，胃气乃人性命之根源，胃气旺盛则人体自然强壮。玉米熟食可补益脾胃，充饥健身，玉米粥可作病后体虚食疗佳品。民间亦有"防病保健，未必山珍海味参茸补；寻常调摄，惟求五谷杂粮玉米粥"之说。

玉米营养丰富，含有人体所需的多种营养成分，如蛋白质、脂肪。在脂肪中含量较高的维生素 E，有益于内分泌腺的正常活动，其中丰富的谷氨酸、卵磷脂有健脑的作用。玉米中所含的谷胱甘肽、微量元素镁、维生素 A、白胺酸，不但能抑制抗癌药物对病人产生的毒副作用，还能抑制肿瘤生长。玉米还含有粗纤维及多种维生素，其中所含热量及维生素总量都超过其他谷物。因此，常食玉米可营养人体，辅助治疗营养不良和维生素缺乏症，如脚气病等。

玉米中纤维素含量比精米、精面中所含纤维素高 4～10 倍，它能加速肠胃蠕动，大大缩短粪便及致癌物质在肠道内的停留时间，从而防止肠癌的发生；玉米中的胡罗卜素进入人体内后可转化为维生素 A，能抑制化学致癌物所引起的肿瘤，其所含玉米油还能降血脂。从调查中发现，以玉米为主食的地区，人均寿命均比较高，可见玉米有健身防病，延年益寿之功效。

玉米吃法很多，如鲜玉米可蒸，可煮，可烧烤。玉米面可做粥或贴饼子等。

附：玉米须

玉米须，性味甘平，对人体有广泛的保健作用，用玉米须做成的龙须茶，既经济实惠，又可作为暑季的保健茶饮用，具有解暑、泻热、祛湿气的功效。对高血压、高血脂、高血糖的患者，经常饮用，能起到降低血压、血脂和血糖的作用。除此之外，对一些妇科疾病，如习惯性流产、妊娠水肿、乳汁不通等，也能起到积极的预防作用。制作方法：将新鲜玉米须，用清水冲洗后加水，水和玉米须的比例可随意而定，如喜欢味重的就多放些玉米须，煮 5～7 分钟，煮至玉米须水变成黄色即可关火，随后将玉米须捞出。煮好的玉米须（水）茶，闻起来有清新的玉米香味，可每天饮用。夏天可将玉米须晒干保存，这样一年四季均可喝上玉米须茶，也可用开水冲泡饮用，干玉米须茶香味不如新鲜的香，但效果相差不多。

四、豆粮

中国人非常重视豆类食品的保健功能，有句老话说："可一日无肉，不可一日无豆。"而"青菜豆腐保平安"，更成为了中国人几千年来不断传承饮食的"金科玉律"。豆粮在当代被人们誉为"绿色的乳牛"或"植物肉"，从营养价值来讲，它是当之无愧的。植物蛋白质与动物蛋白质不同的是，大豆制品不仅不含胆固醇，反而富含不饱和脂肪酸皂苷、异黄酮、卵磷脂等好几种可以降低胆固醇的物质，这对于防治动脉粥样硬化引发的心脑血管疾病很有好处，异黄酮还可防治多种癌症的发生，卵磷脂可以促进大脑发育。

1. 豆粮中以黄豆为食用价值最高，黄豆中的脂肪对于人体的生长发育及神经活动具有积极作用；黄豆所含的蛋白质高达40%，它还含有较多的矿物质、微量元素、维生素等，其中铁质更易被人体所吸收利用，所以黄豆对缺铁性贫血患者非常有益。黄豆中磷的含量也很可观，对于大脑神经及神经衰弱和体虚的人，常食更有

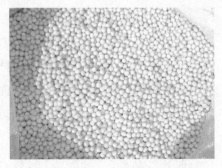

图3-3 黄豆

益处。老年人常吃大豆食品还能使乙酰胆碱增加，可预防老年性痴呆症。

因此，民间有"常吃豆，可增寿"的说法，故大豆及其制品不失为"药食同源"、"以食代药"的益寿延年的食养佳品（图3-3）。

黄豆和其他食品科学搭配食用，更能提高其营养保健价值。黄豆面与玉米面混食：将25%的黄豆与75%的玉米混合在一起磨成粉（或将黄豆面与玉米面混匀），煮粥或制成各类食品，不但口感好，而且生物学价值会有很大提高，几乎可与牛肉相媲美。

黄豆排骨汤：我国民间喜欢用黄豆和排骨煨制浓汤，作为老、弱、病人的调理和滋补食品。黄豆蛋白质中的赖氨酸含量较高，蛋氨酸含量较低，而排骨蛋白质中蛋氨酸含量较高，两者同煮，既可互相补充，又可提高蛋白质的营养价值。另外，黄豆中铁含量丰富，排骨中也含铁，两者同煮食用对补铁有益。

2. 黄豆芽：在所有豆芽中，黄豆芽的营养价值最高，其蛋白质的利用率要比黄豆高10%左右。在发芽的过程中由于酶的作用，还会有更多的钙、磷、铁、锌等矿物质被释放出来，胡萝卜素、维生素A、维生素B_2、维生素B_{12}、维生素E，也会明显增加，还有一种可增强肝脏功能物质的天门冬氨酸也会大量增加。人吃豆芽后，可起到预防感冒，减少体内乳酸堆积，促进人体对各种营养成分的吸收，消除疲劳，增强人体免疫力的作

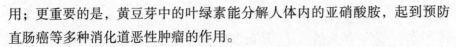

用；更重要的是，黄豆芽中的叶绿素能分解人体内的亚硝酸胺，起到预防直肠癌等多种消化道恶性肿瘤的作用。

3. 绿豆芽也具有很高的药用价值。中医认为，绿豆芽性凉味甘，不仅能清暑热，通经络，解诸毒，还能补肾，利尿，消肿，滋阴壮阳，调五脏，美肌肤，利湿热。适用于湿热郁滞，食少体倦，热病烦渴，小便不利，目赤肿痛，口鼻生疮等患者，还可降血脂和软化血管。

炒豆芽时一定要急火快炒，因炒的时间越长出水就越多，营养成分也会流失得越多。在炒豆芽时最好放点醋，这样可避免维生素 C 的流失，使蛋白质更易溶解后被人体吸收。另外，醋还能很好地除去豆芽中的豆腥味和涩味，同时又能保持豆芽的爽脆和鲜嫩。

4. 红豆又名赤豆、红小豆，为豆科植物赤小豆的干燥成熟种子，原产在我国，有悠久的栽培历史。作为一种粮食，赤小豆所含的营养物质超过了大米、小麦、小米、玉米等许多粮食品种。用红小豆制作的食品种类很多，如豆粥、豆糕、豆酒、豆沙等。用小豆做的食品，脂肪含量较低，不但营养丰富，而且食而不腻，风味独特。红小豆含有许多营养成分，蛋

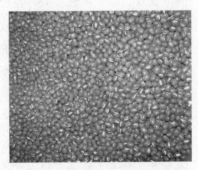

图 3-4　红豆

白质 20.7%，食物纤维 8%，碳水化合物 58%，脂肪 0.5%，还含有多种无机盐和钙、磷、铁、钾、锰、锌、硒等人体所必需的微量元素（图 3-4）。

红豆的药用和保健价值自古以来就为人们所关注，李时珍称赤小豆小而色赤，为"心之谷"，说明对心血管疾病的康复有积极的辅助作用。历代本草对红豆的功能可概括为清热解毒，补益元气，调和五脏，健脾益胃，利尿消肿等。赤小豆与鲤鱼煮汤食用可对水肿、小便困难、肝硬化腹水、脚气等起到治疗作用。赤小豆、红豌豆和大枣同煮，每日晨起空腹或临睡前服用一次，可用于治疗高血压的食疗饮品。赤小豆磨成粉用凉水调敷受伤处，可治疗血肿和扭伤，疗效明显。用赤小豆500克，盐30克，加

水5千克，煮至豆烂，晾凉后饮用，可防中暑，为消夏的良好饮料。饭前服用赤小豆汤，能刺激肠胃，增进食欲；饭后喝汤，可助消化，故赤小豆实为食疗保健之佳品。

五、红薯

红薯，为旋花科草本植物番薯的块根，又称甘薯、番薯、山芋、白薯、红苕、地瓜。红薯原产地在秘鲁，在明朝万历年间传入我国。

按照自然的生长规律，有春种红薯和夏种红薯之分，春种红薯是由薯块经过培育长出秧苗后，将秧苗栽种到地里，北方在白露季节或霜降季节即可收获。而夏种红薯是将春种红薯的薯蔓剪下，在夏收后栽倒地里，因多种在麦收后的麦地里，过去收麦又多用镰割，所以夏薯又称"麦茬薯"，至霜降季节收获。这两种红薯都是绿色食品，营养价值高，口感也好，日本人将其誉为"美味健身食品"。春种红薯生长周期长，含水量低，其质量略高于夏种红薯。中医认为，红薯味甘性平、无毒，能补脾益气，宽肠通便，生津止渴。凡中虚不足，气短乏力，神倦食少，体虚浮肿，口渴咽干，大便秘结诸证，均宜为补益食疗之品。《本草纲目》中记载它能"补虚乏，益气力，健脾，强肾阴"，并记载"海中之人多寿，亦由不食五谷而食甘薯也"，这说明红薯还有抗衰老延年寿之功。《本草求原》记载，红薯能"凉血活血，宽肠胃，通便秘，去宿瘀脏毒，舒筋强骨，止血，消热渴，产妇最宜"。

红薯是健身长寿食品，含有丰富的糖类、蛋白质、淀粉、果胶、氨基酸、膳食纤维、胡萝卜素、维生素A、维生素B、维生素C、维生素E以及钙、钾、铁等10余种微量元素，是世界卫生组织评选出来的"十大最佳蔬菜"的冠军。红薯中含有特殊功能的黏蛋白，黏蛋白能软化血管，维持动脉血管壁的弹性，可抑制胆固醇在动脉壁的沉积，促进胆固醇的排泄，阻止动脉硬化，对预防冠心病、高血压等心脑血管疾病的发生有重要作用。红薯含有去氧表雄酮和微量元素硒，可预防乳腺癌。硒被称为"抗癌大王"，易被人体吸收，可留在血清中修补心肌，增强机体免疫力并清除体内自由基，并可抑制癌细胞中DNA的合成和癌细胞的分裂与生长，故

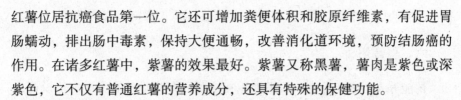

红薯位居抗癌食品第一位。它还可增加粪便体积和胶原纤维素，有促进胃肠蠕动，排出肠中毒素，保持大便通畅，改善消化道环境，预防结肠癌的作用。在诸多红薯中，紫薯的效果最好。紫薯又称黑薯，薯肉是紫色或深紫色，它不仅有普通红薯的营养成分，还具有特殊的保健功能。

据调查，百岁以上的老年人，无论是群居的长寿之乡，还是散居的个体户，大都喜欢吃红薯，并以红薯为主食，这一点则证明，红薯确实是名副其实的健身益寿食品。

红薯的吃法很多，如蒸、煮、烤、油炸，做红薯粥，切片晒干，碾面与白面一起蒸馒头，贴饼子等。红薯最好在中午吃，这样下午在阳光照射下，有利于钙的吸收，也不影响晚餐时对其他食物中钙的摄取。

红薯虽好，但有的人食后会出现腹胀、打嗝等不适，这是因为红薯中含有较多的氧化酶，这种物质进入肠胃后，能刺激胃酸分泌，产生大量的二氧化碳气体所致。因红薯中的糖分在胃发酵，可使胃酸增多，而引起烧心、吐酸水等症状。

红薯的食用方法有讲究：

每次不宜食用得过多，可搭配白菜、萝卜同食。若单一吃红薯时，可以吃些咸菜或咸菜汤，这样可以减少胃酸。红薯不宜作主食单一食用，可用馒头或大米做主食，辅以红薯，这样既调剂了口味，又不对肠胃产生副作用。

红薯不宜生吃，因生红薯中淀粉的细胞膜未经高温破坏，难以消化。要适当延长蒸煮时间，将红薯中含有的"气化酶"经高温破坏后，食后就不会再产生腹胀、烧心、打嗝、排气等不适感。红薯不宜与柿子同时吃，二者至少要相隔5小时以上，如果同时服用，红薯中的糖分在胃内发酵，可使胃酸分泌增多和柿子中的鞣质、果胶反应，发生沉淀、凝聚，而产生硬块，形成胃柿结石，严重的可能造成肠胃出血或胃溃疡。红薯也不能带皮吃，因红薯皮内含有残留的农药及细菌等，对人体有害；红薯皮含碱多，食用过多会引起胃肠不适。

另外，红薯储存的时间太久或者储存的环境过于潮湿，表皮上会出现黑斑，红薯还会变得干瘪多凹，薯心变硬发苦，人们吃了这种有黑斑的红

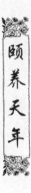

薯，可能会引起中毒。因此，红薯一旦长了黑斑，最好不要再食用。

六、保健粥

粥能养人，老年尤宜，以粥养生在中国已有几千年的历史。传说黄帝发明的烹谷为粥，自古以来就受到养生家的重视，粥也符合中医"医食同源"的医理。祖国医学认为，粥不仅有易消化吸收的益处，而且有宽肠，补中，生津的妙用，特别是人到老年，新陈代谢缓慢，消化功能减退，对于一些高蛋白、高脂肪的食物，食之过多，不但无益反而有害，而食粥却能益寿延年。南宋文坛寿星，85岁高龄的大诗人陆游曾写《食粥》诗一首："世人个个学长年，不悟长年在目前，我得宛丘平易法，只将食粥致神仙。"陆游爱梅、梳发、摩腹、舞剑、导引，更将食粥作为延年益寿的秘诀，寓养生于饮食起居之中。

粥也是韩国最常见的养生食物，在粥里一般添加海带、肉丝、蔬菜、杏仁、松子等，配合肉汤、菜汤较长时间熬煮，能起到助消化、增食欲的作用。胃口不好和身体虚弱的人及老年人最适合食用。由于荞麦中含有抗氧化物维生素P，有良好的降血压和助睡眠作用，还是大肠的"清道夫"。因此，韩国人喜欢将荞麦和大米一起熬粥，认为具有保健作用。

（一）药粥及保健粥

药粥，即根据身体的需要，用适合自己的中药与食物一起熬粥，即取"药以祛之，食以随之"之意，是保健养生之上品，它以适量的中药与米、谷配伍，加入一定比例的水熬煮而成，具有养生保健，延年益寿之功。有人说"药粥在祖国食疗百草园中是一朵普通而又奇特的奇葩"。实践证明，祖国医学宝库中奇特的药粥疗法，将会越来越受到人们的重视。

药粥疗法既不同于单用药物祛邪致病，又不同于单服米、谷以扶正调理，而是两者综合的一种独特疗法，它既不受疗程的限制，又无毒副作用；它既能防治疾病，又可用作病后调理。因有山药、枸杞、首乌、人参等药之故，还可保健养生，抗老防衰，延年益寿。如《本草纲目》中的胡萝卜粥，可用来预防高血压病；夏天常喝绿豆粥可避免中暑；《食物疗法》

一书中介绍说，常食玉米面粥能防治心血管疾病。《随息居饮食谱》中说："病人，妇女产后，粥养最宜。"

那么，怎样具体使用药粥治病强身呢？首先要根据病情，辩证选粥。辩证论治是祖国医学的突击特点，即便是同一种病，如病症不同，治疗也就不同；假如病不同，而症候相同，治疗却可相同。所以药粥的选用，一定要对症。如因食物引起消化不良的胃痛病人，应吃消积导滞的山楂粥；若因受寒引起，就应吃温胃散寒的生姜粥或吴茱萸粥。此外，还要讲究药粥的配制煎煮方法，如供食用的中药龙眼、大枣、桑葚、枸杞等均可与米同煮；而一般的中药，宜煎取浓汁去渣，再与米谷煮粥；有些则宜以原汁同米煮粥，如鸭粥、猪蹄粥等。为了使药粥好吃，可根据个人口味，适量加些调味品，如白糖、红糖、冰糖、食盐、蜂蜜、胡椒粉等。应当特别指出的是，药粥里的药也有偏性，虽说无毒副作用，但是药三分毒，最好在医生指导下食用，以避免出现偏差，给身体造成不利影响。

1. 小米粥：祖国医学认为，天生万物，独厚五谷，五谷中粟米最佳（粟米又称小米、谷子），粟谷乃五谷之首，既养先天之体 – 肾脏，又养后天之本 – 脾胃。最简单的小米粥就有着特别的养生功效。如小米半夏粥：用小米 50 克，制半夏 5 克，加水煮粥食服，适用于脾胃不和引起的失眠。小米红糖粥：用小米 100 克，加水煮粥，粥熟后加适量红糖，用于体弱者补益及产后气血不足的调补。小米山药大枣粥：小米 100 克，怀山药 30 克，大枣 5 枚，红糖 30 克，共煮粥食用，可健脾胃，益气血，用于治疗脾胃虚弱之泄泻及气血不足体质的补益。二米粥（饭）：将小米和大米放在一起煮成粥或蒸成粥或蒸成干饭，将小米和大米的营养搭配在一起，有利于老年人对营养的综合吸收。小米山药红枣粥：将小米和糯米掺在一起，并放上一些红枣和山药一起煮粥，在滋补的同时，又能起到刺激胃肠运动，促进胃肠道消化，预防便秘的作用。此粥比较适合食欲不好，脾胃虚弱的老年人食用。

2. 神仙粥：这是民间流传甚广的治疗风寒感冒的食疗治方。配置方法有歌曰"七个葱白七片姜，一把糯米煮成汤，食时兑上适量醋，防止感冒保健康"。即用生姜 5 克，连须葱白七茎，糯米 50 克，米醋 15 毫升，将生

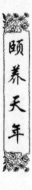

姜切片与洗净的糯米加水放砂锅内同煮，烧开后再加入葱白，待粥将熟时放入米醋，稍煮片刻后趁热食粥。本方要点是米醋后放和趁热服食，食后于无风处盖被静卧，至微汗出为度。名老中医沈伸圭推荐说："神仙粥专治感冒风寒，暑湿头痛，并四时疫气等症，初得病三日，服之即解"，"屡用屡效，非寻常发表剂可比"。

3. 无花果粥：无花果粉 30 克，糯米 100 克，砂糖适量。将糯米洗净置沙锅中，加水适量煮成粥，趁粥熟时加入无花果粉再煮沸片刻，再放入砂糖后早晚服食。能健脾止泻，消肿利咽，防癌抗癌，适用于痢疾久泻，咽喉肿痛，并广泛应用于胃癌、食道癌、宫颈癌等多种癌症的辅助食疗。

4. 玉米粉粥：玉米粉 50 克，粳米 100 克，红糖适量，将粳米加水煮成粥，粥熟后加入玉米粉再煮成粥。每日早晚温热服食，能调中养胃，降脂，抗癌，可用于脾胃虚弱，冠心病，血脂偏高，动脉硬化，癌症手术后或化疗、放疗期的辅助治疗。

5. 蚌汁冬瓜粥：将蚌肉 300 克洗净，加入 500 毫升沸水中煮 10 分钟，捞出取汁与大米 40 克煮粥，加少量水，煮至八成熟时加入去瓤切碎的冬瓜40 克，继续煮熟，放入少许葱花和盐。能清热润燥、利水，可用作糖尿病的辅助治疗。

6. 鲫鱼白扁豆粥：白扁豆 25 克，小米 30 克，洗净加水煮粥，待煮成八成熟时加入鲫鱼肉 200 克，煮至烂熟，放少许葱花和盐。此粥益气滋阴，对糖尿病者的恢复有明显辅助疗效。

7. 抗衰粥：红薯去皮 200 克，切丁入水煮沸，加浸泡好的黑米 150克，混合熬粥，食前加少许白糖，有延缓衰老和美化肌肤的作用。

亦可将大米、小米或玉米面，根据需要与地瓜、南瓜、大枣、莲子、蔬菜等熬成粥，使营养更全面，对健康更有利。

(二) 四季喝粥养生

著名中医费开扬提出，以粥养生，不仅要讲究其中的营养，而且还要注意季节与养生的内在联系。春来暑往，秋收冬藏，随着四季的交替，粥养也就随之发生变化。如春天食用山药百合杞子粥，可清内热，调和脾

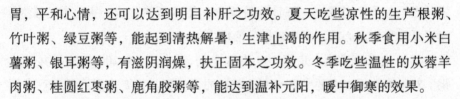

胃，平和心情，还可以达到明目补肝之功效。夏天吃些凉性的生芦根粥、竹叶粥、绿豆粥等，能起到清热解暑，生津止渴的作用。秋季食用小米白薯粥、银耳粥等，有滋阴润燥，扶正固本之功效。冬季吃些温性的苁蓉羊肉粥、桂圆红枣粥、鹿角胶粥等，能达到温补元阳，暖中御寒的效果。

1. 春季：

（1）山萸肉粥：山萸肉 20 克洗净去核，糯米 120 克，加水适量，用文火煮成粥，如无糖尿病亦可加少许白糖。具有滋补肝肾、收敛固涩等功效，因肾虚引起遗精遗尿和小便频数等均可优先服食。

（2）黄豆粥：黄豆 100 克先泡 12 小时左右，粳米 150 克，混合加水文火煮粥。具有健脾和胃，宽中下气，润燥消水等功效。适用于胃中积热，小便不利等症，对老年人高血压、心脏病、动脉硬化、糖尿病及肥胖症等尤为适宜。

（3）韭菜粥：粳米 100 克，洗净入锅内加水煮沸，再加入洗净切碎的韭菜 500 克，同煮成粥，早晚适量服用，有助阳杀菌等功效。

（4）芹菜粥：连根芹菜 150 克洗净切段，加水熬煮 10 分钟后，取汁与粳米 100 克同煮成粥，早、晚适量服用。春季肝阳易动，常使人肝火上升，出现头痛、眩晕、目赤等症，中老年人常吃些芹菜粥，对平肝降压，减少烦躁有一定好处。

（5）山药胡桃粥：鲜山药 100 克，洗净切片，胡桃肉 50 克，粳米 100 克加水同煮成粥，作早、晚餐食用。有滋补功效，对春季阳气不足而导致的精神不佳，困意频至有益。

（6）枸杞粥：枸杞 50 克，粳米 100 克，同煮成粥，早晚适量服用。春季服食可以补肝肾之不足，治虚劳阳痿，咳嗽久治不愈者，还能降低血压和胆固醇，有保护肝脏，促进肝细胞再生等作用。

2. 夏季：

（1）荷叶粥：新鲜荷叶一张，洗净切碎煮汤 10 分钟后，取汁同粳米 100 克煮成粥，早晚适量食用。有清暑热、散瘀血、降血压、降血脂、减肥等功效。夏天常食，可免受暑热、头昏脑胀、烦渴、小便短赤之苦。

（2）莲子粳米粥：莲子 50 克去芯浸泡 6 小时左右，加粳米 100 克，入

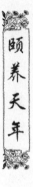

锅同煮至莲子极烂成粥。每日晚餐服食，能除烦热，清心火，养心安神，对于夏季暑热，心烦不眠有较好的治疗作用。

（3）扁豆粳米粥：扁豆 100 克洗净切段，与粳米 100 克加水共煮成粥。对平素脾胃虚弱的中老年人是理想的保健粥。需要注意的是扁豆必须煮熟、煮烂，以防不熟出现中毒现象。

（4）荷叶茯苓粥：鲜荷叶一张，煮 10 分钟后去渣，加茯苓 30 克，粳米 100 克，同煮成粥。有清热解暑，宁心安神，止泻止痢的功效，对心血管疾病、神经衰弱者也有疗效。

（5）绿豆粥：绿豆、粳米各 100 克加水煮粥，在粥将熟时加入西瓜瓤 100 克，至粥熟。此粥宜于酷暑食用，能清热解暑，健脾开胃，可用于暑热伤津，口渴欲饮，胸闷食少，发热等。只用绿豆、粳米煮粥亦可。

（6）薄荷粥：取鲜薄荷 30 克（或干品 15 克），煎汤取汁备用，取 100 克大米煮成粥，待粥将熟时加入薄荷汁及适量冰糖，煮沸片刻即可。此粥气味清香，甚是可口，具有清热解暑、疏风散热、清理咽喉的功效。

（7）鸭肉粥：鸭肉 50 克，去皮切块，沸水焯一下，与粳米 150 克加适量葱、姜、盐，共煮成粥，可用作夏天补虚食品。

3. 秋季：

（1）梨子粥：梨 2 个，洗净连皮带核切碎，放粳米 100 克，加水煮成粥。因梨有良好的润燥作用，此粥可作为秋令常食的保健食品。

（2）木耳粥：粳米 100 克，大枣 5 枚同煮，待粥将熟时加入已发好的白木耳 5 克，片刻后煮成粥，有滋阴润肺，养胃生津的作用。

（3）栗子粥：栗子 50 克去壳，粳米 100 克，加水同煮成粥，有养胃健脾，补肾强筋，活血止血的作用。尤其适用于老年人腰腿酸痛，关节痛等。

（4）胡萝卜粥：将胡萝卜 30 克用素油煸炒，加粳米 100 克和水煮成粥。适用于皮肤干燥，口唇干裂者食用。

4. 冬季：

（1）腊八粥：将糯米掺一些花生、白果、黄豆、赤豆、大枣、栗子、莲子、芡实米等合煮而成粥。常吃"腊八粥"这类富有营养的粥类，确实有利于养生保健。

（2）羊肉粥：精羊肉 200 克洗净切片，用沸水焯一下去沫，加糯米 200 克，再加适量葱、姜、盐等配料同煮成粥。早晚适量服用，具有暖中补虚，益气养肾，暖脾护胃等功效，乃冬季进补，御寒之佳品。

（3）核桃粥：核桃 40 克去壳捣碎，加粳米 150 克同煮成粥。早晚适量服食，可补肾固精，敛肺定喘。不仅对治疗肾虚遗精、早泄阳痿、遗尿、耳鸣眩晕十分有效，而且对冠心病、高血压与风湿性关节炎也有一定的防治效果。还能增加细胞活性，促进血液循环功能和提高人体抗寒能力。

（4）藕粥：藕 50 克去皮切块，粳米 100 克加水同煮成粥。有较好的御寒，滋补养生作用。

（三）高压锅煮粥

粥用常温小火慢煮很香，但费时间废燃料，若用高压锅煮粥，则比常温煮粥有很多优点。一是温度高，可达 108℃～120℃；二是压力高，烹调速度快，可缩短 2/3 的烹调时间；三是密闭，排气之后，不再与外界空气接触，处在一定的真空状态。这三大特点使得高压烹调的营养素保存方面存在着一定优势。

从食物方面看，食物中所含的营养素有很多种，它们的脾气都不一样。煮粥的粮食和豆类中主要含的矿物质、膳食纤维和蛋白质都不怕煮，B 族维生素和类黄酮等抗氧化成分的损失因温度升高而加大，但同时又因煮的时间缩短了，这样说来总体的损失是接近的，再算上由于高压锅在密闭状态下接触氧气减少，氧化的减少，对于保留抗氧化成分非常有利。

所以，如果想更多地得到杂粮粥中的防病、健身好处，用高压锅烹调煮粥最好，既方便，又美味，既不增加营养素的损失，又能更好地保留抗氧化成分。

附 1：养生粥歌

若要不失眠，煮粥加白莲。

要想皮肤好，米粥加红枣。

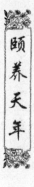

气短体虚弱，煮粥加山药。

治理血小板，花生衣煮粥。

心虚气不足，桂圆煨米粥。

要治口臭症，荔枝能除根。

清退高热症，煮粥加芦根。

高血压头晕，胡萝卜粥灵。

要保肝功好，枸杞煮粥妙。

口渴心烦躁，粥加猕猴桃。

防治脚气病，糙米煮粥饮。

肠胃缓泻症，胡桃米粥炖。

头晕多汗症，煮粥加薏仁。

便秘补中元，藕粥很相宜。

夏令防中暑，荷叶同粥煮。

若要双目明，粥中加旱芹。

风热头痛症，菊花煮粥灵。

治疗腰酸痛，栗子把肉炖。

君要利肠胃，玉米煮粥好。

止泻又健脾，煮粥扁豆米。

若要补肾损，骨头与粥炖。

要想睡觉好，百合煮粥妙。

附2：流行于民间的"七字粥疗歌"

要想肝脏功能好，枸杞煮粥见奇效。

如果口渴心烦躁，粥里放入猕猴桃。

松子煮粥能补养，滋润心肺通大肠。

如果心虚气不足，煮粥增添桂圆肉。

防治脚气病复发，米皮煮粥顶呱呱。

要想治愈口臭症，荔枝稀饭能治根。

若治便秘补中气，煮粥加藕见效力。

要治头晕多汗症，煮稀饭时加薏仁。

莲子粥、绿豆粥，既消热来又消暑。

扁豆粥、大有益，能止泻来能健脾。

粥疗民谚要记牢，滋身补体乐陶陶。

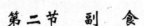

第二节　副　食

一、调味品

（一）食用油

食用油按来源可分为动物油和植物性油，动物食用油又称荤油，如猪油、牛油、羊油等，饱和脂肪酸含量高；植物性食用油又称素油，如花生油、玉米油、菜籽油、大豆油等，其不饱和脂肪酸含量较高，且不含胆固醇。食用油是我们日常生活中必不可少的副食品，长期以来，人们为了预防高血脂、糖尿病、心脑血管疾病的发生，已经习惯于选择富含不饱和脂肪酸的植物油来烹调菜肴，而较少选用动物油，更有人拒绝食肉，这是不全面的。

油的专业名称叫油脂，液体称为油，固体称为脂。油有很多生理功能，一是能供应能量，二为细胞膜的重要组成部分，因人体由细胞膜组成，细胞膜对细胞不但起保护作用，还负责细胞代谢。油还可提供人体必需的脂肪酸，油脂又是油溶性维生素的载体，像维生素 A、维生素 E 等油溶性维生素，没有油脂是不会被人体吸收的，吸收不好身体机能就会受损，皮肤也会变得很不好，所以油对人体的重要作用是不能被忽略的。食用调和油适用于所有日常的菜肴，具有调整血脂，预防心脑血管疾病，滋润肌肤，清除疲劳，改善体质，延缓衰老的作用。

1. 食用油的选择：国际营养学界建议，人体摄入的饱和脂肪酸、单不饱和脂肪酸和多不饱和脂肪酸的比例应为 3：4：3，所以必须学会看脂肪酸含量，消费者在选购看标签时，要关注一下食用油中各种指标的比例。我国现在已经启动了食用植物油的国家标准，把市场上的食用植物油划分

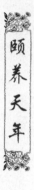

为四个等级，一级最好，以此类推。饱和脂肪酸的含量高则油熔点也比较高，如荤油是固体的，吃到体内到了血液中一旦固化，很容易粘在血管壁上，导致动脉管腔变窄。不饱和脂肪酸的熔点很低，在零下24℃时都是液体的，所以荤素搭配使用能使油脂的熔点下降。此外，尽量选择小包装的食用油，打开后尽快用完（但不要过量），这样更符合健康要求。

在选择植物性食用油的品种上也应注意，如玉米油不饱和脂肪酸含量高，维生素E的含量也高于其他的普通植物油，能软化血管，防止动脉硬化，因此是高血压、高血脂、高胆固醇和冠心病患者的理想食用油，特别对老年人有好处，亦适合糖尿病人食用。花生油中含维生素E，有抗衰老的作用，还能降低血液中的总胆固醇，适合于肥胖人食用，但花生油非常油腻，夏天食用就不是很合适，且常食花生油容易上火。大豆油不饱和脂肪酸含量数第3，含卵磷脂多，还含有维生素E，可抑制心脑血管病的发生，增加身体免疫力，还对健脑有益处。橄榄油中含有极高比例的油酸，是一种胃肠最能承受的食用油，它能使油脂降低以减少胆囊炎和胆结石的发生，是老年人最佳食用油之一，瘦人也非常适合使用助消化的橄榄油，但价格偏高。

2. 如何科学吃油：食用油不仅能给人体提供必须的营养，还可以给食物赋于更好的香气和味道。油炸食品很诱人，但有人认为是垃圾食品，其实没有垃圾食品，有的只是垃圾吃法，比如淀粉类食物经高温油炸后确实产生有害物质（如丙烯酰酸），但经国家级实验室检测，只要不是长期、单一或大量地吃，就不会危害到健康。

油炸食品还是尽量少吃，吃时最好自己做，因在早市上买的，它所用的油都是反复使用，油少了加油，一炸到底，这样的食品对人体危害会明显加大。由于油炸食物时，油温一般都高于200℃，而油品在高温时，会与食物中的水分，空气中的氧气接触，发生油脂的氧化、水解、聚合、裂解反应，产生有害的醛类、酮类物质，反复使用这些剩炸油就会危害健康，加快衰老，无论使用什么油脂，都易产生这些反应。自己去做就能去除上述弊端，干净卫生，因人在一天中的食油量应控制在25克，这里包括食用油和其他含油的食品在内。但当人们的生活越来越丰富时，用油往往

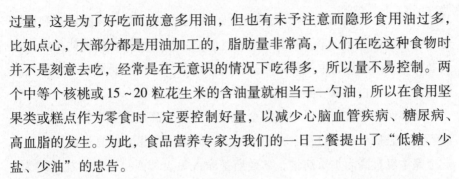

过量，这是为了好吃而故意多用油，但也有未予注意而隐形食用油过多，比如点心，大部分都是用油加工的，脂肪量非常高，人们在吃这种食物时并不是刻意去吃，经常是在无意识的情况下吃得多，所以量不易控制。两个中等个核桃或 15～20 粒花生米的含油量就相当于一勺油，所以在食用坚果类或糕点作为零食时一定要控制好量，以减少心脑血管疾病、糖尿病、高血脂的发生。为此，食品营养专家为我们的一日三餐提出了"低糖、少盐、少油"的忠告。

此外还要注意，长期吃一种油不变换也不对，因为每种油所具备的营养物质不同，对人体健康所起的作用也是各显其能，所以对食用油轮换着吃最好。

光线对油的杀伤力非常强，因油最怕见光，所以储存油一定要放在光线暗的地方，如果没有这样的条件，最好外头套一个黑塑料袋。还要注意油的保质期，最好不要存放时间过长。

3. 除上面谈到的食用油以外，还有一种植物奶油叫做酥油或称为"反式脂肪酸"，这种物质在自然界中非常少，它是西方国家为了做人造奶油，人造巧克力以及煎炸油而进行氢化的氢化油。它对人体的损害程度远远高于任何一种动物油，因为他的熔点很高，非常容易褛在血管壁上，而增加心血管疾病的发病率。

（二）食用盐

食盐的化学名称叫氯化钠，食盐有"百味之母"的美称，不仅是人们饮食必需的调味品，还是人体必不可少的一种化学成分。氯和钠是组成生命的重要物质，人体需要吸收盐分，当食盐进入人体后，就会分解成钠离子和氯离子，它是维持人体正常发育不可缺少的物质，具有保持水分的留存和增加血容量与血压等多种生理作用，并有预防心肌梗死的效果。

食盐与健康的关系，祖国医学早有论述，《灵枢·五味论》说："咸走血，多食令人渴。"明代李时珍在《本草纲目》中阐述："咸走血，血病无多食盐，多食则脉凝泣而变色——盐之味微辛，辛走肺，咸走肾。咳嗽水肿消渴者，盐为大忌，或引痰吐，或泣血脉，或助水邪故也。"其大意是，

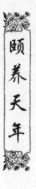

咸入血液，心脑血管病人不要多吃盐，多吃盐则脉络血液循环不利而变色。盐味咸而微辛，辛入肺脏，咸入肾脏，咳喘，水肿，糖尿病患者过多食盐是最大的忌讳，原因是多吃盐可以引发痰喘，使血行不利，可致浮肿加重。所以，古人有"食欲咸而少寿多病"之说。

现代医学研究与中医理论完全相符，均认为高血压、动脉硬化、心肌梗死及肾脏病与食盐过量有密切的关系。而糖尿病患者饮食过咸还可以引起血糖浓度过高而加重病情，如爱斯基摩人每天每人摄入的食盐量约为4克，他们那里几乎没有高血压患者，而日本北部居民每天每人摄入量为26克，其高血压发病率高达39%。我国人均食盐量每天13.6克，比世界卫生组织规定的每人每天食盐量不要超过6克（包括酱油、咸菜等含盐量在内），高出一倍多，所以在我国高血压的发病率也是比较高的。由此可见，长期过量食盐对人的健康是十分有害的。

高盐有害健康，低盐饮食也不是说盐越少越好，更不是不吃盐。若过度限盐也会产生一些副作用，钠盐摄入不足，会使机体细胞内外渗透压失去平衡，促使水分进入细胞内，从而产生不等程度的脑水肿，轻者出现意识障碍，包括嗜睡、乏力、神志恍惚，严重者可出现昏迷。若长期过度限制盐的摄入，会导致血清钠含量过低，从而引起神经、精神症状，出现食欲不振，四肢无力，眩晕等现象，严重时还会出现厌食、恶心、呕吐、心率加快、脉搏细弱、肌肉痉挛、视力模糊、反射减弱等症状，称为"低钠综合征"。所以食盐要适量，高盐有害，太低也不行。

应当指出，在夏天运动或劳动（特别是在高温下）后，出汗较多，盐分排泄过多，可适量多食一些盐（或喝一些含盐的饮料），以保持体内盐分的供需平衡。

一般食用盐，也称细盐，是采用先进的制盐工艺，经过溶解，卤水澄清，蒸发，干燥等过程精制而成，降低了不利于人体健康的镁、钨、硫酸根离子等化学物质的含量，而且减少了泥沙等杂质，具有氯化钠含量高、洁白、干燥、卫生、久放和不易溶化等特点。

目前市场上有许多保健盐，如低钠、富硒、加锌、加钙、加铁、加核黄素、加碘等。在诸多保健盐中，以低钠盐和加碘盐最为常用。

1. 低钠盐：可以降低得高血压和心血管疾病的风险，适合中老年人和高血压、心脏病患者食用。因低钠盐中钾含量高，患有肾脏病，肾功能不全者不宜吃。

2. 加碘盐：碘盐是用原盐采取一定技术工艺掺入碘酸钾混合而成的。碘是人体的一种微量元素，含量少而作用重大。碘是通过形成甲状腺素发挥生理作用，影响生长发育，维持中枢神经系统结构，保持正常精神状态和新陈代谢等重要功能。缺碘（即碘缺乏症）可以引起甲状腺机能降低与肿大，基础代谢率及活力下降，而发生地方性甲状腺肿病，出现表情淡漠，无力，易疲劳，体能下降，生活适应能力差。碘过多也可以引起甲状腺肿大，出现中毒反应性症状。

碘盐的正确使用方法是在汤、菜、饮食即将做好时，或已经做好后添加碘盐，若用盐爆锅或久煮则使碘受热后挥发而失效。老年人可经常轮换着食用低钠盐和碘盐。

另外，在吃某些药物时要忌食碘盐，如服用朱砂等含汞类的药物，就不宜同时食用碘盐，因为汞与碘结合会生成碘化汞，不仅具有毒性而且有腐蚀作用，轻者可刺激肠壁，重者可损坏肠黏膜，引起腹泻、腹痛及赤样大便等，造成药物性肠炎。

碘盐应存放在干燥、阴暗，不受潮和不受太阳直晒和不受高温烘烤的地方。要用不透明的陶瓷坛（罐）做储存罐或用深色不透光的带盖器皿，每次用后应即时盖好，避免挥发。

（三）食用醋

醋又称"苦酒"，既是常用的调味品，又有保健功能，还是一味常用的中药，在我国已有两千多年的酿造历史。醋有很多种，按制醋工艺流程可分成酿造醋和人工合成醋，酿造醋又可分为用粮食等原材料制成的米醋以及用饴糖、糖渣类原料制成的糖醋。米醋根据加工方法的不同，可再分为熏醋、香醋、麸醋等，人工合成醋有色醋和白醋。醋以酿制醋为佳，其中又以米醋为最佳。

从产地来说，全国有四大名醋。（1）镇江香醋：以粮食为主要原料，

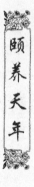

醋以"酸而不涩，香而微甜，色浓味鲜，愈存愈浓"等特点居四大名醋之首。多用于颜色较浅，酸味不太突出的菜肴中，如凉拌菜、糟溜鱼片、醋溜鸡片等。在烹饪海鲜时也可放些香醋来去腥，提鲜，抑菌。（2）山西老陈醋：产于山西清徐县，酿造时需要经过较长时间的发酵过程，其中少量酒精与有机酸反应形成芳香物质，香味浓郁，味道更重。醋色泽黑紫，质地浓稠，不沉淀，久存不变质，适合的菜肴有酸辣汤、醋烧鲇鱼、酸辣粉等。此外，在吃饺子或包子时也多佐沾一些陈醋来解腻，它不仅是调味佳品，还有较高的医疗保健价值。（3）四川阆中保宁醋：有近四百年历史，是中国四大名醋中唯一的药醋，素有"东方魔醋"之称。（4）福建永春老醋：早在北宋初年，福建永春的民间即开始酿造老醋，以优质糯米、芝麻等原料，用独特配方陈酿多年而成，具有色泽棕黑，酸中带甘，醇香爽口，久藏不腐等特点，既是优良的调味品，又兼有治病妙用，可防治腮腺炎、感冒、胆道蛔虫症等。

醋是日常生活中不可缺少的调味品，实验证明，经常吃点醋有益健康，老年人更不例外，因醋含有较丰富的营养，除含有1%～5%的醋酸外，还含有乳酸、琥珀酸、苹果酸、葡萄糖酸、柠檬酸、无机盐、糖等微量元素。在发酵过程中，微生物繁殖可产生多种氨基酸，并将原料蛋白质分解为各种氨基酸。中医认为醋性温、味微苦，外用具有活血化瘀、消肿止痛、止痒等功效，内服有神奇的解毒功效。《医林纂要》中说："醋泄肝，收心，治卒昏，醒睡梦，补肺发声音，杀鱼虫诸毒。"从现代医学和营养学看，醋酸有利于糖和脂肪充分转化为能量，可防止体内脂肪过多积累而保护体型美；有机酸有利于维持人体内环境的酸碱平衡和稳定，使各种代谢和生理功能得以正常进行；醋还可以软化和扩张血管，降低血胆固醇和稳定血压，有利于老年人保护心脑血管功能，预防动脉硬化、冠心病和中风等。

吃醋后可增加胃酸的浓度，生津开胃，增加食欲，帮助消化。有人在炖肉或烧鱼时喜欢加点醋很有道理，因为它不但可以去膻除腥，还能使食物中的水溶性B族维生素和维生素C的化学结构变得稳定，不易因烹煮而破坏，从而保证食品中的铜、锌、铬等微量元素的溶解和吸收，并能促使鱼、肉中的钙溶出，对老年人补钙有益。

1. 在日常生活和养生保健方面，食用醋还有很多简单实用的小妙招，如在烹调菜肴前加少许醋，菜肴的辣味就会减弱。煮蛋前先在水中加些醋，煮好后易剥壳。从冰箱中取出冷冻的肉，先浇上一点醋，约经一小时再烹煮，肉质会更加柔嫩可口。烹煮海带时加些醋，更易煮透且可口；在烹调水产品蟹、海蜇时，先用1%的醋液浸泡一小时，可防止嗜盐杆菌引起的食物中毒。在患处微肿而未化脓前，用棉花蘸醋擦拭可以消肿。在切洗葱时或洋葱后，刺鼻的味道会留在手上，蘸上一点醋即可除去异味。失眠患者睡前倒杯凉开水，再加一匙醋，喝下后会很快入睡，若加入等量蜂蜜效果更好。临睡前用温热的老陈醋搓搓脚心，也会使人容易进入梦乡。睡前用40度左右2500毫升的温水倒入盆中，加食醋150毫升浸泡双脚，也会改善睡眠。用老陈醋泡花生米，若泡生花生米可补脾胃，熟用则补肺，花生的油酸含量特别高，有利于健康，所以有人给老醋花生这道菜取了一个特别的绰号——"天仙配"。另外，有许多老年人用醋泡鸡蛋、黄豆、花生米或葡萄干等，用来辅助治疗心血管病。在肠道病流行的季节，多吃些醋可起到较强的抗菌、杀菌的作用。

2. 消除疲劳：当劳累或休息不好时，会产生大量乳酸，人就会产生疲劳感，老陈醋中的醋酸有利于乳酸进一步氧化，使其变为水和二氧化碳，水可继续参与机体代谢或变成尿或汗排出体外，因此说醋有独特的预防和消除疲劳的效果。

3. 米醋搓手治脱皮：每次洗完手，取少许米醋，在手上反复揉搓后不再洗手，就当是"护手霜"，每天3～4次。在睡觉前用醋搓手后，戴上胶手套睡觉，效果更好，一般用3～5天后，手上的皮肤就会逐渐变得柔软、滋润，干皮也不见了。坚持使用一周后，手上脱皮就会逐渐消失，使用的米醋以白米醋为佳。

4. 醋煎鸡蛋治咳嗽：用鸡蛋一个打入碗内搅匀，米醋半勺倒入锅内，烧开后放入鸡蛋煎炒，熟后加适量白糖，凉后即食，每天早晚各一个，一般吃两天即见效。

5. 醋泡葡萄干可降血压：在葡萄干的制作（晾晒）过程中，产生了许多葡萄所不具备的成分，如能抑制人体老化的抗酸化和降血压、防癌的物质多酚。因多酚大多存在于葡萄皮中，吃葡萄干则最为适合，如果将葡萄干配以疏通血液、降压降脂的食醋浸泡，保健效果更好。可每日将 5～10 粒葡萄干和一勺老陈醋混合，放置五分钟左右食用。

6. 醋泡西红柿预防动脉硬化：西红柿中含有番茄红素，这种重要的物质不但能起到祛除自由基，预防癌症，抑制坏胆固醇（低密度脂蛋白胆固醇）的作用，还能有效防止动脉硬化。小西红柿中番茄红素的含量是普通西红柿的两倍，所以用老陈醋与小西红柿一起搭配食用，能进一步提高人体对小西红柿营养成分的吸收。因为老陈醋含有维生素和矿物质及丰富的氨基酸，当番茄红素遇到醋酸后，不但不会分解西红柿中的营养成分，还能使其更易被人体吸收。可将小西红柿 20 个洗净去蒂，扎眼放入瓶中；用老陈醋 200 毫升，白糖一匙，盐 2 克，同放入锅中加热至糖、盐溶解后，待放凉后倒入西红柿瓶中，浸泡 5～6 小时后食用，每天吃 6 个左右。

7. 陈醋治便秘：民间有句俗语，便秘用陈醋，胜过药无数。因陈醋中含有丰富的氨基酸和大量的具有促进消化功能的酶类，能促进肠道蠕动，维持肠道内环境的菌群平衡，因此可辅助治疗便秘，且没有毒副作用。即每天晨起喝一匙陈醋，喝后加服一杯温开水，如果不习惯喝醋，可在醋内加半匙蜂蜜一起喝下，便秘者也可在每餐汤菜中放一匙醋，同样能治疗便秘。

8. 防晕车：经常晕车、晕船的人，用温开水加点醋摇晃均匀，喝下去能明显减轻晕车的症状，出发前喝一杯即可。

9. 清洗坐浴防妇科病：白醋有杀菌作用，对外阴瘙痒即阴道炎有很好的防治作用。每次可用 1000 毫升温开水加白醋 10～15 毫升，配成浓度 1%～1.5% 的溶液，清洗外阴或坐浴，与其他妇科外洗液相比，用白醋洗后外阴湿润、舒适，无干涩感及异味，尤其对中老年妇女效果更好。

10. 白醋按摩祛皱抗衰老：醋有祛瘀生新的作用，能改善皮肤的血液循环，促进皮肤的新陈代谢，还能辅助抗氧化，抗衰老，祛除皱纹。晚上洗脸后，用一匙醋与三匙水混匀，涂抹在脸上有皱纹的地方，再用指腹轻轻按摩 3～5 分钟，再用温水洗净，长期坚持效果很好。

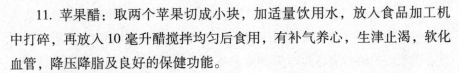

11. 苹果醋：取两个苹果切成小块，加适量饮用水，放入食品加工机中打碎，再放入 10 毫升醋搅拌均匀后食用，有补气养心，生津止渴，软化血管，降压降脂及良好的保健功能。

醋虽能防病，保健价值很高，但食醋也应适可而止，不宜过多。李时珍在《本草纲目》中记载："多食损伤筋骨，亦损胃。"《内经·素问》也说："醋伤筋，过节也。"在日常生活中吃醋的量不宜过大，一般来说，成人每天可食用 20～30 毫升，最多不超过 80 毫升，但在下列情况下应慎服或禁服：正在服用某种西药者不宜食醋。因为醋酸能改变人体内局部环境的酸碱度，从而使某些药物不能发挥作用，如醋酸可中和碳酸氢钠、胃舒平等碱性药，使其失效。庆大霉素、红霉素等抗菌素类药物在酸性环境中作用也会降低。在服用"解表发汗"的中药时也不宜吃醋，如复方银翘片之类解表发汗的中药与醋配合时，醋会促进人体汗孔的收缩，还会破坏药物中生物碱的有效成分，从而干扰中药中的发汗解表作用。

吃醋可引起过敏症状，对醋有过敏者及有不适应者亦应慎用。胃溃疡患者和胃酸过多的人，食醋过多可使胃溃疡加重。肾炎病人在发病期间也应慎用，低血压患者食醋会使血压降低而出现头痛、头晕等反应。骨折后在治疗和康复期应少食醋，以免影响骨折愈合。结合上述情况，为了防病保健而过度用醋是不可取的。

（四）葱

葱又名大葱，春天出芽的葱叶尖尖，整体酷似山羊头的犄角，故人们称其为羊角葱。大葱又被称为"合事草"，亦有"菜中合事老"的雅称。大葱为三年生百合科宿根草本植物，原产于西伯利亚，所以不怕寒冷，不论生吃、凉拌、炒菜均可。常见的如葱爆羊肉、葱烧海参、大葱炒鸡蛋等菜肴中都有大葱的身影。大葱含有丰富的蛋白质、糖类、胡萝卜素、核黄素、维生素 C 和钙、镁、铁等营养物质，能去腥除膻，增香提味，杀鱼肉毒。《本草图经》中说："凡葱皆能杀鱼肉毒，食品所不可缺也。"俗话说"无葱不成菜"，在许多菜肴的烹制中，大葱虽非主角，但都是不可缺少的调料，特别值得称道的是，大葱中含有辛辣的葱素，能软化血管，降低血

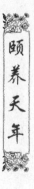

脂，还具有开胃、杀菌、发汗、散寒、通鼻塞等作用。常吃大葱，可使身体强健，根据中医学阴阳平衡的理论，新春是人体内部阳气开始向外散发，阴气内敛的时节，此时需要除旧布新，祛邪扶正。在春天多吃些葱，其辛温的特殊性味，可以帮助人体阳气正常升发，还能帮助胃肠做清洁工作，对保持身体健康十分重要，正如民谚所说："正月食生葱，面上起春风。"大葱味辛、性温，入肺、胃二经，有通阳宣发、发汗解毒、祛风活络、宣肺健脾之功效，可用于治疗伤风感冒，身热无汗，面目浮肿，大小便不畅，呕吐腹泻，虫积等症。葱叶发汗作用较好，葱根须除寒作用较强。

（五）生姜

姜是人们日常生活中常用的调味品，在我国食姜已有悠久的历史，自古以来中医学家和民间就有"生姜治百病"之说，民间还有"冬吃萝卜夏吃姜，不劳医生开处方"和"早上三片姜，赛过喝参汤"的说法。讲究饮食养生，生姜之功不能忽视。《论语》记载，孔子就主张"每食不撤姜"、"不多食"。所以孔子有每天饭后嚼姜数片的习惯，享年73岁，在平均寿命远低于现在的春秋时期，可以算是特别长寿了，这与常食生姜不无关系。《本草纲目》说，姜"生啖熟食，醋酱糟盐，无不宜之，可果可蔬，其利博矣"，这说明平时经常吃点姜，是饮食养生之一宝。中医认为，生姜味辛性温，入脾、肺、肠、胃诸经，一般来说有发汗、散寒、止呕、化痰的功效，实际上远不止此。纵观历代本草，生姜还有散烦闷，除壮热，益脾胃，祛风湿，解诸毒，破血逐淤，疏肝导滞等作用（图3－5）。

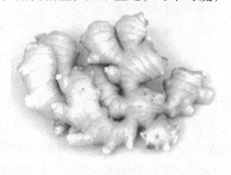

图3－5　生姜

近代医学通过药理研究和临床应用，在很多方面验证了中医的经验。对消化系统而言，姜可促进胃液分泌，提高食欲，中国民间有句俗语叫"饭不香，吃生姜"，是说在吃饭不香或者饭量减少的时候，吃上几片生姜，能改善食欲，增加饭量。生姜又可抑制寒性呕吐（有"呕家圣药"之称），帮助肠内气体排出，调整胃肠道功能。对循环系统，生姜可兴奋血管运动中枢，加快血液循环，疏利汗腺，促进发汗，排出有害物质，可降血脂，降血压。姜还能兴奋呼吸中枢，止咳祛痰，对泌尿系统可以利尿消肿。姜还可使大脑皮层兴奋，拮抗催眠剂。常吃生姜能解忧祛郁，开朗心情，可预防晕船晕车等症。此外姜还有抗菌，驱虫，解毒，防腐等功效。近年来又发现生姜有抑癌和预防胆石症的作用，因生姜有很强的抗氧化和抗衰老作用，可用于祛除老年斑。

《奇效良方》一书则载有一容颜不老方：生姜500克，大枣250克，茴香200克，丁香、沉香各15克，生甘草100克，上药共捣成细末，和匀备用。每次服用9~15克，清晨煎服或沸水泡。此方有健脾开胃，令人容颜不老之功效。明代有诗赞美此方："一斤生姜半斤枣，二两白糖三两草，丁香沉香各半两，四两茴香一处捣，煎也好，泡也好，修合此药胜旭宝，每日清晨饮一杯，一世容颜长不老。"

姜有老姜、嫩姜之分，老姜宜于调味、矫味，嫩姜则多用于调菜。吃姜不要去皮，因这样做不能发挥姜的整体功效，鲜姜洗干净后直接切丝或切片即可。从治病的角度来说，生姜红糖水只适用于风寒感冒，或淋雨后有胃寒、发热者，不能用于暑热感冒或风热感冒，也不能用于中暑者。生姜汁可用于因受寒引起的呕吐，对于其他类型的呕吐则不宜使用。吃姜虽对人体有益，但也不是多多益善。夏季天气炎热，人们易出现口干、烦渴、咽痛、汗多等症，因生姜性温，故不宜多食。凡是属于阴虚火旺，目赤内热者，或患有痈肿疮疖，肺炎，肺脓肿，肺结核，胃溃疡，胆囊炎，肾盂肾炎，糖尿病，痔疮者，也不宜食用生姜。

腐烂的生姜不能吃，在生姜腐烂的过程中，会产生毒性很强的有机物叫黄樟素，一定量的黄樟素进入人体内会导致肝细胞变性，容易诱发肝癌和食道癌。特别是自身患有肝病的人，如果吃进了霉变的生姜，对肝细胞的损害会更加严重。

（六）大蒜

大蒜古时称葫，又名荤菜。大蒜不仅是调味品，也是上好的营养品，

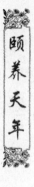

还与人体健康密切相关。大蒜含有200多种有益于人体健康的物质，除蛋白质、维生素E、维生素C及钙、铁、硒等微量元素外，还含有增强人体免疫力的成分。

用大蒜来防病，在我国有悠久的历史，从西汉开始，我国有不少老百姓有慢嚼蒜瓣的习惯，以用来预防流行性感冒、肺结核、肠炎等呼吸道和消化道疾病及龋齿。李时珍认为大蒜能"散痈肿匿疮，除风邪，杀毒气"。进入70年代，我国医学科学工作者研究发现，每餐吃几瓣大蒜有助于降低胆固醇，从而在一定程度上间接达到预防动脉硬化、高血压、冠心病等心脑血管疾病的作用。大蒜还具有一定的抗肿瘤作用，科研人员调查发现，山东省大蒜产地苍山县胃癌发病率极低，仅为同一省胃癌高发地栖霞县的1/12，这是因为大蒜中含有抗肿瘤的成分硒，而苍山县的居民常食用大蒜为佐餐。山东省的金乡县盛产大蒜，长寿人很多，据官方统计，2010年，全县62万人，超过80岁的有16745人，百岁老人46名，高于全国人口的平均寿命，已步入长寿之乡，这也与人们吃生蒜的习惯有关。实验证明，大蒜及大蒜素类似物（二烯丙三硫等），能抑制胃内硝酸盐还原菌，降低胃内亚硝酸盐含量，并有助于减少胃内致癌的亚硝基化合物的合成，提高和激活人体免疫机能。在英国成立的世界首家大蒜研究所卢思尔说：要想活到90岁，蒜就应该是你食物的基本组成部分，如果每星期吃上两三头蒜，身体就会得到极大的好处。

大蒜宜生吃，食用大蒜最好是捣碎成泥，而不是用力切成碎末，食用前先放10～15分钟，让蒜氨酸和蒜酶在空气中结合产生大蒜素后再食用。下面介绍两种蒜泥的吃法：

1. 蒜泥苋：先将蒜瓣去皮后捣烂成泥，盛入碟内，再炒好鲜嫩的苋菜，盛入另一碟内，用苋菜醮蒜泥同食，味美可口，能消炎杀菌防病。

2. 将熟酱猪肉、猪耳朵等醮捣好的蒜泥同食，虽猪肉等胆固醇、脂肪含量高，有大蒜佐食，在一定程度上就能起到稀释血液，降低胆固醇和降低血脂的作用，对防止心脑血管发病有益。

（七）芝麻

芝麻又称油麻、胡麻，分黑、白两种，食用以白芝麻为好，药用以黑芝麻为佳。《本草纲目》记载："芝麻主治伤中虚赢，补五脏，易气力，长肌肉，填髓海。久服，轻身不老，坚筋骨，明耳目，耐饥渴，延年。"

芝麻营养丰富，含有蛋白质、脂肪、粗纤维、胡萝卜素、硫胺素、核磺素及钙、磷、钾、钠、镁和铁，其中铁的含量在谷物中最高；芝麻还富含 B 组维生素和维生素 A、维生素 E。维生素 E 是强抗氧化剂，能促进细胞分裂，推迟细胞的老化，同时还能够清除胆固醇，改善血液循环，保护血管，避免动脉硬化；还含有大量的不饱和脂肪酸，其蛋白质内含有色氨酸、蛋氨酸，是维护细胞健康，尤其是肝、肾细胞健康极为重要的物质。

由于芝麻外壳很硬，直接食用不能有效地吸收，最好的食用方法是将芝麻炒熟后磨碎或碾碎后稍加一点食盐。食用可直接当作佐餐，如加入面条或米饭中，或夹在馒头内或加入酸奶中食用，或与豆腐、蜂蜜一起做成芝麻豆腐，既营养又好吃。但芝麻含热量较高，所以每天以 10~20 克，即一大勺为宜。

以芝麻为原料的制成品有香油和芝麻酱：

1. 香油：香油为胡麻科植物芝麻的种子炒后榨取的油，是日常生活中重要的调味品和民间良药。香油对于中老年人来说，应该是最好的佐餐味素。首先，香油有浓郁的香气，对于消化功能已减弱的老年人来说，不仅可以增进食欲，还更有利于营养的吸收。香油本身的消化吸收率也较高，可达98％，香油大量的油脂，有很好的润肠通便作用，对便秘有一定的预防和治疗作用。香油中的卵磷脂不仅能滋润皮肤，还可以祛除老年斑，中老年人久用香油，可预防脱发和过早出现白发。香油中含有的维生素 E 和亚油酸等不饱和脂肪酸和芝麻一样，可以软化血管，保持血管弹性，对心脑血管起到保护作用。香油还可以抗衰老，益寿延年，所以古代养生学家陶弘景称其为"八谷之中，惟此为良"。

2. 芝麻酱：芝麻酱不但芳香味美，而且营养丰富，和芝麻相比，更易被人体吸收。它具有多种保健功效，如含钙量比虾皮还高，可用于治疗老年人的骨质疏松症；因含有铁可用于补铁，治疗缺铁性贫血；芝麻酱含芝麻素，能降低人体内的低密度脂蛋白，预防动脉硬化，又能抗氧化，清除人体内的自由基，保肝护心；芝麻素还具有较好的防癌、抗癌功效。其含

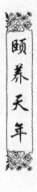
的维生素 E、不饱和脂肪酸等和芝麻一样对心脑血管有保护的作用。所以，芝麻酱是食疗食补的佳品，人人可食，尤其适合骨质疏松症、营养不良、缺铁性贫血、体质虚弱、高血脂症、高血压、冠心病、糖尿病等患者及孕妇食用。

二、肉、鱼、蛋类

（一）猪肉

在肉类中，猪肉是人们主要的肉食品种，其性味甘平，能补肾养血，滋阴润燥，适用于大病后气血不足，肾精亏损，羸瘦体弱，大便秘结等症。《随息居饮食谱》记载猪肉"补肾液，充胃汁，滋肝阴，润肌肤，利二便，止消渴"。猪肉营养丰富，因其是高脂肪、高胆固醇食品，老年人应尽量少食，若食可多食些猪蹄，因猪蹄含有丰富的胶原蛋白。胶原蛋白是一种由生物大分子组成的胶类物质，是构成人体皮肤、筋、腱、骨骼、牙齿等组织中最主要的蛋白质成分，对保持人体细胞的水分极为重要。若缺乏，机体细胞的代谢就会减弱，细胞的可塑性出现衰减状态，造成老人多种器官萎缩，弹力降低，皮肤和黏膜干燥皱纹等脱水状态，所以胶原蛋白的缺乏是导致老人衰老的一个重要原因。常食猪蹄，能加速新陈代谢，还可改善微循环，从而使冠心病和缺血性脑病得到改善。

猪蹄含有的胶原蛋白，是精瘦肉所没有的，与精瘦肉、肝、大肠、心等相比，猪蹄的胆固醇含量也较低。但因蹄筋类难以消化，食用时应用高压锅炖烂些，每次亦不能多食，以不超过 100 克为宜。

（二）羊肉

羊肉营养丰富，无论清炖、烧汤，还是红烧或烤制食用，味皆鲜香，用它加工制成的糕、馍、点心也格外鲜香溢口。现代营养分析，羊肉中含有丰富的蛋白质和维生素，尤其是维生素 B_1、B_2，同时富含烟酸以及铜、锌、钙、磷、铁等多种矿物质和营养成分，乃为冬季补虚的佳品。

祖国医学认为："人参补气，羊肉则善补形。"《本草纲目》中记载，羊肉能"补中益气，安心之痛，主治虚劳寒热"。羊肉味甘不腻，性温不燥，能暖中补虚，益肾壮阳，开胃健力，利肺助气，豁痰止喘，养肝明目等，具有很好的益气血，壮肾阳，补虚劳，健脾胃，理虚寒，消浮肿，补行衰，益产妇等医疗作用。因此，凡脾胃虚弱所致的消化不良，脾虚吐食，肾虚阳痿，阴虚遗尿以及五劳七伤，妇女产后带下和一切虚寒疾患，取羊肉炖煮服食，均有显著的食疗作用。在民间流传的药膳中，当属东汉名医张仲景所创制的当归生姜羊肉汤，是有口皆碑的补养佳品，作为冬季药膳，可在冬冷天气经常服用，其补益效果好而无毒副作用。

1. 当归生姜羊肉汤：将羊肉 500 克洗净切成小块，当归 6 克（原方为 45 克，因药味太浓，一般不易被人们接受），生姜 30 克，一起放入锅内，加水后先用大火煮开，再用文火煨至肉烂，加盐调味即可食用。此药膳能暖中补虚，促进血液循环，温暖全身，改善食欲，增强消化机能，有效地促进人体的健康。对老年人血虚有寒，怕冷，腰痛，脚软，夜尿，尿频，易感冒咳嗽气喘及体弱畏寒的贫血病人和营养不良者，都有很好的辅助治疗作用；对妇女月经不调，痛经，经期头痛乳胀，经血衰少，子宫发育不良，胎动不安，习惯性流产，产后腹痛，头晕，面色苍白，血枯经闭等妇科疾病，更有显著疗效。即使没有疾病的健康人，食用也有保健强身之效。

2. 苁蓉羊肉汤：肉苁蓉 15 克用水浸泡后放砂锅加热，羊肉洗净放水中先煮 15 分钟后捞出切成寸块，待苁蓉水开后放入羊肉，放入适量葱、姜，先用大火煮开后，再用文火炖 1 小时，加入适量盐、味精、胡椒粉，搅拌均匀后再炖 10 分钟左右即可；能驱寒暖体，补肾固精。

3. 当归烧羊肉：当归 15 克，生地 15 克，洗净放砂锅内煎煮，羊肉 500 克，洗净切片，用旺火烧油，把羊肉煸炒至 8 成熟，放入葱、姜接着炒，然后将炒好的羊肉连汁一起倒入砂锅中，用文火烧半小时左右，放入适量盐、胡椒粉，待半小时汤汁基本都收干时即可；能益气补血，温中补虚，防病强身。

4. 羊肉扁豆汆面：将羊肉、豆角、香菇、豆腐干、西红柿分别切成丁后，锅内倒油点火，放入葱、姜、蒜末、八角，羊肉爆香后，依次放入豆角、香菇、豆腐干、西红柿翻炒，再放入少量水焖5分钟，加入盐、酱油、香油（亦可放入少许白糖），调味烧至出汁。将煮熟的面条捞出加上适量汁，调好食用，咸香滑爽，营养丰富，为老年人常用的滋补佳品。

5. 吃羊肉虽好处很多，但在食用时与食物搭配也有一些禁忌：

（1）羊肉属温热之品，立春过后，天气转暖应少食或不食。凡有发热、牙痛、口舌生疮、咳吐黄痰等上火症状的人都不宜食用；患有肝病、高血压或其他传染性疾病的人，或者在发热期间也不宜食用。羊肉温热助阳，一次不要吃得太多，食用时最好配些白菜粉丝等。

（2）食用羊肉不宜同时吃醋：羊肉温热，醋性甘温，与酒相似，易生火动血，平素心脏功能不全及血液病患者更应特别注意。

（3）食用羊肉后不要马上喝茶，因羊肉中含有丰富的蛋白质，而茶叶中含有较多的鞣酸，吃完羊肉马上喝茶，两者结合会产生一种鞣酸蛋白质，容易引发便秘。

（4）羊肉不能与南瓜同食，以防发生黄疸或脚气病。

（5）据《本草纲目》记载："羊肉以铜器煮之，男子损阳，女子暴下物；性之异如此，不可不知。"这其中的道理是，铜遇酸或碱并在高温状态下，均可起化学变化而生成铜盐。羊肉为高蛋白质食物，两者共煮时会产生某种有毒物质，危害人体健康。

6. 羊肉去膻法：羊肉的膻味主要来自羊肉中的挥发性脂肪酸，若在烹调前设法将其除掉，便可去除或减轻羊肉的膻味。

（1）萝卜去膻法：将白萝卜戳上几个洞，放入凉水中与羊肉同煮，滚开后将羊肉捞出，再单独烹调，即可除去膻味。

（2）橘皮去膻法：炖羊肉时在锅里放入几个干橘皮，沸煮一段时间后捞出弃之，再放几个新橘皮继续烹煮，即可除去膻味。

（3）选几个质地好的核桃，将其打碎，放入锅中与羊肉同煮，可以去膻。用几个山楂与羊肉同煮，亦有良好的去膻效果。

（三）鱼

俗语说："宁吃水里游的，不吃天上飞的；宁吃天上飞的，不吃地上

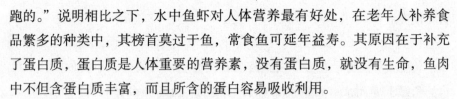

跑的。"说明相比之下，水中鱼虾对人体营养最有好处，在老年人补养食品繁多的种类中，其榜首莫过于鱼，常食鱼可延年益寿。其原因在于补充了蛋白质，蛋白质是人体重要的营养素，没有蛋白质，就没有生命，鱼肉中不但含蛋白质丰富，而且所含的蛋白容易吸收利用。

1. 补钙：人过中年后容易缺钙，而鱼（虾）号称钙中之王，经常吃可防治老年人缺钙。现代研究还证实，老年性高血压，不仅在于摄钠（盐）过多，而且与体内缺钙亦有关，所以吃鱼补钙还可以防治高血压。

2. 健脑、防治心脑血管病：我国流传着吃鱼可使头脑聪明之说，而英国自古就有鱼是智慧食物的说法。日本科学家经过研究认为，吃鱼健脑是因为鱼体内有一种重要的营养物质——二十二碳六烯酸（DHA），俗称"脑黄金"，这是一种大脑营养必不可少的高度不饱和脂肪酸。DHA对大脑细胞，特别是脑神经传导和突触的生长发育有着极重要的作用。DHA富含于鱼的肝油和体油中，相比之下，牛和猪的脂肪中不含DHA，谷物、薯类、淀粉、植物油、蔬菜、水果等也几乎都不含DHA，而DHA在人的一生中都起着不可代替的作用。当老年人食用富含DHA的鱼之后，脑脂质状态可逐渐向年轻状态转化，而且可望改善学习记忆能力，从而对治疗老年性痴呆产生良好效果。

此外，DHA还能降低血液中胆固醇的浓度，防止血栓形成，减少动脉硬化等心脑血管病的发生。如爱斯基摩人、日本人的心血管病发病率非常低，我国沿海舟山群岛的居民，心血管病发病率远低于内地，这与他们经常吃鱼有很大的关系。DHA还有抑制炎症，抑制癌症的效果。

3. 近年来研究表明，糖尿病的发生发展与某些微量元素的缺乏有关，而经常吃鱼的地区，糖尿病的发病率极低，其原因在于鱼所含的微量元素丰富。老年性白内障的发生与体内缺锌有关，因鱼是含锌丰富的食品，故吃鱼补锌，可预防老年性白内障的发生。

河鱼与海鱼相比，其营养成分大体相同，总的营养价值很高，但因海鱼在营养成分的含量上比河鱼多，营养价值也略胜一筹，这是因为海水中的营养物质非常丰富，尤其是含有大量营养盐，使海鱼中矿物质和维生素含量较高。鱼的吃法很多，如炖、清蒸、红烧、油炸等，而以清蒸和炖食

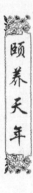

营养损失最少。

4. 鱼肚

鱼肚又称鱼鳔、鱼胶。白花胶为石首科动物大黄鱼、小黄鱼及其他鱼类的鱼鳔干燥而成，乃海味珍品，与燕窝、鱼翅齐名，列为"八珍"之一。

鱼肚以体厚、色泽透明、鲜亮者为上品，营养十分丰富，素有"海洋人参"之誉。它的主要成分为高级胶原蛋白、粘多糖和多种维生素及钙、锌、铁、硒等多种微量元素，因此，鱼肚不仅是宴席的名菜，还有相当的滋补作用。

鱼肚味甘性平，养血止血、补肾固精，可辅助治疗消化性溃疡，食欲不振，消化不良，风湿性心脏病，再生障碍性贫血等。《本草新编》记载鱼肚能"补精益血"，治妇女经亏、崩漏及防治智力减退，神经传导滞缓，反应迟钝，老年健忘等症。

5. 鱼鳞

鱼鳞营养价值很高，对人体健康有特殊的保健作用，含丰富的蛋白质、脂肪和多种矿物质。有些记忆力下降的人，血液中胆碱含量较低，影响到脑细胞的记忆功能，而鱼鳞含有较多的卵磷脂，卵磷脂内又含有较多的胆碱，可以增强记忆力，并减缓脑细胞的退化，有一定的抗衰老作用。鱼鳞中还含有多种不饱和脂肪酸，可以在血液中以结合蛋白质的形式帮助传送及减少脂肪，减少胆固醇在血管壁上的积聚，具有防止动脉硬化和血压升高及心脏病的作用。另外，鱼鳞在防癌抗癌方面也能起到重要作用。

鱼鳞凉粉：选用鳞片较大的鲤鱼、鲫鱼、草鱼等的鱼鳞刮下，去除杂物，淘洗干净并沥干，加入适量姜、葱末、料酒、食盐，以100克鱼鳞加150克水的比例加水，用中火煮半小时，待鱼鳞卷缩，水剩一半时，滤去鳞渣，将汁液倒入碗中，冷却后即成。食用时切块，加适量醋及麻油调拌后使用。

6. 吃鱼能健脑益智、延年益寿是众所共知的，但有些患者吃鱼应慎重：

（1）出血性疾病患者：这些病人本来体内血小板就少，血液凝集功能差，而鱼的体内有一种叫 EPA 的蛋白，能够抑制血小板的聚集作用，如果再吃鱼，就会加重毛细血管出血。因此，患有血友病、坏血病、血小板减少症、败血症等各种出血性疾病的人应少吃鱼。

（2）肝硬化患者：鱼类脂肪中二十二碳五烯酸，它是一种不饱和脂肪酸，其代谢产物为前列腺素，具有降低血脂、血液黏稠度，抑制血小板凝集的作用，对防治心血管病有利，而肝硬化患者机体难以产生凝血因子，加之血小板偏低，很容易引起出血。如果再吃富含二十二碳五烯酸的沙丁鱼、金枪鱼、青鱼等会使病情恶化。

（3）结核病人在抗痨过程中，如在服用抗痨药物异烟肼时，同时吃某些鱼类，容易发生过敏反应。轻者可出现恶心、皮肤潮红、头痛、眼结膜充血等；重者可出现心悸、腰痛、腹泻、呼吸困难、血压升高及脑出血等。

（4）痛风患者不宜吃鱼：因鱼类含有丰富的嘌呤类物质，而痛风则是由于人体的嘌呤代谢发生紊乱而致，痛风患者如果吃鱼，会使病情加重。

（四）螃蟹

秋天正逢蟹肥时，农历的 8 月下旬到 10 月上旬是螃蟹最肥的季节，秋天的河蟹个不大，薄壳，肉质细腻且有味香，还有"农历九月母蟹最肥，蟹黄足；农历十月，公蟹最香，蟹脂多"的说法。故蟹是秋天不可多得的美食，吃蟹自古就有"四味"之说：大腿肉，肉质丝短纤细，味同干贝；小腿肉丝长细嫩，美如银鱼；蟹身肉，洁白晶莹，胜似白鱼；蟹黄，含有大量人体必需的蛋白质、脂肪、磷脂、维生素等营养素，营养丰富，在全国诸多产地中，阳澄湖大闸蟹历来被称为蟹中之冠，肉质细嫩、膏似凝脂、滋味鲜美、营养丰富，含水量低，而蛋白质、脂肪、碳水化合物和维生素 A 等营养物的含量的确较高。

1. 螃蟹最好蒸着吃：许多人吃螃蟹，爱用水煮，其实这是不科学的。用水煮螃蟹，会使螃蟹中的美味和营养成分扩散到水中，从而破坏了螃蟹的鲜美风味和营养价值。蒸食不失为做螃蟹的好方法，因为蒸比煮的温度高，不但熟得快，而且可以杀死螃蟹身上的微生物和寄生虫等；蒸螃蟹还可以保持蟹体的完整，使其色泽红润明亮，同时还减少了螃蟹胃肠内容物对蟹肉的污染，蒸之前先用开水焯一下，在蟹脐内抹上一点食盐，蟹熟后较坚实，再放上料酒去腥味，加入盐、生姜、葱、花椒等佐料，则味道更鲜美。因蟹肉性寒，食用时可醮些姜末醋汁，以祛其寒气。在中国，自古以来就认为黄酒与螃蟹同食是绝妙的搭配，因黄酒性温和，有活血暖胃的功效，因此历来被认为是食蟹时祛除寒气的最佳选择，而且蟹肉的鲜甜和黄酒的甘醇在口感上也极其和谐，极近完美。食用时亦可配饮白葡萄酒，还具有杀菌作用。吃蟹时不可饮冷饮，以免导致腹泻。

可用以下的几个方面去选择新鲜又味美的螃蟹：蟹壳呈青绿色，有光泽，蟹钳夹力大，腿完整，爬得快，连续吐泡并伴有声音，肚皮越白的螃蟹越好。把螃蟹仰放，腹部朝天，看它的翻身速度，能迅速翻身爬行者，则是强壮的好蟹。腿完整，金爪黄毛，拨弄一下螃蟹的腿，腿脚有力，则身体强壮。还可以看看螃蟹从尾部向上数第二条腿的硬度如何，如果这条腿较硬，则说明螃蟹比较肥满。肚脐向外突出，再看尾部与脐之间的几条横纹，横纹之间距离越宽则越肥。符合以上条件者，准是肥壮的好蟹。

2. 秋蟹五不吃：

（1）不吃死蟹：河蟹死亡后的僵硬期和自溶期大大缩短，蟹体内的细菌会迅速繁殖并扩散到蟹肉中。死河蟹体内的组氨酸会分解产生组胺，组胺是一种有毒物质，蟹死亡时间越长，蟹体内的组胺就越多，毒素也会越强。食后易发生呕吐、腹痛、腹泻等。在市场购蟹时，可用手指逗弄蟹腿，如果眼睛突出且没有反应，则可能蟹已死亡，不要购买。

（2）不吃生蟹、腌蟹和醉蟹：河（湖）蟹以动物尸体或腐殖质为食，所以蟹的体表、鳃及胃肠道中布满了各种细菌和污泥。螃蟹还是肺吸虫的中间宿主之一，活蟹体内的肺吸虫幼虫囊感染率很高，生吃蟹则会被肺吸虫感染，肺吸虫寄生在人体肺内，刺激和破坏肺组织，会引起发烧、咳嗽、咳血；若侵犯脑部，则可引起瘫痪。生吃螃蟹还可能被溶血性弧菌感染，引起腹痛、发热、脓血便等症。因此，螃蟹蒸煮时间至少要在20分钟以上，务必熟透之后再吃。

（3）不吃蟹胃、蟹肠、蟹鳃和蟹心：因螃蟹生长在江河湖泊里，又喜食小生物、水草及腐烂动物，这些部位都粘有细菌、病毒等致病微生物。蟹胃就是蟹盖里三角形的骨质小包，由蟹黄包裹，蟹心紧连蟹胃，位于蟹黄中间，味涩；蟹肠是蟹胃通到蟹脐的一条黑线；蟹鳃则长在蟹腹部，如眉毛状的两排软绵绵的东西，食用时都应该清除掉。

（4）不能与柿同吃：古医书记载："凡柿与蟹同食，令人腹做泻。"因柿中含鞣酸，蟹肉富含蛋白，二者相遇会生成鞣酸蛋白，使蛋白质凝结成块状物，不易消化且防碍消化功能，使食物滞留于肠道发酵腐败，出现恶心、呕吐、腹痛、腹泻等不良反应，还可能引起结石症。

（5）不要与茶同吃：吃蟹时和吃蟹后一小时内不要喝茶，因为开水会冲淡胃酸，茶会使蟹的某些成分凝固，不利于消化吸收，还可引起腹痛、腹泻。

另外，因螃蟹是大寒食物，蟹黄中胆固醇含量较高，对患有伤风，发热，胃痛，腹泻，慢性胃炎，十二指肠溃疡，胆囊炎，胆石症，肝炎活动期的人及冠心病，高血压，动脉硬化，高血脂的人应尽量少吃或者不吃。

（五）动物血

供食用的动物血主要有猪血、鹿血、鸭血、鸡血、羊血等，自古以来就被认为是食疗佳品。在《饮膳正要》一书中，有很多方剂使用动物血，并高度评价了动物血的食疗价值，同时它们的含铁量高，易被人体吸收、利用，是理想的补血佳品。动物血还有利肠通便的作用，可清除体内毒素，是人体的"清道夫"。无论是病人，还是健康人，都应该经常吃些动物血，以利于体内毒素的清除与排除。

1. 猪血：猪血又名红豆腐，营养十分丰富，素有"液态肉"之美称，它的蛋白质含量略高于瘦猪肉，又极易被消化吸收，而且脂肪含量非常低，仅有瘦猪肉的1/40左右，属低热量、低脂肪食品。猪血中还含有大量的卵磷脂，能抑制低密度蛋白的有害作用，有助于治疗动脉硬化及老年痴呆症，是老人及冠心病、高血脂症及脑血管病的理想食品。猪血中铁的含量也非常丰富，比瘦猪肉高20倍。铁是造血的重要材料，贫血病人常吃猪血可以起到补血作用。猪血所含的锌、铜等微量元素，具有提高免疫功能

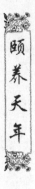

及抗衰老作用，老年人常吃猪血能延缓机体衰老，耳聪目明。中医认为，猪血味甘、苦，性温，有清肠、补血、美容的功效。猪血中的血浆蛋白，被人体内的胃酸分解后，产生一种解毒清肠分解物，能够与侵入人体的粉尘及有害金属微粒发生化学反应，易于毒素排出体外。

猪血可以煲汤，也可以炒食，将它与豆腐、木耳等一起烹制，味道十分鲜美，营养非常丰富。

但要注意，猪血在收集的过程中非常容易被污染，因此最好购买经过灭菌加工的盒装猪血。猪血以每天食用 150～200 克为宜，每周可食用 2～3 次。患有胃溃疡，胃下垂，痢疾，腹泻者不要食用猪血。做大便常规检验前 3 天也禁食猪血，以免出现潜血阳性。

2. 鹿血：历代达官贵人都把鹿血作为延年益寿，滋补强身的佳品，《本草纲目》记载能"大补虚损，益精血，解药毒"。可用于治疗头晕耳鸣，心悸气短，体倦乏力，精血不足等症。现在临床研究证明，鹿血具有改善贫血，调节免疫，延缓衰老，增强记忆，改善性功能，抗疲劳，美容颜等多种医疗和养生的保健功能。由于鹿血性热，故适宜于肢体欠温、体质偏寒者食用。

3. 鸭血：《本草纲目》记载鸭血"咸，冷，解诸毒"。《本草便读》记载："鸭血专攻解毒，但须热饮方解，亦古今相传之法耳"，这一点二者记载相同。鸭血能补血，清热解毒，可用于预防和治疗缺铁性贫血，还具有养肝的作用，可以减轻肝脏负担，增强肝脏的排毒功能。

（六）虾皮

小海虾经晾晒制成干品，称为"虾皮"，营养价值很高，含有丰富的蛋白质和矿物质，尤其是钙的含量极为丰富，有"钙库"之称。虾皮还含有丰富的钾、碘、镁、磷等微量元素及维生素、氨茶碱等成分，且其肉质和鱼一样松软，易消化，不失为老年人使用的营养佳品，对增强体质，保证健康极有裨益。老年人常食虾皮，或在膳食中经常添加一些小虾皮，可预防自身因缺钙所致的骨质疏松症，增强骨骼和牙齿健康。但虾皮也是含胆固醇高的动物性食品，所以老年人可常吃虾皮补钙，但每日不可多吃，对高胆固醇血症者，吃虾皮以限量为好。

虾皮和虾中都含有二甲基亚硝胺等挥发性亚硝基化合物，会导致摄入致癌物质，要祛除这些有害物质，具体方法就是用水多泡几遍，随后再焯一下，这样做不仅能保证食用安全，去掉许多盐分及可能存在的细沙，还能祛除虾皮本身一些不好的气味，让做出来的菜鲜而不腥。要注意虾皮在水中泡的时间不能超过20分钟，因虾皮个小皮薄，泡久了，许多水溶性的营养物质也会析出、流失。不用水泡，在日光下直接暴晒3~6小时，也可以达到减少致癌物质的目的。

对于少数老年人，尤其是一些过敏性疾病患者，如过敏性鼻炎，支气管炎，过敏性皮炎及过敏性腹泻正在发作期，则不宜进食虾皮，因虾皮含钙高，因此不要在晚上吃，以免引发尿路结石。虾皮含盐量较高，有心脑血管病患者需慎食。

虾皮在保存之前应先放在阴凉通风处阴干，然后再用保鲜膜包好，放进冰箱的冷冻室存放。如果买回的虾皮没有干透就储存起来，虾皮中的蛋白质很容易被细菌污染，细菌大量繁殖会分解蛋白质产生低级胺类和氨气，低级胺类容易和亚硝酸盐结合，形成致癌物质，所以虾皮出现异味最好不要再食用。

（七）鸡蛋

鸡蛋是滋补佳品，被誉为人体营养的宝库，而且还有良好的医疗保健功能：

1. 健脑益智：鸡蛋中的卵磷脂、甘油三酯、胆固醇和卵黄素对神经系统和身体发育有很大的作用。卵磷脂被人体消化后，可释放出胆碱，通过血液到达脑内，从而可以避免老年人的智力衰退，并可改善各个年龄组的记忆力。因此，要保护良好的记忆力，每天吃一至两个鸡蛋即可。

2. 保护肝脏：鸡蛋中的蛋白质对肝脏组织损伤有修复作用，鸡蛋中的卵磷脂可促进肝脏细胞的再生，还可提高人体血浆蛋白量，增强机体代谢功能和免疫功能。

3. 预防癌症：鸡蛋中含有较多的维生素 B_2，它可以分解和氧化人体内

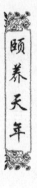

的致癌物质。鸡蛋中的微量元素硒、锌等也都具有防癌作用。

4. 延缓衰老：鸡蛋含有人体几乎所有需要的营养物质，被人们称作"理想的营养库"。不少长寿老人延年益寿的经验之一，就是每天必食一个鸡蛋，这是有益无害的。我国民间流传的许多养生药膳也都离不开鸡蛋，如产妇吃的红糖煮鸡蛋，能活血益气，促进身体康复。

鸡蛋虽好，但在吃法上一直存在争议，有人说生吃有营养，有人说熟吃最安全，又有人说冲服既营养又安全。我们认为生吃及冲服是不安全的，因鸡蛋皮上有沙门氏菌污染，在打鸡蛋时可能污染到蛋清，容易发生中毒。在法国，沙门氏菌的食物中毒事件中，因食生鸡蛋或未煮熟的鸡蛋，发生中毒的占60%，且生吃鸡蛋消化率低，因此还是熟吃好。但要掌握好火候，不要使温度过高，煮的时间也不要太久，蛋清已经凝固，而蛋黄处于半凝固状态为好，这样既可以保证消化吸收率，又可以避免营养素损失。对于老年人来说，以煮、卧、蒸、甩为好，因为煎、炒、炸虽然好吃，但较难以消化。若将鸡蛋加工成咸蛋，则含钙量会明显增加，约为鲜鸡蛋的10倍，特别适于骨质疏松的中老年人食用。但要注意腌制咸品，食量不能多。

鸡蛋最好在冰箱内保存，最适当的温度为5℃~7℃。由于鸡蛋的气室一般会在鸡蛋的园头位置，存放时把鸡蛋的大头朝上，小头朝下放，这样可以让鸡蛋更好地呼吸，避免空气与蛋白接触，以延长鸡蛋的保存时间。保存鸡蛋时即使外表有污垢也不能用水洗，因为鸡蛋表面的胶状物质被洗掉后，细菌很容易从鸡蛋壳的小孔上进入，使鸡蛋变质。最好的办法是用抹布擦去污垢后再存放，但储藏一般为30天左右（买盒装蛋要注意查看保质期），若出现粘壳、散黄等现象，说明鸡蛋已经变质，食之对人体有害无益。

过去市场上只有土鸡蛋（散养鸡）与鸡场蛋（用科学配方的饲料），两种鸡蛋相比，从营养学上看相差无几，只是自然饲养的土鸡蛋，因鸡每天能吃到小虫、青草、谷粒和草籽等天然风味食物，所以口感会好一些。但现在的市场上，有五花八门的鸡蛋，名称稀奇古怪，如土鸡蛋、散养蛋、草鸡蛋、生态蛋、有机蛋、早餐蛋、保洁蛋、宝宝蛋、五谷蛋、初乳蛋、开窝蛋、低胆固醇蛋、维生素强化蛋、桑叶蛋、跑山鸡蛋等。这些都是厂家为了推销产品进行的炒作，如跑山鸡蛋，因在山上养，山上跑，产蛋量低一点，其实就是散养鸡下的蛋。国家并没有相应的标准，国家农业部目前只颁发了无公害鸡蛋、绿色鸡蛋、有机鸡蛋三个标准，除此之外，并没有其他鸡蛋标准，所以在购买时不要被厂商所迷惑，价格高不等于物有所值。

（八）豆腐

自两千多年前古人发明豆腐以来，豆腐就以其营养丰富，味美价廉，烹制简易，强身健体等特点成为了中国人餐桌上最常见的大众食品，深受人们的喜爱，还被称为是"中国食品中的国粹"。它不仅是中国的传统食品，近年来还成为风靡世界的健康食品，享有"植物肉"的美称。

豆腐古称"菽乳"、"来其"、"黎祁"等。李时珍在《本草纲目》中记载："豆腐之法，始于前汉淮南王刘安。"宋朱熹有诗云："种豆豆苗稀，力竭心已苦；早知淮南术，安作获帛布。"宋词人苏轼赞美豆腐"煮豆为乳脂为酥"。明朝开国皇帝朱元璋幼时家境贫寒，曾在凤阳一家饭店打短工，有位姓黄的厨师常送碗豆腐让其尝鲜。朱元璋当了皇帝后，每当在大宴群臣时，总要上一道豆腐，以不忘民间疾苦。豆腐中的钙、镁、铁含量较多，对骨骼、心脏和造血均有特殊意义，镁盐对心肌有较好的保护作用。

传统的豆腐大多是将水磨大豆加盐卤或石膏作为凝固剂制成，前者称为北豆腐，后者成为南豆腐。现在市场上所销售的豆腐品种繁多，如日本豆腐、木棉豆腐、绢豆腐、酸浆豆腐等，这些豆腐虽然口感香滑脆嫩、豆香浓郁，但营养远不如传统豆腐，只是因为豆腐中珍贵的钙和镁主要来自于石膏（硫酸钙）和卤水（氯化钙和氯化镁），而用其他凝固剂制成的豆腐不会增加钙和镁的含量，全靠豆浆本身的那一点，可见要想达到补钙、强心、健身的目的，选择传统方法制作的豆腐更为理智，用卤水点的豆腐尤为理想。"味之有余美，玉食勿与传"，道出人们对豆腐的亲睐，我国各大菜系中均少不了豆腐这道菜。

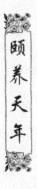
1. 麻婆豆腐：清代同治初（1862）年，在成都北部的陈福桥，有一"陈兴盛饭铺"，主厨为陈春富之妻刘氏，她烧的豆腐，两面金黄，具有麻、辣、香、烫、嫩、酥等特点。小时候刘氏出过天花，脸上留有几个麻点，有好事者观其面貌，便称之为"麻婆豆腐"，此言不胫而走，遂传为美谈，饭铺因此冠名为"陈麻婆豆腐店"。清朝末年，陈麻婆豆腐就被列为成都的著名食品，现为国家命名的一家中华老字号老牌名店。

原料：豆腐（中等硬度）两块切丁，瘦牛肉100克切末，青蒜50克，植物油100克，豆瓣酱50克，辣椒、酱油各8克，料酒20克，四川豆豉20克，味精、湿淀粉、花椒粉、葱、姜、盐、糖适量。

制作方法：锅内放少许菜油，大火加热，油热后依次放入豆瓣酱、盐、干红辣椒、青蒜、姜末、牛肉末（也可将牛肉末用上述调料腌制好后一并加入）炒香，再放入切成小块的豆腐，改小火煮沸，待豆腐熟后，改大火放入由水淀粉、糖、料酒、味精、酱油调好的芡汁，待芡汁均匀附着后关火，撒上花椒粉即可。

2. 鱼头豆腐：相传乾隆皇帝南巡至杭州，微服游关山，被大雨所困，没有吃食，只得进一户人家求些热汤热饮，主人将剩下的一个鱼头和豆腐装入砂锅烹饪后招待他，乾隆食后甚觉味道鲜美，心中极悦，于是赐这道菜名为"鱼头豆腐"。

原料：鲢鱼头连带一截鱼身，去鳃，洗净，近头部肉厚处切一刀剖开，鳃盖肉上剀一刀，鳃旁的胡桃肉上切一刀。豆腐700克，冬笋75克，鲜香菇25克，青蒜25克，豆瓣酱25克，黄酒25克，酱油20克，白砂糖10克，炼制猪油10克，菜籽油25克，味精3克，姜末2克。

制作方法：先将鱼头放置沸水中一烫，而后在鱼头剖面上抹上碾碎的豆瓣酱，上面涂上酱油。将豆腐劈成1厘米厚的长方片，放入沸水锅汆一下，去掉豆腥味，再将冬笋和冬菇洗净切片备用。用旺火烧热炒锅，滑锅后放菜油至七成热时，将鱼头正面下锅煎黄，滗去油，烹入黄酒，加入酱油和白糖略烧后，将鱼头翻身，加水250毫升，放入豆腐、冬笋、香菇同烧，待烧沸后倒入砂锅，用小火炖15分钟，再用中火炖2分钟左右，撇去浮沫，加入洗净的青蒜、姜末、味精，撒上热猪油，连同砂锅一起上桌。

3. 什锦豆腐：

什锦豆腐属民间小吃，传说现在在苏州菜谱上排行第一的名菜就是"什锦豆腐"，是康熙皇上钦赐。据说康熙皇帝第一次下江南时到了苏州，品尝了苏州名厨张东馆的豆腐菜肴，赞不绝口，于是赐这道用了近十种优质原料制成的名菜为"什锦豆腐"，从此什锦豆腐也就成了皇帝御赐。

原料：豆腐 250 克，胡萝卜 50 克，牛肉 100 克，蘑菇 100 克，豆油、料酒、酱油、精盐、味精、糖、葱、姜、淀粉适量。

制作过程：将豆腐、去皮的胡萝卜、牛肉均切成豌豆大的丁，将炒锅烧热放入豆油，烧至五成热，放入豆腐丁稍炒，捞出、控干。胡萝卜丁和蘑菇分别用开水焯一下，捞出、控干。炒锅洗净后放入 25 克豆油，烧热时放入牛肉、葱、姜煸炒几下，加少许水，再放酱油、盐、糖、料酒，待汤沸开后放入豆腐丁、胡萝卜、蘑菇、味精，后用淀粉勾芡即可。此菜肴味道鲜美，美观大方，营养丰富。

豆腐不仅是植物食品中含蛋白质较高的食品之一，而且是一种食药兼备的佳品，常吃豆腐可以保护肝脏，促进机体代谢，增强免疫力，并有解毒作用。若将豆腐配伍其他合适的食物，其营养价值更高，效果更好。豆腐可以做出很多种美味佳肴，各个地方的口味不同，做豆腐这道菜的花样和方法也就多种多样。

4. 豆腐配海带：日本盛行豆腐与海带配食，他们认为这是"长生不老"的妙药。黄豆中含有卵磷脂和亚油酸、维生素 B_1、维生素 E 以及铁、钙等矿物质；含有多种皂角甙的物质，能阻止引起动脉硬化的过氧化脂质的产生；能抑制脂肪的吸收，促进脂肪分解，但皂角甙能促进排碘，碘缺乏了，易患甲状腺疾病，配吃海带就解决了这个问题，所以豆腐配海带吃，是十分合理的佳肴。

5. 豆腐配玉竹：玉竹可养阴润燥，生津止渴，而豆腐含有丰富的蛋白质，极易消化，能清热，益气和胃。此菜能温暖身体，除疲劳，养肌益颜，由于能增强血液循环，所以久服可以滋润皮肤。

6. 豆腐配虾仁：豆腐宽中益气，清热解毒。虾仁含有钙、磷等矿物质，为高蛋白、低脂肪的食物。豆腐配虾仁容易消化，对患有高血压、高

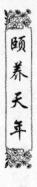

血脂症、动脉粥样硬化及肥胖者尤宜食用。

7. 豆腐配蛤蜊：蛤蜊有滋阴润燥，利尿消肿，止渴的作用。豆腐有清热解毒，生津润燥的功效，两者相配可治气血不足，皮肤粗糙。

8. 豆腐配金针菇：金针菇具有益智强体的效果，并对癌细胞有抑制作用。豆腐中蛋白质的含量高，此菜适宜于营养不良、高血脂、高血压、血管硬化、糖尿病及肥胖症患者食用。

9. 豆腐配韭菜：韭菜具有促进血液循环，增强体力，提高性功能，健胃，提神等功效。豆腐能宽中益气，利尿消肿，润燥生津。此菜宜于阳痿、遗精、大便干燥者食用。

10. 豆腐配白菜：大白菜具有补中消食，利尿通便等功效。豆腐可提供植物蛋白及钙、磷等营养成分，适宜于大小便不利、咽喉肿痛、支气管炎等患者食用。

11. 豆腐配羊肉：羊肉性温，具有温补的作用，常吃容易上火；若与凉性的豆腐搭配，不仅能补充多种微量元素，还能起到清热泻火，除烦止渴的作用，最适于冬季食用。

豆腐是我国的国菜，是人们公认的保健佳品，在防病保健上的奉献是多方面的，适量地食用豆腐确实对人体的健康大有好处，但对某些人来说也不宜多食。因豆腐性偏寒，平时腹胀及脾胃虚者不宜多食，易发生腹泻和消化不良。豆腐中还含有甲硫氨酸，这种物质在一种酶的作用下，可转化为同型半胱氨酶，它会损伤动脉血管的内皮细胞，使胆固醇和甘油三酯沉淀于动脉壁上，因而多食豆腐可导致动脉粥样硬化。又因豆腐中含嘌呤较多，所以有嘌呤代谢失常的痛风病人和血尿酸浓度增高者均应慎用。因此说豆腐不可不食，也不可多食，更不宜天天食用，每次食用不要过量。另外，豆腐最好不要与含草酸高的食物一起吃，如菠菜、竹笋、菠菜等，其原因是豆腐含钙高，钙与草酸可生成不溶性草酸钙，而影响钙的吸收，或易形成结石。但如果将烹饪方法改变一下，也还是可以食用的，如将菠菜、竹笋等含草酸高的食物先用开水焯一下，就可除去其本身的大部分草酸，而减少其影响。

（九）黑木耳

黑木耳的营养极为丰富，有"素中之荤"之美誉。据史料记载，它是上古时代帝王独享之佳品，含有大量的碳水化合物、蛋白质、铁、钙、磷、胡萝卜素、维生素等营养物质，及多种对人体有益的氨基酸和微量元素，同时黑木耳还有多种药用价值，是一种珍贵的药材。李时珍在《本草纲目》中记载："木耳性甘平，主治益气不饥等，有补气益智，润肺补脑，活血止血，防止血液凝固等功效。"近代医学者称黑木耳为"人体血管的清道夫"，这是因为黑木耳有抗凝血、抗血小板凝集、抗血栓、降血脂的作用，这些作用可降低人体血管的血黏度，降低胆固醇，软化血管，缓解心脑血管变硬变窄，使血液流动通畅。黑木耳也是天然优质的补血之品，有减肥、防癌、治便秘以及化解结石等功效，黑木耳还有抗脂质过氧化的作用，而脂质过氧化与衰老有密切关系，所以经常食用黑木耳还可以抗衰老（图3－6）。

常见的木耳有四种：毛木耳，个头大，看上去像牛皮，吃起来像嚼塑料布。

春木耳，肉质偏薄，而且有根。秋木耳，个头偏小，肉质较厚，没有根。段木耳，个头最小，相比之下最不起眼，但质量最好。这四种木耳泡发后差别很大，毛木耳像灵芝；春木耳像大花而有根；秋木耳一片一片的

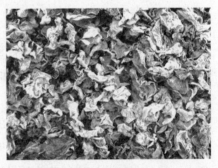

图3－6　黑木耳

没有根；段木耳像小喇叭花一样，口感最好。这四种木耳，除口感有好坏之分外，其营养价值确相差无几。木耳的食用方法有很多：

1. 黑木耳红枣汤：黑木耳50克，红枣30克，红糖少许，煮熟常食，有益气生血的作用。用于贫血及妇女血虚。

2. 双耳汤：将黑木耳、银耳各10克，用温水浸发，洗净后方放碗内蒸熟，常食有益气止血的作用。用于动脉硬化、高血压、眼底出血等。

3. 泡椒木耳：在木耳里放入姜末及一些辣椒，再加入泡椒拌均匀，放适量精盐、味精，放置3小时使其入味后即可食用。此菜可促进消化，清洁肠道，有排毒的作用。

4. 木耳拌核桃仁：将核桃仁切碎与木耳搅拌均匀，加入姜末、白糖、精盐、醋即可。因核桃有补脑、补肾、补脾、补气的作用，木耳又可排毒，此道菜能补能排，具有滋补功效。需要注意的是，正在腹泻的人最好不要吃木耳。

食用木耳时应注意烹饪方法，若方法不对会造成营养流失，因木耳中的有效成分木耳多糖，烹饪时间稍长就会被破坏，因此要想保存木耳的全部营养应生拌食用。食用前直接用冷水泡发（不要超过2个小时）；而后加点白面，再将木耳洗净，加面后更易洗净。不习惯吃生拌的，可将泡发的木耳用沸水焯一下，拌后再食用。另外，正在腹泻的人最好不要吃木耳。

（十）紫菜

紫菜是生长在浅海岩礁上的红藻类植物，富含多种营养物质，其保健功效尤为突出，被视为餐桌上的保健食品。祖国医学认为紫菜有软坚化瘀，清热利尿，补肾养心和防衰老，防贫血，清暑热等功效。

现代研究认为，紫菜含有丰富的维生素U，是治疗溃疡病的最佳蔬菜；含有大量的碘、钙、铁、锌、锰等矿物质，可直接作用于甲状腺、卵巢和睾丸，通过荷尔蒙达到调节基础代谢和促进身心健康的作用，对缓解妇女更年期症状和改善男性阳痿有一定疗效。紫菜中含有丰富的铁，故针对女性生理特点，经常食用紫菜可以预防缺铁性贫血。紫菜中还含有大量的EPA和DHA不饱和脂肪酸，具有预防心血管疾病的功效。另外，紫菜中的牛磺酸可以降低胆固醇，保护肝脏，使人精力更加充沛。紫菜中含有丰富的B族群及胆碱，具有活跃脑神经，提高记忆力，改善忧郁症及延缓衰老等作用。紫菜大约有1/3的纤维素成分，可以防治便秘，保持肠道健康，能将致癌物质排出体外。紫菜含有的硒元素，也有抗癌防衰之功效。

一般来说，紫菜既没有热量，也不含胆固醇，蛋白质、碳水化合物的

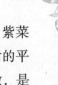

含量也较低，所以说紫菜是中老年人最理想的药食兼备的食疗佳品。紫菜汤能消暑热，补充营养，补充水分和盐分，从而使人体保持水钠代谢的平衡。紫菜鸡蛋汤、紫菜黄瓜汤、紫菜肉片汤等都清爽可口，味鲜滑嫩，是夏季佐餐的好选择。

紫菜调理便秘方：紫菜 10 克，香油 2 小勺，酱油、味精适量，晚饭前半小时用开水冲泡一碗温服，第二天即可缓解便秘。晚饭带汤同食效果稍差。

第三节　汤　饮

一、科学饮水

"仙丹九转太多事，服水自可追神仙"，著名诗人陆游一语道破水与健康的关系。在现代，饮水有益健康的观点已越来越被人们所接受。

人体 70% 的成分由水组成，水是生命的甘露，是人体不可缺乏的七大营养之一，是营养素和代谢废物的溶剂，是维持人体生理和新陈代谢活动的主要物质。水能影响人体衰老的全过程，尤其对老年人影响更大，它起到消化食物，循环血液，提供营养和物质，调节体温和腔隙间润滑及排泄废物等重要功能。为了维持生命和正常生理活动，要常喝水。

喝水以温开水为宜，即将烧开的水凉到 25 度，低温开水内聚力增大，分子间更加紧密，表面张力和水的密度、黏稠度、导电率等理化性质都有改变，其生物活性比自然水要高 4~5 倍，这些性质与人体细胞的液态十分接近，最易于渗透入细胞，容易被人体吸收。经常饮用温开水，可以提高内分泌腺及心、肝、肾的生理功能，提高免疫力，保持皮肤水分，使人容光焕发。温开水的活性还在于提高脏器脱氧氢酶的活性，有利于将肌肉中被称为"疲劳素"的乳酸降低，使人尽快地恢复体力和精力。在代谢过程中产生的尿酸、尿素等废物，也必须经过水溶解后才能通过肾脏排出体外。如果体内缺水，人体的一切正常活动均难以进行。

不要等到感觉口渴了才去补水，因为不管喝下什么水，都要经过一段

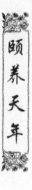

时间才会进入体内的血液循环系统，而达到止渴。饮水不是因为渴了才去喝水的简单概念，而是要建立科学的饮水概念。因此，要每天喝好三杯水，一杯水的量大约是260毫升。

1. 清晨一杯水：清晨起床后喝上一杯水，有助于降低血压，预防脑溢血和心肌梗塞。心绞痛和心肌梗塞往往是夜间睡眠时滴水未进，而新陈代谢活动仍在进行，体内水分又随尿、呼吸和汗液排出体外，这可使血液黏稠，血流缓慢，容易发生栓塞和血容量不足，导致心脏病和心肌梗塞、脑血栓的发病。早晨经常喝杯水，就可以预防这类疾病的发生，尤其是对于患有高血压、心脏病的人更应注意。清晨一杯水，使人不易感到疲劳，这是因为人体内乳酸脱氢酶的活性较高，致使肌肉组织中乳酸积累减少的原因，同时对血液稀释、血管扩张、血液循环和增强血管弹性都大有益处；水分也易于渗透到皮肤和皮下脂肪内，使皮下脂肪呈"半液态"，因而皮肤显得富有弹性；使胃肠道得到及时清洗，可以说水是清除体内垃圾的排毒妙方，尤其对老年人更为重要；有助于心、肝、肾和内分泌腺生理功能的改善，有利于提高免疫功能，使人更健康。尤其有晨练习惯的老人，清晨补水更为重要。我从上世纪六十年代开始每天清晨坚持喝一杯水，至今已有五十多年，胃肠道功能一直很好，精神好，很少患感冒，现在已经七十七岁，心脑血管检查也没有多大的病变，这与清晨喝一杯水有很大的关系。我的经验是平时都喝凉开水，只有冬季特别冷时加一点开水，使水不太凉即可。

2. 睡前一杯水：老年人，特别是心脏不太好的人，更应养成睡前一杯水的习惯，可防止因人在熟睡时体内水分的丢失，血液水分的减少，血液黏稠度的增高，而易在凌晨引发心绞痛、心肌梗塞等疾病。因此说睡前的一杯水，从某种意义上可以说是一杯救命水。一般是在睡前半小时前喝，且量不能太多，以胃不感到胀满为宜。若在水中加一些蜂蜜，对于预防便秘也大有好处。

3. 睡眠中一杯水：老年人有起夜习惯的很多，在起夜时可以顺便喝点水，目的也是补充水量不足，但以不影响睡眠为度。

饮水有益于健康，不仅仅是要饮好三杯水，对于中老年人群来说，平时也要注意补水。每餐前 30~60 分钟前喝 2~3 杯水，可以起到养胃，调动食欲，润滑食道的作用，为进餐做好准备。

当一个人痛苦烦躁时，肾上腺素就会飙升，而肾上腺素通常被称为"痛苦激素"，此时多喝水，它可以和其他毒素一起被排出体外，如果同时再辅助一些运动，肾上腺素也可以同汗水一起排出。

造成便秘的原因，一般来说有两条：一是体内缺少水分，有宿便，二是肠道器官排泄力降低，蠕动减慢。中医认为，人体缺少津液也会造成便秘，因此要大口快一些喝水，这样水就能尽快到达肠道，起到迅速补充津液的作用，刺激肠蠕动，而促进排便。便秘者若在补充水分的同时补充点膳食纤维，效果会更好。要注意的是，不要小口慢喝，那样水流速度慢，很容易在胃里被吸收，而产生小便。

4. 饮水要注意的几个问题：

（1）要喝新鲜开水，不要喝生水，新鲜的开水不但无菌，而且含有人体所需的多种矿物质，所以开水最好是现烧现喝，不要放置时间过长，尤其是蒸馏水或反复煮过的开水，虽然无菌，但却煮掉了人体所需的矿物质。水沸腾的时间过长，水中的钙、镁、氟等离子大大增加，经常饮用可干扰人体的胃肠功能，出现腹胀、腹泻等症状，并可导致肾结石，而且还含有致癌物质亚硝酸盐，易发生中毒，一旦进入人体消化系统或造血系统，还可使人发生早衰。喝生水的害处人人皆知，生水里含有致病的细菌，能刺激胃肠道引起消化功能紊乱。因此，一定要改变喝生水的不良习惯，亦不能饮用未经煮沸（即半生不熟）的水，因未烧开的水中的氯化钠会分离出数十种有害物质，易导致膀胱癌和直肠癌。开水煮沸时，自来水中含有的卤代烃等有害物质会随蒸气而大大减少，所以当水烧开后再继续沸腾三分钟，则饮用时最安全，最健康。

（2）不要饮用有水垢的水：水垢的主要成分为碳酸钙、重金属元素及致癌成分亚硝酸盐等，对人体健康十分不利。

（3）不要在吃饭时多喝水：需要补充水分时，最好在饭前 30~60 分钟，空腹少量多次饮水。因空腹饮水后，水在胃内只停留 2~3 分钟，很快进入小肠被吸收入血，补充到人体全身的组织细胞中去，使体内水分很快

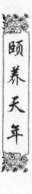

达到平衡，吃饭时就能保证各种消化液的充分分泌，而增进食欲，促进消化。若在吃饭时喝大量的水或吃水泡饭，或边吃饭边喝水，必然影响消化液的分泌，从而导致消化不良。

（4）老年人运动后不要一次性大量饮水：如果感到口渴，立即大量饮水，水分积聚在胃肠道里，会导致肚子发胀而影响消化。天热也不宜饮冷饮或凉开水之类，应在心跳稍微平稳后，慢慢地喝一些温开水，但每次也不宜过量。

（5）感冒发热时，应多喝些水及纯果汁：因为饮水有助于冲走呼吸道上的黏液，让人感到呼吸顺畅。如果感冒发烧，人体处于自我保护机能的反应要为自身降温，这时就会有汗出，呼吸急促，皮肤蒸发水分增多等代谢增强加快的表现，此时需要大量水分，故要多喝水。因为多喝水不仅可促使多出汗和排尿，还有利于调节体温，促进体内病菌迅速排出，对于疾病的康复很有帮助。

二、奶类

奶类营养丰富，容易消化吸收，物美价廉，食用方便，人称"白色血液"，是理想的天然食品。

1. 牛奶

祖国医学认为，牛奶性微寒，具有滋润肺胃，润肠通便和补虚的作用。牛奶中含有丰富的蛋白质，包括人体生长发育所需要的全部氨基酸，还含有磷、钾、镁等多种矿物质，其消化率可高达98％，搭配也十分合理，是其他食物所无法比拟的。牛奶中的钙最容易被吸收，所以绝经前后的中年妇女及老年人，常喝牛奶可减缓骨质钙的流失。常食牛奶能使人体力充沛，降低高血压及脑血管的发生率。牛奶还有镇静安神的作用，睡前喝一杯牛奶有助于睡眠。常喝牛奶还有一定的防癌作用。

中老年人及血压偏高者适宜饮用低脂牛奶，通常每天饮用200毫升左右即可。在加工和饮用牛奶时应注意：

（1）煮牛奶时不要加糖，如愿意喝甜的也要等煮熟关火后再加，否则会产生不利于人体的物质。

（2）空腹时不要喝牛奶，在饮用时应同时吃些主食，以延长牛奶在消化道中的停留时间，使其得到充分的消化吸收。

（3）喝牛奶时不要同时吃巧克力，因为巧克力中的草酸会与牛奶中的钙结合成草酸钙，从而影响钙的吸收。

（4）因牛奶属寒性，胃肠功能较弱的人不宜大量饮用牛奶。

2. 羊奶

羊奶在国际营养学界被称为"奶中之王"，与牛奶相比，羊奶的脂肪及蛋白质更丰富，其中绵羊奶的脂肪及蛋白质含量最高，是养肺、润燥、止渴的良好的滋补之品。羊奶中含有大量的乳清蛋白，且不含牛奶中可致过敏的异性蛋白，所以羊奶比其他奶制品更易消化吸收，不易引起胃部不适、腹泻等乳制品过敏症状的发生。羊奶中维生素 E 含量较高，可延缓皮肤衰老，增加皮肤弹性和光泽。

羊奶中的免疫球蛋白含量很高，能有效地抵御感冒病毒等，而保护人体不受伤害；羊奶中的上皮细胞生长因子可帮助呼吸道和消化道的上皮黏膜细胞修复，提高人体对感染性疾病的抵抗率。

一般人群均可饮用，对牛奶过敏的人亦能饮用，每天 200 毫升左右，其他注意事项与牛奶相同。

3. 酸奶

酸奶是用最好的原质奶发酵制成的，没有任何抗生素，与新鲜牛奶相比，酸奶不但具有新鲜牛奶的全部营养成分，而且酸奶能使蛋白质结成细微的乳块，乳酸和钙结合成乳酸钙，乳酸即能使肠道的弱碱性物质转换成弱酸性，又能产生抗菌物质。酸奶中的乳酸菌对人体有很好的清理肠道和帮助消化吸收的作用，某些乳酸菌还能合成维生素 C，以增加维生素 C 的含量。酸奶能促进消化液的分泌，增加胃酸，因而能增强人体的消化能力，促进食欲。酸奶具有降低血液中胆固醇的作用，还能调节体内微生物的平衡，因而对人体具有保健作用。经常喝酸奶，还可以抑制妇女更年期由于缺钙引起的骨质疏松，并可纠正老年人因偏食引起的营养缺乏。

喝酸奶的量一般每日 150～250 毫升，饮用时应注意：

（1）空腹不宜喝酸奶，因适宜乳酸菌生长的 pH 值酸碱度为 5.4 以上，而空腹时胃液中的 pH 值在 2 以下，此时饮用酸奶，乳酸菌易被杀死，营养成分流失，最好在饭后 2 小时左右饮用。从补钙的角度来看，晚上喝酸奶好处更多，但晚上喝完酸奶后应立即刷牙，因酸奶中的某些菌种及酸性物质对牙齿有一定的损害。

（2）喝酸奶不要加热，因酸奶中的活性乳、乳酸菌，经加热或用开水稀释会大量死亡，不仅特有的味道消失，营养价值也损失殆尽。夏季饮用宜现买现喝，冬季可在室温条件下放置一定时间后再饮用，但要注意不能超过保质期，也不要冷冻储存，以免破坏酸奶的营养成分。

（3）酸奶不宜与某些药物同服，如氯霉素、红霉素等抗生素，以及磺胺类药物和治疗腹泻的收敛剂药物等。这些药物与酸奶同时服用，可杀死或破坏酸奶中的乳酸菌。

（4）酸奶在制作过程中会添加蔗糖作为发酵促进剂，有时还会用各种糖浆调味，所以糖尿病患者要特别注意选择无糖酸奶。

（5）对牛奶过敏的人也不能喝酸奶。

三、豆浆

豆浆是一种营养价值很高的日常营养饮品，祖国医学很早就肯定了豆浆的保健作用，认为豆浆性质平和，具有补虚润燥，清肺化痰的功效。《本草纲目》中记载："豆浆——利水下气，制诸热风，解诸毒。"《延年秘录》也说：豆浆"长肌肤，益颜色，填骨髓，加力气，补虚能食"。豆浆中含有蛋白质及铁、磷等微量元素，从生理结构和饮食习惯来说，中国人更适合喝豆浆，我国有一半的人存在有不同程度的"乳糖不耐症"，对这部分人来说，更适宜喝豆浆。豆浆中还含有丰富的其他食物中少有的"大豆异黄酮"，这种物质具有补充雌激素的作用。在西方国家，许多女性在进入更年期后，都服用雌激素来预防和治疗更年期综合征及骨质疏松，但这存在着增加乳腺癌发病的风险，而大豆中的"大豆异黄酮"没有这种副作用，而且异黄酮素结构与女性荷尔蒙（雌激素）近似，可抑制人体细胞受到女性荷尔蒙的过量刺激，降低乳腺癌、大肠癌等发病的几率。豆浆可以全面调节内分泌系统，降低血压、血脂，减轻心血管负担，增加心脏活力，优化血液循环，保护心血管和提高免疫功能。

豆浆中的营养物质更易被人体吸收，有的百岁长寿老人，早餐常常就是稀饭加豆浆，菜肴也多以豆制品和蔬菜居多；有的老人用家庭豆浆机自制"五谷豆浆"，即用黄豆、黑豆、青豆、豌豆和花生米共磨成浆，经常服用即能祛病又可促进健康，延年益寿。豆浆中不仅营养丰富，而且碳水化合物极低，非常适合作为糖尿病人的保健食品。也可将豆浆掺入牛奶中饮用，更有利于营养的吸收，因豆浆中含铁较高，钙量较低，水溶性维生素含量丰富，脂溶性维生素较少，当豆浆与牛奶混合后，不但可以产生容易被人接受的口味，还可以使牛奶中硫氨基酸、钙、脂溶性维生素的含量补充和丰富，均衡了人体所需的多种营养成分。

冬季气温干燥寒冷，中老年人由于自身调节能力下降，易出现因空气干燥引起的疾病。经常喝豆浆应该是不错的选择（因豆浆营养丰富，老少皆宜），但饮用方法是否得当，直接关系到营养成分的吸收和饮用者身体的健康。

1. 豆浆要煮熟，没煮熟的豆浆可能对人体有害。因为豆浆中的一些物质会导致蛋白质代谢障碍，并对胃肠道产生刺激，引起中毒症状。没喝完的的豆浆最好不要用暖瓶保存，因为暖瓶温湿的内环境有利于细菌繁殖。另外，豆浆的一些物质还能够溶解暖瓶里的水垢，饮用后可危害人体健康。

2. 空腹饮用豆浆，可能会使人消化不良。在喝豆浆的同时，最好吃些主食，这样可使豆浆在淀粉的作用下与胃液充分酶解，使营养物质被充分吸收。豆浆最好不要与抗生素一起服用，因为二者会发生化学反应，使豆浆的营养成分遭到破坏或药效降低，也可能产生一定的副作用。

3. 不适宜喝豆浆的人群，因豆浆性质偏寒，急性胃炎和慢性浅表性胃炎者不宜饮用豆浆，以免刺激胃酸分泌过多而加重病情；消化不良和肾功能不全的人，最好少喝豆浆；豆浆一次饮用过多，易引起消化不良及腹胀、腹泻等不适病症。如果饮用豆浆后出现头痛、呼吸受阻等症状，应立即就医，绝对不能耽误病情。

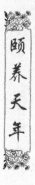
四、茶

茶是我国传统饮料，我国人民饮茶有悠久的历史，明代顾元庆所著《茶谱》中说："人饮真茶，能止咳，消食，除痰，少睡，利尿道，明目，益思，除烦，去腻，人不可一日无茶。"历代"本草"、"医著"中提到茶叶时也都有上述类似的记载，李时珍在《本草纲目》中说："茶苦而寒，最能降火，火降则上清。"

茶叶的品种很多，一般分为绿茶、红茶、花茶三大类。一般喝茶有个规律，叫做冬天喝红茶，夏天喝绿茶，春秋两季喝花茶。因冬天天气比较冷，红茶是全发酵的，发酵是在氧化酶的作用下变成红色氧化物，就成为红茶。从中医讲，红茶偏温，能暖腹抗寒，所以冬天喝就比较合适。夏天喝绿茶，绿茶是没有发酵的，是偏凉的，能清热去火，生津止渴，消食化痰，所以夏天喝比较合适。花茶是半发酵茶叶，属于平性的，四季都可以喝。普洱茶有两种，生普洱偏凉，夏天喝比较适合，熟普洱偏温，冬天喝比较合适。

1. 绿茶

绿茶含有蛋白质、氨基酸、维生素、微量元素、茶多酚、咖啡碱、果胶、黄酮类、糖类化合物等近 300 种成分，它能通过调节人体多方面生理功能，有效起到防病抗病的保健及药理作用。

绿茶所含的抗氧化成分－茶多酚，能够帮助抑制癌细胞在人体内生存，阻止癌细胞生长，并且压制肿瘤所需的新血管的形成。长期饮绿茶的人，可以使患乳腺癌、胃癌、食道癌、结肠癌及前列腺癌的风险降低。

绿茶中的儿茶素，既能降低低密度脂蛋白胆固醇（对人体有害的胆固醇）和甘油三酯含量，同时又可增加高密度脂蛋白胆固醇（对人体有益的胆固醇），茶中的茶甘宁又能提高血管的韧性，使血管不易破壁，而有助于预防中风、高血压等心脑血管病的发生。

绿茶还含有多种抗氧化成分（包括多酚类、维生素类等），有助于抵抗老化。因人体在新陈代谢过程中会产生大量自由基，而易老化，也会使细胞受伤，绿茶中有效成分能有效清除人体过剩的自由基，并阻止自由基

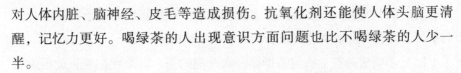

对人体内脏、脑神经、皮毛等造成损伤。抗氧化剂还能使人体头脑更清醒，记忆力更好。喝绿茶的人出现意识方面问题也比不喝绿茶的人少一半。

常喝绿茶有益，但不要喝过浓的茶，以每次 3~5 克为宜。

2. 红茶

冬天喝茶以红茶为上品，红茶甘温，可养人体阳气，其中含有的丰富蛋白质和糖，可生热暖腹，增强人体抗寒能力，还可帮助消化，去油腻。红茶可以减少中风和心脏病的发病率，而中风和心脏病正是冬季高发的疾病。因此，有心脑血管病的老人最宜在冬季喝红茶。此外，红茶对于预防骨质疏松、降低皮肤癌的发病也有独到的作用。因红茶性温和，有胃寒的人最适宜喝红茶。

3. 花茶

花茶包括茉莉花茶、金银花茶、菊花茶等多种，是以绿茶为茶坯加入不同香花熏制而成。花茶可以养肝胆，强健四肢，疏通经络。茉莉花茶：可清热解暑，健脾安神，对治疗痢疾和防止胃病有良好效果。金银花茶：有清热解毒，提神解渴的作用，对风热感冒，咽喉肿痛，口糜目赤有较好的效果，还可化解妇女更年期前后的抑郁不舒等。菊花茶：有疏风清热，清肝明目，解毒等功效；可清肝火，降血压，还可用于头晕眼花，晕厥中暑等症。

有下列情况不宜喝茶：

（1）不宜喝新茶：新茶含有较多的未经氧化的多酚类、醛类以及醇类等物质，对人的胃肠黏膜有较强的刺激作用，易诱发胃病。

（2）不宜空腹喝茶：空腹喝茶可稀释胃液，降低胃功能，加上空腹时胃肠对水的吸收率高，使茶叶中不良成分吸收过多，易导致头晕、心慌、手脚无力等症状。

（3）发热及胃溃疡者不宜喝茶：因茶碱有升高体温的作用，发热的病人再喝茶，无异于"火上浇油"。茶中的咖啡因可促进胃酸分泌，升高胃酸浓度，可诱发溃疡病甚至穿孔。

（4）饭后不要立即喝茶：由于茶叶中含有大量鞣酸，可与食物中的铁

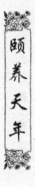

元素发生化学反应，产生难以溶解的新物质，这种物质肠道不易吸收，长久下去，容易引发缺铁性贫血，最好餐后一小时再饮茶。

（5）不喝头遍茶：头遍茶即第一次冲泡的茶，因茶叶在生长过程中受到化肥和农药的污染，茶叶表面有一定的残留量，为确保人体健康，应让头遍茶起到洗茶的作用，而弃之不饮。

（6）晚上睡前不喝茶：茶叶中含有咖啡因、茶碱和可可等，具有较强的提神醒脑作用，如果睡前饮茶，不仅会产生兴奋，还会增加小便次数，而影响睡眠。

（7）不能用茶水吃药，尤其是不能用茶水服用阿司匹林之类的退热药。因茶水中含有茶碱，它能升高体温，有对抗药效的不良作用。

五、蜂产品

国内外许多专家，在做过调查后都发现并认定长寿顺序排列第一的是养蜂人。俄罗斯生物学家尼古拉·齐金曾向国内 200 位百岁老人发信，调查其长寿的原因，一个惊人的发现是在 200 位百岁老人中，143 位是养蜂人，其余 57 人中有 34 人曾经养过一段时间蜂。专家们指出，由养蜂而制作的一些产品，是最理想的天然保健品。

1. 蜂蜜

蜂蜜既是一种纯天然食品，同时又是营养保健佳品，自古以来深受人们的喜爱，一直备受营养学家和医学家的重视。

蜂蜜性味甘平，归肺、脾、大肠经，据《神农本草经》记载，蜂蜜"主治心腹邪气，安五脏不足，益气补中，止痛解毒，除众病，和百药，久服强志轻身，不老延年"。明代医药学家李时珍在所著《本草纲目》中写到，"蜂蜜入药之功有五，清热也，补中也，解毒也，润燥也，止疼也。"这是因为蜂蜜生则性凉，故能清热；熟则性温，故能补中；甘而和平，故能解毒；柔而濡泽，故能润燥；缓可去急，故能止心腹疮疡之痛；和可致中，故能调和百药，与甘草同功。现代研究证实，蜂蜜中的成分非常复杂，已知者有 180 多种。如蜂蜜中含有与人体血清浓度相近的多种无机盐，还含有丰富的果糖，葡萄糖，维生素 C、D、K、E、B_1、B_2、B_6

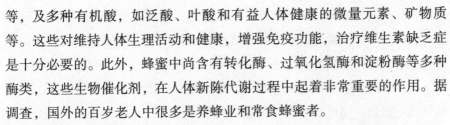

等，及多种有机酸，如泛酸、叶酸和有益人体健康的微量元素、矿物质等。这些对维持人体生理活动和健康，增强免疫功能，治疗维生素缺乏症是十分必要的。此外，蜂蜜中尚含有转化酶、过氧化氢酶和淀粉酶等多种酶类，这些生物催化剂，在人体新陈代谢过程中起着非常重要的作用。据调查，国外的百岁老人中很多是养蜂业和常食蜂蜜者。

现代临床证实，每日服几匙蜂蜜，有助于胃和十二指肠溃疡的愈合，也是贫血及孕产妇的滋补良药，并可提高脑力，改善心肌营养。对于神经衰弱、动脉硬化、高血压、冠心病、肝病、眼病、痢疾、便秘等患者，长期服用蜂蜜，有减轻病情，增强体质的功效。所以说，蜂蜜是老幼病弱者的理想的滋补佳品。

蜂蜜有多种，其特点是在不同的开花季节，不同的地区，蜜蜂所采的花不同，蜂蜜质量的内含物自然不同，酿出来的蜜种之间作用也有所差异。下面介绍几种常见的蜂蜜：

（1）枣花蜂蜜：来自枣树花之花粉，又名枣树蜂蜜，浅琥珀色、琥珀色或深色或铁红色，其中以铁红色为最佳，质地浓稠，滋味甜腻，有芳香味，不易结晶，其性甘平偏温，营养丰富，特别是维生素 C 含量较高，是滋补的首选蜜种；具有补中益气，养血安神，健脾养胃，润心肺，补虚损，和阴阳，调营卫，养颜之功效；能抗氧化，清除自由基，适用于头昏目眩，记忆力减退，肝脏滋补，全身乏力，面黄肌瘦者，是妇女、儿童、老年人和体弱者的理想用品。

（2）洋槐花蜜：采自洋槐树花之花粉，呈淡黄色。有补血养心，润肺止咳，消脂降压，安神止血等功效。适用于心烦心躁，胸闷心慌，血压偏高，咳血，便血，痔血，神经衰弱，厌食，全身乏力者，并用于保护肝脏。

（3）荔枝蜜：采自荔枝花粉。气息芳香馥郁，味甘甜而微带荔枝果酸味，有特殊的生津益血，理气调中，安神镇静，活络止血，润燥之功效。适用于气血不足，脾胃虚弱等症。有其蜂蜜之清润，却无荔枝之燥热。

（4）荆条花蜜：荆条蜂蜜也叫荆花蜜，呈浅琥珀色而透明，气味清香，口感甜润，微酸，易结晶，结晶后呈细腻乳白色，久置后色泽加重。

荆条蜜具有美容健体，清热润燥，祛风解毒，益气补中，润肠通便，开胃健脾，调理肠胃，发汗散热，散寒清目等多种功效。适用于伤风头痛，目赤，失眠，便秘及气血不足等。

（5）枸杞蜜：常服可补中益气，健脾胃，广泛应用于各种虚症，增强机体抵抗能力，使血红细胞和血色素增加。

（6）藿香蜜：由于成分传承于中药藿香，因此在解暑化湿，和中止咳，清热解毒等方面有良好的辅助疗效，是胃肠功能欠佳，消化不良，解暑清热，体质虚弱等人的食疗佳品。

（7）冬蜜：是带有中药特色的蜂蜜品种，源于中药树种鸭脚木花蜜，是岭南特有的冬季蜜种，故俗称"冬蜜"。其味甘而略带有苦味，有清热补中，解毒润燥等功效。对感冒发热，咽喉肿痛，风湿性关节炎有很好的辅助疗效。

另外，还有秋后采制的生蜂蜜，它的特点是大多采自秋季开花的有毒植物，多会混进有毒物质——生物碱，人们吃了这种含有毒素又未进行加工处理的生蜜，会出现中毒症状，如皮肤出现斑疹，或头晕，头痛，恶心呕吐，腹痛腹泻，失眠，烦躁等。所以，购买时需要了解蜂蜜的产地与采收季节，以免误食中毒，对年老体弱者更不宜食秋后生蜂蜜。此外还有菜花蜜、梨花蜜、葵花蜜、芥麦花蜜、紫云英花蜜等。

蜂蜜虽好，也要有正确的食用方法，才能充分发挥作用。每次食用量不宜超过25～30克，若食用过多则人体将无法吸收过多营养，还有可能引起轻度腹泻。食用时大多用温开水冲服，亦可调入豆浆、牛奶、稀饭中食用，也可以涂抹在食品上。直接食用蜂蜜最好是在空腹状态下，如晨起空腹服可以促使胃酸正常分泌，还有增强肠蠕动的作用，能显著缩短排便时间；若在睡前服用蜂蜜，还可以改善睡眠，促进尽快入睡；空腹服食还有利于营养的吸收。在冲服时水温不要超过60℃，因为蜂蜜中所含的酶、维生素等生物活性物质，在温度过高时很容易被破坏，使蜂蜜的营养价值下降。也不要用茶水冲服蜂蜜，因为蜂蜜中的铁等矿物质成分，较易与茶中的茶多酚发生反应，使茶水变黑，虽然无毒，但影响口感。

蜂蜜虽好，也有不适应人群。如一岁以内的婴儿，因免疫系统尚未发

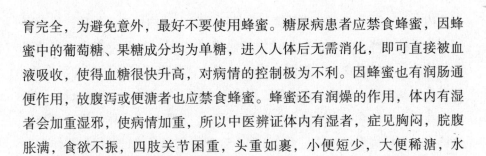

育完全，为避免意外，最好不要使用蜂蜜。糖尿病患者应禁食蜂蜜，因蜂蜜中的葡萄糖、果糖成分均为单糖，进入人体后无需消化，即可直接被血液吸收，使得血糖很快升高，对病情的控制极为不利。因蜂蜜也有润肠通便作用，故腹泻或便溏者也应禁食蜂蜜。蜂蜜还有润燥的作用，体内有湿者会加重湿邪，使病情加重，所以中医辨证体内有湿者，症见胸闷，脘腹胀满，食欲不振，四肢关节困重，头重如裹，小便短少，大便稀溏，水肿，妇女带下过多等人，应禁食蜂蜜。

蜂蜜正确的保存方法：若购买过多或将蜂蜜打开后未用完需存放时，要用密闭容器，置于干燥处，因蜂蜜是高浓度的过饱和溶液，有较强的吸湿性，否则蜂蜜极易吸收空气中的水分而发酵变质。蜂蜜贮存要放在阴凉处，温度在15℃~20℃为宜（为避免结晶，不要在15℃以下存放），要避免阳光直接照射，否则会使蜂蜜中的羟甲基糖醛含量增加，而影响蜂蜜的品质。另外，蜂蜜不要与有异味、不卫生、有毒的物品一起存放；也不放在普通金属器皿中，以防发生化学反应，造成重金属污染；可以盛放在不锈钢、搪瓷、玻璃、陶瓷、无毒塑料等材质的器皿中。

附：蜂蜜蔬菜汁食疗养生：

蜂蜜番茄汁：将番茄洗净榨汁，100毫升番茄汁加蜂蜜一汤匙调匀，每天饮服2~3次。能增加食欲，加快消化过程，预防动脉粥样硬化，增强造血功能，并保持人体内酸碱平衡。

蜂蜜芹菜汁：新鲜芹菜洗净切块后榨汁，每100毫升加蜂蜜4汤匙调匀，每次服一汤匙，每日服3次。对尿道结石、前列腺炎、皮炎及高血压有良好的辅助治疗作用。

蜂蜜洋葱汁：洋葱150克洗净切块榨汁，加蜂蜜45克调匀，早晚分2次空腹饮用。有抗感冒，利尿，提高食欲和精力的功效，对冠心病的防治也有辅助作用。

2. 蜂王浆

在蜂产品的天然保健品中，最有益于人体的是蜂王浆，它有极其丰富的营养成分。

（1）可调节人体免疫系统。其作用体现在三个方面，一是均衡人体，调理内分泌，从而稳定免疫系统。二是可清除人体内的有害物质，从而保护免疫系统，蜂王浆中的超氧化物歧化酶（SOD），微量元素和维生素等都能清除过多的自由基，抑制脂褐素的产生；而蜂王浆中的多种活性酶，能促使脂褐素排出体外。三是蜂王浆有对人体起特殊作用的营养成分，有助于免疫蛋白的合成和激活免疫细胞的活力，从而增强人体免疫功能和代谢能力，而抵御疾病侵袭。实验证明，合理服用蜂王浆，能增加机体产生和显著增强细胞免疫功能和体液免疫功能，对骨髓、淋巴组织及整个免疫系统产生有益的影响。

（2）抗衰老，延年益寿，健脑益智。在蜂群中，蜂王和工蜂同是受精卵发育而成的雌性蜂，工蜂在孵化后前三天饲喂蜂王浆，从第 4 天起饮喂蜂粮，而蜂王从出生到死亡终生享用王浆，故蜂王比工蜂大得多，一天就能产下 1500~2000 粒卵，产卵量比自身体重还重。工蜂在生产季节里一般能活 30~50 天，即便是越冬期也活不了 8 个月，而蜂王的寿命一般是 5 年左右，最长为 8 年。由上实验证明，蜂王浆具有明显的抗衰老作用。日本是世界上最大的蜂王浆消费国，日本男性平均寿命 76.57 岁，女性高达 82.98 岁，女性连续 10 年平均寿命居世界首位。蜂王浆中的磷质类、类固醇和有机物质，对神经系统及身体发育很有作用。蜂王浆中的蛋白质、氨基酸、维生素、糖类和核酸等物质，能给大脑全面而充足的营养。蜂王浆作用于间脑里的植物性神经中枢，能使间脑健全，以此来控制全身的物质代谢。间脑的机能健全，分泌机能正常运转，使肌体各组织代谢过程得以改善。

（3）保护心血管系统。蜂王浆能刺激血中铁的运输，增加红细胞和血小板的数量，提高心肌收缩力，促进血液循环。王浆中的磷质有降低血中胆固醇的作用。因此，长期服用蜂王浆对冠心病、恶性贫血和动脉粥样硬化有一定的防治作用。

（4）预防癌症。国外学者认为，蜂王浆是防癌的"灵丹妙药"，它不仅富含丰富的蛋白质及维生素 A、B、C、E 和锗、硒等元素，更重要的是它含有一种特殊的不饱和脂肪酸（癸烯酸）及黄酮类物质，它们能通过调节细胞和体液免疫，而达到明显的抗癌、抑癌效果。还可增加食欲，改善睡眠和消除化疗及放疗的副作用，从而减轻癌症患者的痛苦，延长寿命。

此外，蜂王浆还有保护肝脏，调节血糖，抗辐射，镇静催眠，防治更年期综合征，美容润肤等功效。

3. 蜂胶

蜂胶具有非常广泛的医疗和保健作用。

（1）抗氧化、促进新陈代谢，调节免疫。据统计，至今有 80 多种疾病的发生都与自由基有关，因此有人用"所到之处刀光剑影"来形容自由基。而新陈代谢，内分泌和免疫力构成了人体健康的基础，可清除自由基，对人体起着强大的保健和治疗作用。免疫系统一旦出现病变则会引发很多的疾病，如免疫力下降，可造成人体抵抗各种疾病入侵的能力下降，出现体质虚弱，易患感冒等。而蜂胶通过对免疫系统的调节作用，则可以避免或减少这些疾病的发生。

（2）抗肿瘤作用：由于蜂胶成分多样，其中的槲皮素、咖啡酸苯乙酯、异戊二稀酯、鼠李素、高良姜素以及甙类、多糖类等物质，具有很好的抗肿瘤（癌）作用。而蜂胶抗氧化、强化免疫的功能，在抗肿瘤中也起到了很大的作用。蜂胶中的抗生物质，对于由病菌引起的癌症也具有一定的抗癌活性。蜂胶还可减轻放、化疗中的副作用。因此，蜂胶对于肿瘤具有很好的治疗和辅助治疗作用。在日本，蜂胶被大量地应用于各种癌症的治疗中。

（3）可杀菌、消炎、抗病毒。在抗病原微生物方面，蜂胶能够同时对细菌、真菌、病毒有杀灭和抑制作用。实验证明，蜂胶对 39 种细菌中的 25 种细菌有效，故有"最完美的天然广谱抗生物质"的美称，这也是蜂胶对多种疾病治疗有良好效果的原因所在。如可用在糖尿病并发症中的伤口不愈、下肢溃疡，呼吸系统和泌尿系统的感染，以及胃炎、胃溃疡等疾病中，且均有治疗作用。

（4）清理血管的作用。不管是心脑血管还是其他血液循环障碍性疾病，都是由于血管和血液两方面的因素造成的，蜂胶一方面可以通过清除血管壁上的沉积物，增强血管壁张力，使血管软化，降低血管脆性，增强心肌收缩力，改善血管通透性，而达到改善和预防血管堵塞和破裂的目

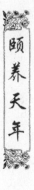

的。另一方面，蜂胶可以有效降低血脂及胆固醇，减少红细胞、血小板聚集，减少血栓的形成。降低了甘油三脂含量，提高了高密度脂蛋白和抗氧化等，从而使血液黏稠度得以改善，因而蜂胶享有"血管清道夫"之美誉。能用于防治高血压、脑溢血、动脉硬化、脑梗塞、冠心病等疾病，还可使糖尿病并发症中的眼底病变，皮肤瘙痒，肾脏病变，手足麻木等病变，因微循环的改善而得以好转或消失。

另外，蜂胶还有镇静，保护肝脏，去除部分药物副作用等功能。

4. 蜂花粉

蜂花粉的保健作用是多方面的，在祖国医学第一部中草药专著《神农本草经》中被列为上品，称久服可以"强身，养颜，益气延年"。明代李时珍所著《本草纲目》中记载，蜂花粉有"润心肺、益气、除风、补血"等功效。可以说蜂花粉是一种全面的营养食品：

（1）抗衰老：蜂花粉的营养成分有助于提高体内超氧化歧化酶（SOD）的活性，并降低过氧化脂质（LPO）和脂褐质含量，因此有助于增强体质，延缓机体的衰老。现代医学近一步证明，蜂花粉中含有大量的维生素、矿物质、氨基酸和微量元素，是一种延缓人体衰老，提高身体机能和抗病能力的物质。

（2）增强免疫力：蜂花粉含有增强免疫球蛋白 A、G、M 效果明显，使细胞免疫和体液免疫功能得到加强，尤其当机体免疫功能低下时，这些作用就更加明显。

（3）保护心脑血管：心脑血管疾病是威胁人类生命健康的一大问题，而降血脂是预防心脑血管疾病的关键。食用蜂花粉能有效降低血脂，防止动脉血管"粥样"硬化，对血清总胆固醇、甘油三脂和β-脂蛋白也有明显降低作用。另外，蜂花粉含维生素P，它有降低血管通透性，提高血管壁张力，防止血管壁变脆的功效。蜂花粉中多不饱和脂肪酸对心脑血管系统的健康亦起到积极的作用。

（4）抑制肿瘤：蜂花粉的抗癌作用，不是因为它含有某种成分对癌细胞有直接作用，而是因为在它的有效成分中，有对机体起调节平衡作用的成分，使机体对癌细胞产生抵抗力。

（5）治疗习惯性便秘：蜂花粉用于对习惯性便秘的治疗，效果显著，其疗效表现为排便时间及排便间隔明显缩短，且粪便软化，便量增加。用蜂花粉治疗便秘患者的反应，是有排便完全的感觉，而服用其他泻药治疗便秘，常有排便不完全的感觉，蜂花粉治疗便秘的效果与患者性别、便秘史长短无明显相关性。

此外，蜂花粉还能治疗前列腺疾病，还有养颜护肤、减肥、促进消化、养肝护肝等作用。

第四节　蔬　菜

近年来，随着我国蔬菜生产的迅猛发展和人民生活水平的提高，消费者对蔬菜产品的要求，正在由数量消费型向质量消费型过渡，人们开始追求花色品种、色泽、包装、营养、食疗，以及清洁、无污染和使用方便等高层次的品质目标，为了适应市场的变化，蔬菜在种植的花色品种上发生了很大变化。但人们在蔬菜的保存、洗涤、烹调及食用方法方面还认识不够，存在一些误会。

1. 如何留住绿叶蔬菜的营养：蔬菜是人们获取各种维生素理想的来源之一，但在日常生活中，一些不正确的保存和烹调方法，却会让蔬菜中大量维生素在不知不觉中受到破坏，甚至白白损失掉。那么，怎样才能在获得美味的同时，又能使维生素得到最好的保护呢？

（1）低温保存：储存蔬菜的温度若超过 40℃，其所含叶绿素酶则将叶绿素与蛋白质分开而散失，若在 30℃ 的房间里贮藏 24 小时，绿叶蔬菜中的维生素 C 会几乎全部丢失，而亚硝酸盐则可上升几十倍；如温度低于 0℃ 时，叶绿素又会因冷冻而遭到破坏，营养将大打折扣。还有一些蔬菜，一旦被冻坏，可能会产生有害的物质，如白菜、豆角等，受冻后会含有更高的亚硝酸盐和硝酸盐，人们在食用后，就容易出现头晕、恶心、呕吐等症状，所以要在 0℃ 以上低温保存。在冰箱内放置蔬菜时，要远离冷冻室。买回来的新鲜蔬菜一次吃不完，可在蔬菜上洒上少许水，放入保鲜袋中，袋口要留一些空隙，并在保鲜袋底部两边分别剪一个小口，使保鲜袋中的空气产生对流，这样不仅能使绿叶蔬菜中的水分不易蒸发过快，又有利于吸收氧气，然后将装有青菜的保鲜袋稍微卷起放入冰箱冷藏，可保鲜 3 ~ 5 天，但不宜久存，储存时间越久，其营养成分丢失越多。为保住蔬菜既新鲜营养又口感好，还是现买现吃最好。

（2）正确洗菜：很多人洗菜，喜欢长时间浸泡，以为这样更干净，吃起来放心，其实蔬菜浸泡的时间过长，并非能洗净农药残留，甚至还可能增加有害物质。因为蔬菜中含有硝酸盐，而浸泡是一种无氧状态，在这种状态下，硝酸盐可转变为危害人体健康的亚硝酸盐，同时长时间浸泡还可使蔬菜因叶片损坏，导致营养流失。农药大多都溶于水，在洗菜的过程中，浸泡只能除去蔬菜表面附着的可溶于水的农药残留，而这些农药溶于水后，就等于蔬菜浸泡在农药液中，使蔬菜污染加重。正确的洗菜方法是用流动水反复对菜进行清洗，或用淡盐水浸泡少许时间，但时间不能太长。亦可以使淘米水清洗，因淘米水属酸性，有机磷农药遇酸性物质就会失去毒性，使农药残留成分减少。在做菜花、芹菜等不易冲洗干净的蔬菜时，下锅前可先用开水焯一下，焯后要立刻过凉水，以免变色，或在焯水中加少许食油，可使蔬菜变得更加滋润和碧绿，这样做可以有效地清除残留在菜叶缝隙中的农药。

蔬菜要洗净冲洗后再切，不能切后再洗。因蔬菜本身无毒，在种植过程中，为防病虫施了农药、化肥后，使一些硝酸盐存留在菜叶上，在酶和细菌的作用下，硝酸盐被还原成亚硝酸盐，对人体非常有害。蔬菜的表面还有许多细菌和其他污染物，如先切再洗，这些物质很容易从菜的切口进入菜内，而危害人体健康；同时，菜中的水溶性维生素也会随洗菜水而丢失。

（3）蔬菜正确制作方法：旺火速炒可保存蔬菜原有的颜色，使蔬菜中的氧化酶迅速失去活力（维生素 C 损失少）。若在炒菜时加少许醋，更有利于维生素 C 的保存。现炒现吃可使蔬菜的营养素损失最少，最好是吃多少，炒多少，不剩菜。做凉拌蔬菜可适当加入蒜泥，也能够有效降低亚硝酸盐的含量。

2. 有些蔬菜在某些情况下不能吃或不能生吃：

（1）鲜黄花菜：鲜黄花中含有秋水仙碱，秋水仙碱本身是无毒的，但进入人体后被氧化成为氧化鲜碱，具有毒性，可对肠胃及呼吸系统产生强烈的刺激，表现为嗓子发干、恶心、呕吐、腹痛，胃有烧灼感，严重的可产生血便、血尿或尿闭症。但若将鲜黄花菜在水中充分浸泡，使秋水仙碱最大限度地溶于水中，或晒干后再食用，就不会产生上述症状。

（2）土豆发芽不能吃：土豆保存不善出现发芽、变绿，就会含有毒的龙葵素，食用后可使人中毒，表现为恶心、呕吐、腹痛，严重者可出现嗓子发干、头昏、抽风等症状。这是因为龙葵素能刺激胃黏膜，被吸收入血后，而麻痹运动和呼吸中枢。为了预防土豆发芽中毒，制作时要去掉芽眼和变绿部分，最好在水中再泡一会儿，以减少龙葵素的含量。因龙葵素是碱性物，与醋酸反应可分解成糖类，所以在炒土豆时可放点醋，这样不但可以解毒，而且味道鲜美。

（3）青番茄亦含有龙葵碱，同样不能食用，生食危害更大。

（4）食用没煮熟的四季豆，可因皂甙和蛋白酶抑制物而中毒，导致头昏、呕吐，严重者可因中毒而死亡。

一、野菜

所谓野菜，就是非人工栽培的可作菜肴的植物，大多数可食野菜都含有丰富的多种维生素、脂肪、糖以及人体必需的微量元素。许多野菜的营养成分，如胡萝卜素、抗坏血酸和核黄素含量，还明显高于其他常见的蔬菜，而且还都有一定的药理作用。有的药理作用还是人工栽培的蔬菜所不具备的，而是野菜所特有的。野菜作为食用，它的保健和治疗作用也是很显著的。野菜味道之鲜美，也是独具风格，为一般蔬菜所不及，且又无农药、化肥之嫌，病虫害最少，称得上是真正的绿色食品。

野菜既可以充饥，又可以做菜，还可以作为药物治疗某些疾病。在当今"文明病"和"富贵病"日益增多的情况下，野菜的营养价值更是不可忽视的。

（一）马齿苋

马齿苋为马齿苋科肉质草本植物。我国大部分地区的田间均有野生，

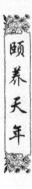
又称马齿菜、长寿菜、五行草、安乐菜等。解放前每逢荒岁歉年，人们多采以作菜当粮充饥，因此民间又叫它"长命菜"（图3-7）。

马齿苋不仅是佳蔬，还是不可多得的良药，祖国医学认为它味酸性寒，能凉血解毒，清肠止痢，利尿通淋。唐代的《食疗本草》记载它"切细煮粥止痢，治腹痛"。李时珍的《本草纲目》说它能"散血消肿，利肠滑胎，解毒通淋"。据现代分析它含有蛋白质、脂肪、胡萝卜素、核黄素、硫胺素、粗纤维、钾、铜、钙、磷、铁等元素。现代

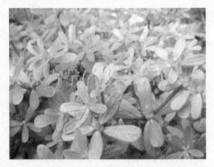

图3-7 马齿苋

试验本品的乙醇浸液对大肠杆菌、痢疾杆菌、伤寒杆菌和金黄色葡萄球菌都有很强的抑制作用，尤其对痢疾杆菌作用更强，素有"天然抗菌素"之称。常用于肠炎、痢疾、泌尿系感染、湿疹、皮疹、痈肿、疮疡、带下阴痒、毒蛇咬伤等。另外，马齿苋中还有降血压，预防血小板聚集和冠状动脉痉挛及血栓形成的有效成分，从而能有效地防治冠心病。此外，野生马齿苋中维生素 E 的含量也较高，因而有助人体抗衰老的作用。

在炎热的夏季，人体消化液被稀释，往往胃口不好，不欲饮食，还时常闹肚子，您不妨采集些新鲜的马齿苋洗净，用开水焯一下，然后放入凉开水中浸泡一会儿，捞出，兑入适量的辣椒、大蒜、香油和醋、盐后，略经搅拌，食用起来色艳质嫩多汁，清香酸辣可口，此时定会使您胃口大开，食欲大增。

用马齿苋炖肉或切碎（干、鲜）均可，做陷包成饺子或烙馍饼，吃起来真是别具风味。

因马齿苋对子宫有明显的兴奋作用，故而孕妇不能食用，又因其性寒，脾胃虚寒的人也要少食。

（二）荠菜

荠菜为十字花科植物，食之清香柔嫩，齿颊留芳。我国宋代大文学家

苏东坡品尝荠菜之后，称颂道"今日食荠，极美……有味外之美"，为"天然之珍"。明代高濂品尝后更赞为"若知此物，海陆八珍皆可厌也"（图3-8）。

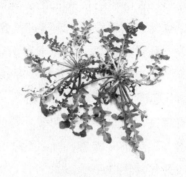

图3-8 荠菜

"春在溪头荠菜花"，荠菜不仅味美，而且营养价值极高，作为一种野菜，自古至今被推崇备至，绝不是偶然的，这是因为荠菜本身含有草酸、苹果酸等七种有机酸，精氨酸、天冬氨酸等八种氨基酸及蔗糖、氨基葡萄糖等7种糖；还含有钾、钠、钙、铁等多种无机盐，及蛋白质、脂肪、维生素C、维生素 B_1、维生素 B_2、纤维素、胡萝卜素等，不但营养丰富，而且均匀。炒一盘荠菜可兼备多种蔬菜营养之长，这是任何蔬菜无法比拟的。

荠菜不仅是佳肴蔬，还是一味良药。民间素有"三月三，荠菜当灵丹"之说。《滇南本草》说"荠菜性平，味微甘，清热解毒，利尿止血，软坚散结"，兼有"明目，益胃"之功。《名医别录》记载："荠菜，甘温无毒，和脾利水，止血明目。"现代医院研究认为，荠菜具有和脾养胃，利水，清热，解毒，止血等功效。荠菜所含的黄酮类、芸香甙等，有降压，扩张动脉之功效，其所含的荠菜酸能止多种出血。

养脾健胃食疗方：用60克鲜荠菜水煎后去渣，加粳米或糯米50克煮粥，常服之必见效果。

初春的荠菜，鲜嫩无比，可生食，凉拌荠菜，清香扑鼻，别具风味。可炒食，粥食或做汤。做肉丝炒荠菜、荠菜包子、荠菜汤圆、荠菜豆腐羹等更是百吃不厌。荠菜春卷：将荠菜、豆腐一同切碎，包在鸡蛋摊的皮里做成春卷。猪肉荠菜馄饨和水饺更是宴席佳肴。

（三）香椿芽

香椿是栋科植物，是我国特有的可以嫩叶入菜的树种。春回大地，万物复苏，香椿树的枝头长出碧绿的嫩芽，呈深褐色，吃到嘴里嫩脆无渣，味道鲜美，醇香四溢，满嘴都是春天山野的气息。香椿有一种诱人食欲的清香，且营养丰富，含有丰富的蛋白质、钙、维生素 C、胡萝卜素、磷、铁等，具有较高的营养价值，是蔬菜中不可多得的珍品。《本草纲目》称"椿叶无毒"，"嫩叶香甘可茹"。中医认为香椿味甘苦性寒，有清热解毒、健胃理气，杀虫固精等功效。每年从早春到立夏，香椿可多次采摘食用，故素有"门前一棵椿，青菜不耽心"的说法，不过食用香椿以早春第一茬品质最佳（图3－9）。

香椿早在汉代就被我们祖先食用，曾与荔枝一样作为贡品。如今，香椿馔，能烹调出多种特色菜肴，味道鲜美，诱人食欲。

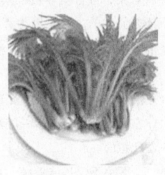

图3－9　香椿

1. 腌香椿：将香椿叶洗净，晾干水分，加适量食盐后用手揉搓，促使叶片软化和盐分渗入，再将香椿装入洁净的罐中加盖，腌3～5天即可食用，但每次食用不宜过多。在制作时一定要晾干水分，否则容易发霉。

2. 香椿拌豆腐：将香椿叶洗净，滤净水分，放入盆内，倒入开水盖严，泡五分钟后取出，切成碎末，与豆腐、食盐、香油一起充分调拌即成。

3. 香椿炒鸡蛋：香椿洗净后切碎，打进几个鸡蛋，加适量食盐拌匀，放热油锅内炒熟即成。

4. 香椿鱼：将香椿用盐稍腌后，外面挂上鸡蛋面糊，炒成鱼状后，蘸花椒盐食用。此菜外皮金黄，香椿碧绿，芳香浓郁，别有风味，这是西安久负盛名的素馔名菜。

5. 香椿面：将香椿洗净用开水烫一下，切碎做菜码，放入炸酱面，吃时倍感面条鲜香可口。

此外，还可做香椿泥、香椿芽炒肉丝、香椿辣椒等多种家常菜。

在食用香椿时最好先用开水烫，因香椿中含有少量亚硝酸盐，用开水洗烫后能使其含量明显降低，若只用盐水腌制则无此作用。另外，老香椿叶也要少吃或不吃，因老叶比嫩叶的亚硝酸盐含量要高得多，以免引起中毒。

（四）蕨菜

特别是生长在无污染的镜河湖畔的山蕨菜，更是一种可以抗癌、降血压、消炎健胃的野生蔬菜，它不仅为国内人民所喜爱，而且还大量出口到日本、韩国。国内也有蕨菜罐头生产。

（五）苦菜

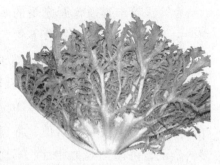

为菊科多年生草本植物，性苦寒无毒，中医认为苦菜可清热解毒，久服安心益气，轻身耐老。《洞天保生录》说："夏三月宜多食苦菜，能益气，和血，通气。"现代研究证实苦菜含有蛋白质和多种维生素等，还含有抗肿瘤成分。可用于对乳腺炎，上呼吸道感染，急性咽炎，蜂窝织炎的辅助治疗（图3-10）。

图 3-10 苦菜

将苦菜嫩苗洗净生食或拌酱食用，其味道特别鲜美，也可同大米煮粥食用。但因苦菜性寒，脾胃虚寒者应慎食。

野菜虽然味美，但食用者应注意，有些野菜生长在已被污染的沟渠河边，虽然野菜生长得茁壮鲜美，但采食者却无法分辨出有毒还是无毒，此类野菜不宜采食，以防中毒。

野菜不宜过量食用，首次应少量食用，若食用后出现周身发痒、浮肿、皮疹或皮下出血等过敏或中毒症状，应立即停止食用野菜，以免引起肝肾机能的损害而危害身体健康，严重者可到医院诊治。

有过敏体质的人或吃某些食物，接触某些物质易发生过敏者，或平常服用止痛药、碘胺药的人，采食野菜应慎重。

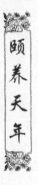
二、家常菜

（一）春笋

春笋肉质鲜嫩，清香可口，食之不厌，是一种美味佳肴，自古以来备受人们喜爱，历代文人墨客和美食家们对它赞叹不已，曾有"尝鲜无不道春笋"之说（图3-11）。

春笋营养丰富，含有充足的水分、植物蛋白、脂肪、糖类、胡萝卜素、维生素A、维生素B、维生素B_2、维生素C、维生素E，以及铁、磷等人体必需的营养成分。更值得一提的是，笋含有丰富的纤维素，在营养保健上有重要的价值，常食含纤维多的食品，可防治高血脂症、高血压、冠心病、肥胖症、糖尿病、肠癌等疾病，因而春笋是常用的食疗佳品，民间又有"素食第一品"的美誉。

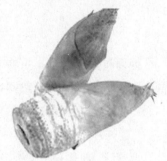

图3-11　春笋

春笋既是佳蔬，又是良药。唐代医药学家孙思邈《千金要方》中说："竹笋性寒无毒，主消渴，利水道，益气功，可久食。"李时珍《本草纲目》认为："笋能治消渴，祛热，消痰，爽胃，肺热咳嗽，胃热嘈杂者，食笋可医。"

春笋煮粥食用，可治久痢，久泻，脱肛。鲜笋煮熟切片，以盐、姜、醋、香油拌食，对痰热咳喘者有良好的辅助治疗作用。毛竹笋烧肉，可滋阴益血。麻油焖毛竹笋能化痰消食。

春笋虽好，但对有些人群应少食或禁食：

1. 春笋含草酸偏多，会与人体内的钙作用，生成难溶性草酸钙，有尿道、胆、肾结石的患者不宜多食，以免加重病情。

2. 因竹笋性寒，脾虚肠滑者、年老体弱及消化不良者不宜多食。

3. 竹笋含有较多的粗纤维素，对于有胃肠疾病及肝硬化等患者可能成为致病因素，易造成胃出血或使肝病加重等。

4. 由于笋中含有粗纤维及草酸，有些人食用后会诱发哮喘、老慢支、过敏性鼻炎、皮炎等。为防止出现过敏，吃笋时应先少量尝试，如有反应，要立即停止食用，如未见不适，可适当再吃。为了防止过敏，可先用开水将笋片、笋丝或笋丁烫 5～10 分钟，然后再配其他食物一起炒食，这样既可通过高温分解大部分草酸而减少弊端，又能使菜肴无涩味，使其味道更鲜美。

5. 春笋忌与海鲜同食，以避免引发皮肤病。

6. 新鲜竹笋每次不宜多食，每人每餐最好不超过 100 克。

（二）韭菜

韭菜一年四季皆可食用，但人们最喜欢的是春韭。春韭是指初春发出的韭菜，以立春前后的头茬韭菜为佳，过去有"春食则香，夏食则臭"、"六月臭韭菜"之说。春韭根红叶壮，味道最为鲜嫩、清香，自古就有"初春早韭，秋末晚菘"之誉。菘者乃白菜之古称。

韭菜营养丰富，清代《本草拾遗》中说："此物最温而益人，宜常食之。"现代营养学分析，韭菜含蛋白质、植物性芳香挥发油、硫化物、脂肪、糖类、维生素、矿物质及蒜素等杀虫物质，其中维生素 C 和胡萝卜素的含量也高于一般有叶蔬菜。韭菜具有良好的保健作用：

1. 健胃消食：韭菜性味辛温，有保暖、健胃的功效，其所含挥发油有促进食欲的作用。其粗纤维可促进肠蠕动，帮助人体消化，不但可以预防习惯性便秘和肠癌，还可以将消化道中的某些杂物包裹起来，随大便排出体外，所以韭菜在民间被称为"洗肠草"。

2. 散瘀活血：韭菜能散瘀、活血、解毒，有益于降低血脂，对防治冠心病、贫血、动脉硬化有辅助治疗作用。

3. 杀菌消炎：韭菜中的蒜素及硫化物有一定的杀菌消炎作用，可抑制绿脓杆菌、痢疾、伤寒、大肠杆菌和金黄色葡萄球菌。

4. 护肤明目：韭菜富含维生素 A，多吃不仅能美容护肤，明目和润肺，还能降低患伤风感冒、寒喘等疾病的概率。

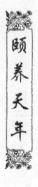

5. 温肾壮阳，行血理气：韭菜又称为"壮阳草"、"起阳草"，根据韭菜这种作用，特别适合男子肾虚阳痿，腰膝冷痛，梦遗滑精等患者食用。

韭菜有多种吃法，可做主料单炒；可做配料与鸡蛋、鲜虾、猪肝、猪肾、肉丝（片）爆熘等；可做面点小吃的馅料，如包饺子、包子、锅烙、馄饨、烙盒子、做春卷等。

韭菜适合大多数人食用，但患有疮疡或眼疾及有阴虚内热体质的人应慎食。此外，韭菜最好在新鲜时食用，不要久放，因久放可使韭菜内的硝酸盐转化成亚硝酸盐，食用后可出现头晕、呕吐、腹痛、出冷汗等中毒症状。

因为特殊的种植方式，韭菜的农药残留量比其他蔬菜相对要多一些，所以清洗韭菜这个环节比较重要，通过多种洗涤方法比较，以用盐水洗最干净，对去除农药残留最有效。

（三）西红柿

西红柿，又名番茄，酸甜爽口，汁多味鲜，具有极高的营养价值，是人们喜爱的菜中奇葩。因其富含维生素 C，对心血管具有保护作用，尤其是有心脏病、高血压、糖尿病和癌症的老年患者，生吃西红柿对健康很有裨益。西红柿还含有丰富的维生素、蛋白质和微量元素等。中医认为其味酸甘、性平、无毒，有清热解毒，凉血平肝，解暑止渴的作用。可用于高血压，牙龈出血，胃热口苦，发热烦渴的食疗。

现代医学研究发现，西红柿是良好的抗癌食物，因其含有的 P－香豆酸和氯原酸在人体内有消除致癌物质的作用。人体在消化食物的过程中，可以产生有致癌作用的产物亚硝胺，饮用番茄汁有助于减少亚硝胺的生成。番茄中含有大量的维生素 C，进食新鲜番茄比服用维生素 C 更有利于防癌。番茄在烹调过程中，即使部分维生素 C 被破坏，也仍具有抗癌作用，这主要是由于番茄中含有丰富的类胡萝卜素——番茄红素，对多种癌症有预防作用，如胰腺癌、肺癌、前列腺癌等。

西红柿的吃法很多，可凉拌，可炒食，西红柿炒鸡蛋是一种营养更全面的菜肴，亦可做汤。由于番茄红素是脂溶性的，作为防癌食品，最好是将西红柿与脂肪类食物一同烧成菜食用。据调查，意大利南部的居民喜食一种传统的地中海饮食——油脂肪番茄酱汁，那里的人很少患前列腺癌。

另外，番茄红素还具有强效抗氧化剂的特性，在它经肠道吸收进入血液循环后，能极有效地阻止自由基对组织细胞 DNA 和基因的毒性作用和损伤。自由基俗称体内垃圾或体锈，对心肌具有直接的细胞毒性作用，而番茄红素正好可以对其清除掉。

（四）胡萝卜

胡萝卜是一种质脆味美、营养丰富的家常蔬菜，素有"小人参"之称。胡萝卜除含有大量胡萝卜素外，还含有丰富的氨基酸和钙、磷、铁等矿物质，有保护视力，柔润皮肤，对抗和清除自由基等功效。人食用胡萝卜后，胡萝卜素可转化成维生素 A，维生素 A 对视力和皮肤的表皮层有保护作用，因而使人的皮肤柔润，光泽有弹性，因此又被称为美容维生素。除此之外，胡萝卜本身也有很强的抗氧化作用，可对抗和清除自由基，故可以预防衰老。李时珍《本草纲目》载："气味甘、辛、微温，无毒"，可"下气补中，利胸膈肠胃，安五脏，令人健食，有益无损"。

胡萝卜食用时不能生吃或凉拌，应该是做熟食用，这是保持其营养的最好办法。可将胡萝卜切成丝，加入调味品后用足量的油炒。也可以和猪肉、牛肉或羊肉等用压力锅炖 15～20 分钟。这两种做法可保存胡萝卜素在 80% 以上，而生吃或凉拌仅能保存 10% 左右。用高压锅炖煮，减少了胡萝卜与空气的接触，β 胡萝卜素的保存率可高达 97%。而胡萝卜素属脂溶性维生素，必须在油脂里才能被溶解出来，也才能容易被人体消化吸收。应注意的是，炒、炖胡萝卜时不宜放醋，因胡萝卜经过加热后，可释放大量胡萝卜素，如果这时放醋，醋酸可使胡萝卜素分解，造成营养丢失。

胡萝卜虽好，但不能过量食用，如果一天吃得太多，会出现呕吐、厌食等中毒症状。大量食用是导致胡萝卜素血症的原因之一，可出现皮肤黄染，但巩膜不黄染，控制饮食 2～6 周后可自愈。另外，胡萝卜含的糖分和热量都较高，糖尿病人应少吃或不吃。

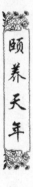

（五）菠菜

菠菜是一种药食同源的蔬菜，既有很高的营养价值，又能防病治病，是一年四季中必不可少的食疗佳品。《本草纲目》记载菠菜能"通血脉，开胸膈，下气调中，止渴润燥，根尤良"。中医认为菠菜味甘性凉，有养血止血，敛阴润燥，清理肠胃热毒，助消化等多种功能，可用于多种疾病的食疗。

菠菜中含有丰富的胡萝卜素，在人体内酶的催化下，能根据人体需要转化成维生素 A，可帮助人体维持正常视力和上皮细胞的健康，防治夜盲症。还可以清除人体自由基，促进吞噬细胞、淋巴细胞等人体免疫细胞功能的提高，进而有助于防治肿瘤，降低肿瘤的发病率，降低心血管疾病及老年性白内障的发病率。菠菜中还含有大量的抗氧化物，具有抗衰老，促进培养细胞增殖的作用，既能激活大脑功能，又有助于防止老年人记忆力减退，增强青春活力。菠菜中的维生素 C 参与人体内多种代谢过程，参与氨基酸代谢和肾上腺皮质、神经递质、胶原蛋白及细胞间质的合成，可降低毛细血管的脆性和增加人体抵抗力。菠菜中所含的叶酸可预防和治疗巨幼细胞性贫血，及因铅、苯引起的贫血以及白细胞减少症等。

菠菜的食用方法很多，可凉拌，清炒，做汤或是煮粥，或将菠菜榨汁和面做成菠菜面条等，可根据个人口味和习惯，选择不同的吃法。但需要注意的是，菠菜中含有大量草酸，可阻碍人体对钙的吸收，无论哪种吃法，最好先在水中焯一下，这样可以破坏 80％ 以上的草酸。

另外，食用菠菜时最好不要去根，因为菠菜根里含有纤维素、维生素等物质，却不含脂肪，尤其是将菠菜根配以生姜使用，可以控制和预防糖尿病的发生。在挑选菠菜时要注意，棵小、叶子圆形的一段含草酸少，棵大、叶子是长方形的含草酸相对多一些。因菠菜性凉、滑，若有脾胃虚寒，腹泻或胆、肾结石症者或在服药补钙期间，则应少食或忌食。

（六）芋头

芋头又名芋艿、芋根、芋魁、芋渠，为天南星科多年生草本植物的块状根，有水芋和旱芋之分，秋季采收。芋头滑嫩柔软，鲜香粘糯，营养丰富，健脾养胃，有较高的药用价值，亦是老年人的营养珍品。中医认为，芋头性味甘、辛、平，入肠、胃经，有益胃，宽肠，通便散结，补益肝肾，添精益髓的功效。可用于中气不足，虚弱乏力，瘰疬结核，久痢便血，痈毒等症。亦适用于老年人胃弱及恢复期病人的食疗（图 3 - 12）。

芋头的营养价值很高，块茎中的淀粉含量达 70%，还富含蛋白质、钙、磷、铁、钾、镁、纳、胡萝卜素、烟酸、维生素 B_1、维生素 B_2、维生素 C、尼克酸、皂芋头素等。芋头中还含有一种天然的多糖类高分子植物胶体，有很好的止泻作用，并能增强人体的免疫功能，是良好的保健食品。芋头含氟量较高，在饮用水中含氟量较低地区的居民应适量多吃芋头，以补氟之不足，对预防龋齿有益。

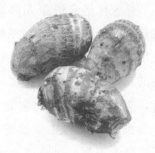

图 3 - 12　芋头

芋头既可作为蔬菜，也可以当作主食，还能跟其他菜混搭在一起食用，在烹调上煮、蒸、煨、烤、炒、烩均可，最常见的做法是把芋头煮熟或蒸熟醮糖吃。台湾高山族同胞喜欢将芋头和米饭同香蕉混食，别有风味。

在这里推荐一道"芋头肉"：将芋头和五花肉切成方块状，厚 1.5 厘米左右，然后用油将芋头和五花肉略炸一遍。再用南腐竹、五香粉、白酒、白糖、酱油和水，调成酱汁，均匀地拌在芋头和五花肉上，将其整齐地混合排列在大碗里，放入锅内篦上，先大火，待水开后改为小火，隔水蒸一小时左右，直到芋头变软，猪肉熟烂即可。

需要注意的是，食用芋头一定要熟透，否则，其中的黏液会刺激咽喉而出现麻口。每次也不要吃得太多，多食有滞气困脾之弊。因芋头黏液含皂角甙，皮肤触之易致瘙痒，届时取生姜轻拭即可止痒。

（七）洋葱

洋葱，又叫葱头、胡葱、玉葱，为百合科植物，分白皮、黄皮和紫皮三种，紫皮洋葱相对其他两个品种其味道更辛辣，这就意味着其中含有更多的葱蒜辣素，从营养学的角度评估，紫皮洋葱营养更为丰富。洋葱历史之久，几乎和人类相同，洋葱是集营养、医疗、保健于一身的特色蔬菜，虽属一般家庭很普通的食物，在营养食疗上被推崇为降脂、降压的营养保健佳品，享有"菜中皇后"的美称（图3-13）。

洋葱在健身医疗方面有特殊的作用，民间有"常吃洋葱，能把病魔驱逐走"的说法，它所含有的二烯丙基二硫化合物和少量含硫氨基酸，具有抗血管硬化、降低血脂以及防止血栓的功能；还能降低血糖，提高血液中胰岛素的浓度，对患糖尿病的老年人经常食用很有益处。它所含的前

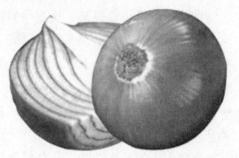

图3-13 洋葱

列腺素A是一种较强的血管扩张剂，能降低人体外周血管和心脏冠状动脉的阻力，对抗体内儿茶酚胺等升压物质的作用，促使可抑制血压升高的钠盐等物质的产生，并促进体内钠盐的排泄，具有减低血管脆性，降低血压和预防血栓形成的作用。洋葱含有的槲皮苦素，在人体黄酮醇的诱导作用下，可以成为药用配糖体，具有很强的利尿作用，可以用来治疗肾炎水肿和老年性水肿。洋葱含有葱蒜辣素，香气浓郁，正是这种特殊的气味可刺激胃酸分泌，增进食欲，帮助消化。洋葱能提高胃肠道张力，促进胃肠蠕动，从而起到开胃作用。洋葱中含有植物杀菌素，有杀菌和防腐作用，能有效抵御流感病毒，预防感冒。洋葱还含有微量元素硒，所以它又是抗癌的药用食物。洋葱含有一种叫r-谷胺酰多肽的成分，在防止矿物质流失方面效果明显，故有增强骨骼，有效防治骨质疏松的作用。洋葱中含有硫质和必需的维生素等成分，能清除体内不洁的废物，有效减少老年斑的发生。

用洋葱熬热汤，可治疗感冒发热。用一小片洋葱抵住鼻孔，鼻塞就会畅通。夏秋季节多吃洋葱，可防治痢疾杆菌、大肠杆菌所致的肠道传染

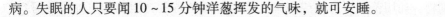

病。失眠的人只要闻10～15分钟洋葱挥发的气味，就可安睡。

洋葱可生吃、凉拌、炒食、做汤均可。但不能一次食用过多，否则易引起目糊和发热。患有皮肤瘙痒性疾病以及肺胃有炎症者最好少吃。由于洋葱的香辣味对眼睛有一定的刺激性，因此大家在切洋葱时要多注意，或切时在旁边点燃一支蜡烛，即可减少刺激性。

（八）茄子

茄子为茄科草本植物茄的果实，茄子食用细嫩柔滑，味如酥酪。据传说，隋炀帝喜欢食茄，并赐名曰"昆仑紫瓜"。祖国医学认为，茄子性味甘寒，无毒，《本草纲目》说它能治"寒热，五脏劳……散血止痛，消肿宽肠"。王隐君《养生论》认为，茄子治疟发寒热，功同鳖甲，故又称干茄为"草鳖甲"。临床上凡见痰热咳嗽，血热便血，痔疮出血，大便不利，或跌扑肿痛，皆可以用茄子来作为食疗之用。

茄子含有多种人体必须的营养成分，如蛋白质、脂肪、碳水化合物、钙、磷、铁、维生素等，营养非常丰富，不仅可以强化血管，防治心血管疾病，而且因其含有龙葵碱能抑制消化系统肿瘤的繁殖，有抗癌作用。

茄子作为佳蔬能做出不少美味佳肴，但作为良药，只能起到辅助作用。

农谚曾有"秋败茄子似毒药"的说法，这种说法有误，其实秋天的茄子也无毒，只要是新鲜的茄子，不论是什么时间产的均可食用。但烹饪时，不要煎炸，不然会破坏茄子的营养成分，也不要削皮，因很多营养在皮里，而影响其食用价值。茄子最好也不要生吃。

（九）苦瓜

苦瓜营养丰富，是唯一以"苦"而著称的蔬菜，其性味苦寒，入心经，苦能降泻，寒能清热，它具有助消化，除热邪清心明目，益气壮阳等作用。《本草纲目》中载："苦瓜气味苦、寒、无毒，具有除邪热，解劳乏，明目解毒，清心壮阳"之功效。其实，苦瓜的苦有其特点，"苦瓜之苦，是自己苦，别人不苦"，在与其他食品共同烹制时，其苦味却不沾染

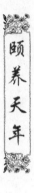

别物，如用苦瓜炒肉片或烧肉，食用时瓜是苦的，但肉却更加爽美可口，毫无苦味。苦瓜又是"少年苦，老来不苦"，瓜老成红黄色时，不仅没有苦味，而且还略带甘甜。《隋息居饮食谱》云："苦瓜青（嫩）则苦寒涤热，明目清心，可酱可腌；鲜则烧肉，先瀹去苦味；熟（老）则色赤，味甘性平，养血滋肝，润脾补肾。"常吃苦瓜有增进食欲，提神，清热，防暑，壮阳，降糖之功效。因此，苦瓜有"自苦而不苦人"、"先苦而后甘"的"君子"特性，享有"瓜中君子"和"君子菜"之美誉（图3－14）。

苦瓜的营养价值很高，其所含营养素普遍高于其他瓜类蔬菜，尤其是维生素 B、维生素 C、烟酸及钾、镁、铁、锰、锌、磷等的含量较高。苦瓜中还含有多种氨基酸、苦瓜甙、5－羟色胺等，均为人体不可缺少的营养素。苦瓜中含有类似胰岛素作用的物质"多肽－P"，有明显的降血糖作用，其含有的苦

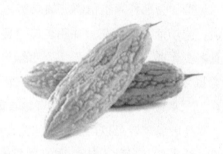

图3－14 苦瓜

瓜甙、脂肪酸、蛋白质等物质对改善糖尿病的"三多"症状有一定作用，可用于辅助治疗糖尿病，所以苦瓜是糖尿病人的理想食品。苦瓜中所含的多种蛋白质成分，有助于提高免疫功能，对预防病毒感冒及抗癌等有一定效果。

盛夏，烈日炎炎，作为生活在自然界与气候环境相应的人来说，心火易炽，暑热难耐，消耗较大。因此，夏季养生既要注意外清暑热，又要讲求内泻心火，而苦瓜中的有效成分既可满足上述需要，又可同时补充夏日的消耗。所以，在夏季蔬菜中，同时具有这些功效的，首推苦瓜。

苦瓜的食用方法很多，若论营养保健，以生食为佳；可凉拌，可绞汁，泡茶或炒食等：

1. 凉拌苦瓜芹菜：将苦瓜和芹菜各 100 克，用开水焯后加入芝麻酱、蒜泥和调料搅拌后食用，可防治高血压。

2. 三瓜饮：苦瓜、冬瓜、黄瓜各 100 克，打碎成泥，过滤取汁加少许

食盐饮用，可以减肥。或用苦瓜去瓤，装入绿茶，阴干后切碎，泡水代茶饮，可防治中暑。

3. 青炒苦瓜，可平时作为保健菜，先将苦瓜洗净去籽，切成丝，把菜油烧热，加葱姜末，再入苦瓜爆炒，最后加盐、味精略炒即可。其味苦而后甘，清爽适口。

苦瓜虽是佳疏良药，但却不可过多食用，这是因为苦瓜中含有较多的草酸，草酸能与食物中的钙结合，影响人体对钙质的吸收，若长期大量食用苦瓜，会导致钙质缺乏。为避免苦瓜的这一缺点，在烹调苦瓜前，可将切好的苦瓜在沸水中浸泡一下，这样可以除去部分草酸，使其不良反应大为减少。

因苦瓜性寒凉，凡体质孱弱，脾胃虚寒，大便溏泄者慎用或少食为好。

（十）山药

山药在古代称薯蓣，为薯蓣科多年蔓生草木植物薯蓣的根块，全国各地均产，深秋时节采挖，在我国已有三千多年的栽种历史。山药品种繁多，如家山药、野山药、怀山药、铁山药等，以黄河中下游三百里怀川一带（旧时属怀庆府）所产质量最佳，被称为怀山药，亦写作淮山药。从周朝开始，山药就成为了历朝历代的皇封贡品，唐宋时期经丝绸之路始入亚欧各国，明代郑和还将其带去了东南亚、中东及非洲诸国。

山药营养丰富，既是薯类长寿食品之一，又是药物，可谓药食俱佳。《神农本草经》记载，山药以河南怀庆产的怀山药最好，有除寒热邪气，补中益气力，长肌肉，久服耳目聪明，轻身不饥延年的功效，被历代本草列为上品。李时珍也在《本草纲目》中提出，山药可健脾补虚，滋精固肾，聪耳明目，不饥延年，治诸百病，疗五劳七伤之说。不仅如此，山药还是上等的保健补品，明代思想家朱熹就认为山药是极佳的补品，远在蜂蜜与羊羹之上。

山药的营养价值很高，含有淀粉酶、胆碱、黏液质、糖蛋白质及自由氨基酸、脂肪、碳水化合物、维生素 C 和碘、钙、磷等。山药中的淀粉酶，被称为"消化素"，能分解蛋白质和碳水化合物，所以有滋补效果。对身体虚弱，消化不良，遗精盗汗，妇女白带，老人健身延年都有很好的作用。常食山药，可提高人体免疫机能和抗病能力，尤其能预防心血管系统的脂肪沉着，防止动脉粥样硬化发生，也可使皮下脂肪减少，避免出现过度肥胖。

山药是人们喜爱的食品，食用方法很多，如煎、炸、煮、蒸、炖等均能做出润滑易食的美味佳肴，别有风味。山药作为一种食疗佳品，疗效独特：

1. 山药粥：山药40克，去皮洗净切块，大枣20克，浸泡20分钟后，一起煮粥食用，具有健脾、补肺和固肾的功效，对老年人尤为有益。

2. 山药枸杞煲苦瓜：苦瓜两根，洗净切开去籽切成片，山药20克去皮洗净切片，枸杞20克，葱、姜切末。将瘦猪肉50克，洗净切片，放入温油锅里，加入葱姜末一起煸炒，待炒出香味后，加入适量鸡汤、山药片、枸杞及盐、味精、胡椒粉，用大火煮开后，改用中火煮10分钟，再放入苦瓜片即可。此菜可清心健脾，调肾，降糖，适合糖尿病人食用。

3. 蒸山药：将带皮和须子的山药洗净，切成大小适中的段，上锅蒸25分钟，山药最好在水开时下锅，这样不仅熟得比较快，而且可尽量减少营养成分的流失。

4. 山药炖腰花：猪腰500克，剖开洗净，加山药20克，当归10克，党参20克，清炖至熟，取出猪腰，切成腰花装盘，浇上调料即成。常食可以强心，减轻心衰病人的症状。

要注意山药不能生吃，否则会对胃产生一定刺激。发芽的山药营养成分会大大降低，还有一定毒性，最好也不要吃。山药滑腻，有内湿重者不宜多食。糖尿病患者忌食山药、糖胡芦及拔丝山药。因山药怕冷怕冻，忌在烹调中反复加热或过分蒸煮。

5. 选好山药的三个方面：（1）掂重量：同样直径和长度的山药，较重的更好，因越重所含的黏液蛋白越多。一般大拇指粗细的铁山药，表皮颜色深、分量轻、黏液少，做菜不错，但因黏液蛋白少，保健功能反而没有较粗的家山药好。（2）看须毛：同一品种的山药，须毛越多的质量越好，

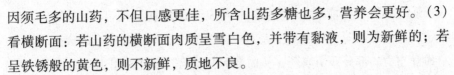

因须毛多的山药，不但口感更佳，所含山药多糖也多，营养会更好。（3）看横断面：若山药的横断面肉质呈雪白色，并带有黏液，则为新鲜的；若呈铁锈般的黄色，则不新鲜，质地不良。

削山药不致手痒的方法：有些人在削山药时手会非常痒，这是一种皮肤过敏，虽对身体没有什么影响，但非常不舒服。为了避免手痒，削山药前最好带上手套，或者在双手上涂抹一些食用油，或在削山药的过程中不断地用泡山药的水洗手。削完山药后如果出现手痒，可涂抹食用醋，能起到止痒的作用。

（十一）南瓜

南瓜又称倭瓜、冬金瓜、饭瓜、北瓜，原产于墨西哥，很早就传入我国。南瓜中含有丰富的胡萝卜素、维生素 A、维生素 B、维生素 C、维生素 E 和钙、钾、锌、铬、钴、硒等矿物质及可溶性糖、淀粉、果胶和稀有的氨基酸、瓜氨酸等，在三大产热营养素中，南瓜以碳水化合物为主，脂肪含量很低，是很好的低脂食品。

南瓜性甘味温，能滋补健身，具有补中益气，消炎止痛，解毒杀虫，养心补肝，安胎的功效。南瓜味甜适口，既可做菜又可当粮，一般老南瓜适于当粮用，嫩南瓜水分大，维生素 C 含量高，适于炒菜。糖尿病患者应选嫩南瓜。

常食南瓜可助人体排毒解毒，南瓜中丰富的维生素 C 可防止食物中的硝酸盐在消化道中转变成致癌物质亚硝胺，从而降低了硝酸盐的致毒作用。南瓜中还有一种分解亚硝胺的尿毒酶，它与南瓜中的生物碱、葫芦巴碱、南瓜子碱等共同作用，可消除或分解亚硝胺的毒性。南瓜中含有的甘露醇，有较好的通便作用，能减少粪便中毒素对人体的危害，尤其对结肠癌有预防作用。南瓜还有促进胰岛素分泌的作用，对轻度糖尿病人有很好的疗效。南瓜对溃疡病人也有良好的食疗作用。南瓜中的果胶又称可溶性纤维，可以保护胃肠道黏膜免受粗糙食物的刺激，促进溃疡愈合，亦能推迟胃内食物的排空，控制饭后血糖上升。同时，南瓜中的果胶还能和体内多余的胆固醇粘合在一起，所以多吃南瓜还能防治动脉粥样硬化。因果胶

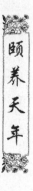

有较强的吸附性，能粘合和消除体内细菌毒性和其他有害物质，如铅、汞、放射性元素等，从而减少人体中毒的概率。南瓜汁中有的成分还可以中和食物中的部分残留农药，从而起到抗御环境毒物的作用。每天吃一定量的南瓜，还有减肥的作用。南瓜对治疗肝炎、肝硬化、肾脏病变等也有一定的作用。

南瓜的吃法很多，如嫩南瓜切片，荤或素炒食，做汤，做馅均可。老南瓜可煮食，蒸食，做粥或煮熟捣烂拌面粉，制成糕饼、面条、糕点等。

1. 南瓜山芋粥：将老南瓜、山芋洗净切丁，加粳米、糯米各半，红枣少量，放适量水煮成粥，能补中益气，非常适宜中老年人食用。

2. 南瓜炒三样：嫩南瓜、山药洗净切片，将发好的黑木耳用开水焯一下。先把南瓜入锅翻炒，然后放入山药和黑木耳，熟后放适量盐、香油和味精后食用。此菜对高血压、血液黏度高的患者均有益处。

3. 南瓜牛肉汤：老南瓜 500 克，洗净切块，牛肉 250 克切块，生姜 6克。将牛肉、生姜一同放入锅内加水，文火煮一个小时左右，待牛肉熟后加入南瓜，用文火再煮 30 分钟，加入黄酒 20 毫升，盐适量，味精少许调味即可，能温肺散寒平喘，补益人体正气，减少哮喘发作。

4. 南瓜炖豆腐：老南瓜 100 克，洗净切块，豆腐 50 克，两种食材同炖，熟后加适量食盐、味精、香油调味，每日早晚二次食用，可用于治疗便秘。

此外要注意，南瓜虽好，但并非多多益善，应在每日制定的总热量内定量使用。

（十二）莲藕

莲藕又名莲根，有塘藕和田藕之分，塘藕又叫池藕，因种在池塘中，质地白嫩多汁，品质较好，身长，有 9 个孔，上市时间较晚；田藕品质不如池藕，身短，有 11 个孔，上市时间早。不论池藕或田藕，以藕节短，藕身粗的为好，从藕尖数起第二节藕最好，以夏、秋两季挖出的藕为好。从花来看，藕分红花藕和白花藕，一般来说，红花藕外皮为褐黄色，体型短而粗，生藕吃起来味道苦涩；白花藕则外皮光滑，呈银白色，体形长而细，生藕吃起来甜。还有一种品质一般的麻花藕，外表粗糙，呈粉色，含淀粉较多。莲藕营养丰富，含有大量的淀粉、蛋白质、维生素 B、维生素 C、脂肪、碳水化合物及钙、磷、铁等多种矿物质。中医认为，生藕能凉血散瘀，清烦热，止咳渴；熟食能补心益肾，具有滋阴养血之功效，还可以补五脏之虚，强壮筋骨，补血养血（图 3 - 15）。

莲藕微甜而脆，肉质肥嫩，白净滚圆，吃起来十分爽口，可生食也可做菜。生食堪与梨媲美，其药用价值也相当高，是老幼妇孺的上好食品和滋补佳品，所以民间早有"新采嫩藕胜太医"之说。

藕的食用方法多样，而且风味各异，除家常菜炒藕丝、凉拌藕、炸藕荷之外，还可制成多种小吃和

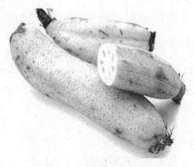

图 3 - 15 莲藕

名菜。一般藕尖部分较薄，可以拌着吃；中间的部分适合炒着吃；较老的一般加工制成藕粉，或甜食或炸着吃。

藕粉是老年人不可多得的食补佳品，既富营养，易于消化，又有养血止血，调中开胃之功效。其制作方法是把藕切成薄片，铺在干净的纱布上晒干、晒透后，放入研钵中捣成粉末即可。在早餐时，用开水冲上一小碗晶莹剔透的藕粉，淡淡的藕香有助于老年人开胃；从营养的角度来看，不仅保证了充足的碳水化合物，同时还摄取到维生素 C 和膳食纤维。如喜欢吃甜的，还可以适当加点蜂蜜、红糖或桂花。两餐之间用藕粉做加餐也是不错的选择。

因莲藕性偏凉，有消化功能低下，大便溏泄者不宜生吃。产妇一般在产后 10 天左右再食用较为适宜。秋季的鲜藕最好不要生吃，因这些藕可能寄生有姜片虫，很容易引起姜片虫病，如果成虫附在肠黏膜上，可造成肠损伤和溃疡，出现腹痛、腹泻或消化不良，儿童还会出现面部浮肿，发育迟缓，智力减退等症状。

鲜藕加工不能用铁锅，因莲藕中含有一种化学成分，单宁，即鞣质，

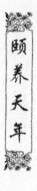

这种物质遇金属后会生成深色的鞣质盐，遇铁后可变成暗蓝色或暗绿色，所以用砂锅制作为宜，切藕时最好也要用不锈钢刀。通常炒藕丝会变黑，如果一边炒时一边加点清水，炒出来的藕丝就会洁白如玉。另外，莲藕被切开去皮后，在空气中由于氧化作用，单宁中的酚类产生醌的聚合物形成褐色色素，也就是黑色素。为了防止变色，可将其放在清水或湿盐水中浸泡5分钟后再捞起控干，使其与空气隔绝，就可使切开的莲藕保持玉白水嫩，不变色。

选藕时要挑皮白粗壮而带清香者，藕身应无伤不烂，不变色，无锈斑，不断节，不干缩，顶端的"鹦哥头"越小越好。

（十三）黄瓜

黄瓜是家庭餐桌上的常客，它是既好吃又有营养的蔬菜。口感上，黄瓜肉质脆嫩，汁多味甘，芳香可口；营养上，它含有蛋白质、脂肪、糖类、多种维生素、纤维素以及钙、磷、铁、钾、钠、镁等丰富的成分。尤其是黄瓜中含有的细纤维素，可以降低血液中的胆固醇、甘油三酯的含量，促进肠道蠕动，加速废物排泄，改善人体新陈代谢。新鲜黄瓜中含有丙醇二酸，还能有效地抑制糖类物质转化为脂肪，因此常吃黄瓜可以减肥和预防冠心病。黄瓜中富含维生素，能有效治疗口腔溃疡。

黄瓜的含糖量不到5%，且富含纤维素，能增加饱腹感，对糖尿病人而言，是不错的解饿食品，但不能把黄瓜当成水果吃，因水果与蔬菜所含的成分不同，所以该吃水果时，还应当吃些合适的水果，以免营养不全面。

1. 黄瓜汁：鲜黄瓜简单用糖腌一下，或直接用冷开水榨汁。每日饮黄瓜汁，能增强记忆力，强健心脏，调节血压，预防动脉粥样硬化，早晨喝汁能清爽肠胃。饮黄瓜汁比吃黄瓜效果好。

2. 生拍黄瓜：黄瓜用刀拍碎，大蒜适量拍碎，加盐、醋、香油适量拌匀即可食用；有清凉解暑作用，是夏天最佳的蔬菜品种之一。有人喜欢在拌黄瓜中加猪头肉或肘花，以为这样好吃，其实这种做法并不科学，因为在菜中增加了脂肪、蛋白质和胆固醇，很难再起到清凉解暑的作用。

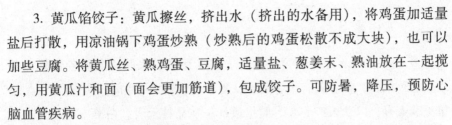

3. 黄瓜馅饺子：黄瓜擦丝，挤出水（挤出的水备用），将鸡蛋加适量盐后打散，用凉油锅下鸡蛋炒熟（炒熟后的鸡蛋松散不成大块），也可以加些豆腐。将黄瓜丝、熟鸡蛋、豆腐，适量盐、葱姜末、熟油放在一起搅匀，用黄瓜汁和面（面会更加筋道），包成饺子。可防暑，降压，预防心脑血管疾病。

4. 黄瓜皮茶：黄瓜皮晒干揉碎，用黄瓜皮10克加入200毫升水中，待水煮沸后，改小火煮水至100毫升后，晾凉即可饮用。此茶能清热祛火，每日喝几杯能有效地缓解头痛、发热等夏季里常见的中暑反应。

黄瓜不能与西红柿类含维生素C丰富的食物一起搭配，因黄瓜中含有一种维生素C分解酶，会破坏其他蔬菜中的维生素C，这样做就达不到补充营养的效果。吃黄瓜别扔把，因黄瓜把中含有较多的苦味素，苦味成分为葫芦素C，是难得的排毒养颜食品，还有明显的抗肿瘤作用。

黄瓜性偏寒，有脾胃虚寒，久病体虚者宜少吃。患肝病、心血管病、肠胃病及血压高的人，不要吃腌黄瓜。没有用过农药的黄瓜，洗一下即可吃，市场买的黄瓜，最好先浸泡后去皮再吃。

（十四）芹菜

芹菜有"药芹"的美誉。夏天天气炎热，湿气大，常吃芹菜有利于消暑祛湿。芹菜营养丰富，含有蛋白质、维生素C、钙、铁等物质，因铁及维生素C的含量高，故常吃芹菜，不易发生缺铁性贫血。又因其钙含量高，可作为补钙食品。其含有丰富的纤维素，更适合老年人而有便秘者。芹菜还有降低胆固醇和降血压的作用，能防治动脉血管硬化，所以有高血压和高血脂的人可将其当作日常性食品食用，如芹菜汁、炒芹菜、凉拌芹菜、芹菜粥等。芹菜叶的营养不亚于芹菜，亦可做成美味佳肴：

1. 凉拌芹菜叶：将芹菜叶洗净，在盐水中浸泡一会儿，然后切碎，加酱油、味精和香油拌匀，是一道美味可口的小菜。

2. 芹菜叶鸡蛋饼：将芹菜叶洗净剁碎，加面粉、水、鸡蛋调匀，加适量盐、味精，在平底锅上摊饼至两面发焦，食用时香酥可口。

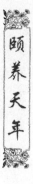

（十五）萝卜

萝卜是我国最古老的菜种之一，又名芦菔、莱菔，全国各地均有栽培，品种很多，如春天有小春萝卜，夏秋有红萝卜、白萝卜、青萝卜、心里美萝卜等，以秋天产的萝卜质量最佳。从品种上看，白萝卜维生素、矿物质以及药性都强于其他品种萝卜。从营养和保健的角度看，萝卜性味甘凉，具有顺气消食，止咳化痰，散瘀解毒，清凉止渴，利尿等多种功效。民间有"冬吃萝卜夏吃姜，不劳医生开处方"或"早吃萝卜晚吃姜，不劳医生开处方"和"十月萝卜赛人参"的说法。因萝卜含多种维生素、糖分、有机酸、核黄素、脂肪及钙、磷、铁等矿物质，所以营养非常丰富。另外，萝卜还含有木质素、粗纤维，故能防癌和抗癌，这是因为木质素可加强淋巴细胞的产生，增强人体巨噬细胞的活力，而淋巴细胞是人体用来抵抗疾病及癌的主要防御者之一，而巨噬细胞能吞噬和遏制癌细胞。而酶和维生素 C 又能迅速分解中和致癌物质亚硝胺，使亚硝胺失去致癌能力。萝卜中的粗纤维能刺激肠道蠕动，有利于大便畅通，并能及时将逗留在肠道内的致癌物排出体外，从而有效地预防直肠癌和结肠癌。

萝卜物美价廉，既可当水果吃，又可凉拌成熟食，还可腌、酱、泡、晒干，做成各种萝卜制品，是北方人秋冬常食的蔬菜之一。由于萝卜中含有多种酶，其中淀粉酶不耐热，遇到70℃便会被破坏，故生吃萝卜比熟吃更好。

1. 萝卜蒸饭：萝卜置饭中蒸熟，不但甜味增加，而且吸进水谷之精气，滋补力强，故有"赛人参"之称。此法历史已久，相传古代某后母侍前娘之子甚苛，终日无饱食，惟饭锅蒸萝卜而已，但前娘之子却越长越健壮，于是"饭锅萝卜"至今被视为补品。

2. 萝卜汁饮：新鲜萝卜洗净捣烂榨汁 500 毫升，加入麦芽糖 50 克，隔火炖熟热饮，能治燥热咳嗽，咽喉不利。或萝卜捣汁，频频漱口，可解热毒，治口舌生疮，满口糜烂。

3. 萝卜煮羊肉：萝卜 100 克切块，羊肉 200 克洗净切块，一起加水煮烂，再加陈皮、良姜、生姜各 3 克，用胡椒、葱白、盐调味，文火再炖 30

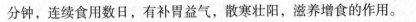

分钟，连续食用数日，有补胃益气，散寒壮阳，滋养增食的作用。

4. 萝卜橄榄菜：鲜萝卜300克，橄榄100克，文火煎汤代茶饮，有清热解毒，生津止渴，除烦，利尿的作用。

5. 三鲜萝卜卷：冬笋150克，香菇100克，葱、生姜适量，均切成小丁放入400克猪肉馅中，加入精盐、味精、胡椒粉和适量熟油一起搅拌均匀。白萝卜一个切成薄片，放入水中焯一下，这样用萝卜片卷馅时就不容易破了，然后把调好的三鲜肉馅卷在萝卜片里，放锅内用大火蒸8分钟左右，最后在萝卜卷上撒上一些红辣椒丝、姜丝、葱丝，再浇些热油，炝出香味即可，配热茶食用，可健胃消食，补中安脏。因萝卜有顺气行气，健胃消食的效果，和热茶搭配更为有效，故有"萝卜就热茶，气得大夫满地爬"的说法。香菇能"益气力，肥健人"，对肿瘤的治疗也有辅助效果。

6. 在食用萝卜时，千万不要将萝卜缨扔掉，因萝卜缨里的矿物质和维生素的含量要比萝卜本身多很多，因此嫩绿的萝卜缨是一种难得的鲜菜，且营养丰富，凉拌或做面均可食用。

因萝卜性偏寒而利肠，脾虚泄泻的人最好少吃；患有胃溃疡、十二指肠溃疡、慢性胃炎、单纯甲状腺肿、子宫脱垂等疾病的人切记不要吃萝卜。

附：莱菔子

萝卜的根、叶、种子都是用途很广的中药。《本草纲目》中记载："莱菔、根、叶同功，生食升气，熟食降气，主吞酸，化积滞，解酒毒，散瘀血，甚效。"《清宫秘史》一书中曾记录了这样一件事：光绪皇帝患痰涎壅盛，脘腹胀痛之症，要太医给他开补药吃，太医遵旨而行。光绪皇帝服后病势非但未减，反而加剧，后来太医院的下医在煎药时，偷偷在药中加入一把莱菔子，因莱菔子能行气健胃、消食化痰，故光绪皇帝吃了此药后，一剂病减，二剂病轻，三剂病愈。于是有人评说："萝卜一味，气煞名医。""一把莱菔子，功效比人参。"可见莱菔子对于食积腹胀，痰壅气滞，咳嗽喘逆及泻痢下重等症，有其独特的功效。

（十六）大白菜

白菜在古代称"菘"，原产我国，历史悠久，品种很多，一般分为普通白菜、结球白菜和苔用白菜，其中包括奶白菜、娃娃菜、小油菜、小白菜、芥兰等。我们平时说的大白菜是指普通白菜，如福山大包头、胶州大叶球、徐水核桃纹、天津独流青（天津绿）、北京青口菜等最为有名。一般在中伏播种，立冬之前收获（图3－16）。

俗话说"百菜没有白菜好"，大白菜号称"蔬菜之王"。清代《随息居饮食谱》指出："白饭青菘，养生妙法。"民间有"白菜吃半年，大夫享清闲"的说法，因为白菜中营养物质非常丰富，有多种维生素、胡罗卜素、膳食纤维、蛋白质、矿物质、微量元素等，具有促进消化，帮助吸收的作用，能增强人体的免疫力和抵抗力。白菜中的钼可阻断

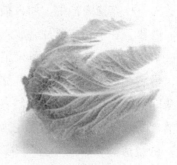

图3－16　大白菜

人体内形成亚硝胺，具有抗癌功能。有调查表明，日本和我国的妇女患乳腺癌的比例比西方妇女低，其中一个原因就是她们经常吃大白菜。

从中医角度来讲，白菜性属甘寒，可以益气生津，清热解毒，通利肠胃，润肺，解渴利尿等。因大白菜含水量较高，可以补充人体所需的水分，达到助消化的作用；大白菜中的粗纤维和木质素有通便作用，妇女多吃大白菜，能够有效地排出体内毒素；而且白菜含热量较低，不会增肥。总之，多食用些大白菜，不仅对心血管病、糖尿病、便秘的人及老人和儿童有好处，对中青年人的美容和抗衰老也大有益处，这说明其食用保健价值和医用价值都非常高。

大白菜一年四季皆可食用，但从气候变化来看，冬季是吃白菜的最好季节，这是因为冬季人们为防寒穿得多，出汗少，气候干燥，室内温度高，很容易导致上火。另外，很多人讲究秋冬进补，吃油腻的食品过多，运动量又小，很容易产生内热，此时吃大白菜既可清火，又可以排毒，可谓一举两得。大白菜的食用方法多种多样，无论是烧、炒、炖、煨、凉拌、腌制、做馅等，皆可成为美味佳肴。不过应注意的是，要掌握热锅、滚油、急火、快炒的烹饪诀窍，尽量减少维生素的损失。

1. 虾米拌白菜心：大白菜心 500 克，小虾米 15 克。白菜心洗净切丁，加盐腌二小时，滗去腌汁，略挤一下。将虾米用沸水加入少量黄酒浸发 15 分钟，然后在白菜上撒上虾米，再放入适量精盐、生抽、白糖、味精、香油等调料，拌匀即可。食用时口感鲜、甜、脆、嫩而爽。

2. 核桃仁扒白菜：将白菜心洗净，核桃仁去皮，分别用开水焯过。把南瓜蒸熟后，再加水用粉碎机制成南瓜汁。锅内加少许底油，放葱、姜爆香，倒入南瓜汁炒后放入白菜，用水淀粉勾芡，再放入核桃仁，加适量盐、白糖、酱油、料酒调味后，即可出锅。食用时咸鲜营养，清淡爽口。

3. 瓢白菜卷：选上好的白菜嫩层，切成 6 厘米宽，3 厘米长，放入中开水锅焯透，沥净水分。将肉馅内放葱、姜末、料酒、盐、味精，调好味，抹在白菜上打成卷，用蒸锅蒸 10 分钟后取出，放在盘内摆好，用清汤勾成芡汁撒在上面即可。此菜清淡而富有营养。

4. 白菜牛腩煲：白菜一棵洗净切成片，牛腩 700 克切成小块，用清水焯一下，撇去血沫，红枣 50 克去核。将牛腩、红枣加适量葱、姜后，煮一小时，然后加入白菜，同时放入盐、味精，再炖半个小时出锅即可。

5. 榨白菜汁：将白菜洗净切碎榨汁，食用时可根据口味加一些蜂蜜或盐调味。因白菜中的钙含量很高，一杯白菜汁的钙含量相当于一杯牛奶的钙含量，如果有的人不喜欢牛奶的味道，又需要补钙，可以考虑用白菜汁代替。

6. 酸菜：酸菜是北方人喜欢腌制和食用的菜肴之一，但是过量进食酸菜易刺激胃酸分泌过多，引起胃酸过多症，甚至发生消化性溃疡。酸菜在腌制的过程中酸度较高，所含的草酸进入胃肠后，会与其中的物质发生反应，产生草酸钙，形成泌尿系结石。酸菜在腌制过程中，也易被微生物污染，使其还原成亚硝酸盐，如食用过多，会使血液中的血红蛋白变成失去带氧功能的高铁血红蛋白，致使人体发生铁氧中毒。酸菜在腌制过程中，还会产生致癌的亚硝酸化合物，易诱发癌症，特别是发霉变质的酸菜，其致癌作用更为明显。因此在腌制和食用酸菜时应注意下面几点：

在腌酸菜时，要按 1 公斤酸菜放 4 片维生素 C 的比例加维生素 C，以阻断亚硝酸盐的形成。要腌透，盐要放足够量，用盐不足，细菌不能被完

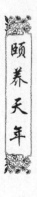

全抑制，会使菜中硝酸盐还原成有害的亚硝酸盐。腌透就要保证足够的腌制时间，因亚硝酸盐的含量在腌制过程中有一个明显的增长高峰，一般情况下，腌制品在被腌制的 3~8 天内亚硝酸盐含量最高，从第 9 天开始下降，20 天后开始消失，此时才可以开始食用。

不要过多和长期食用酸菜，倘若食用酸菜后出现全身乏力、心慌气短、腹胀等症状时，应立即到医院就诊。

（十七）小白菜

小白菜又称鸡毛菜、油白菜，几乎一年到头都可种植上市，但是从适口性、安全性和营养性来看，1 月至 3 月则是小白菜食用的最佳季节。中医认为，小白菜味甘苦、性凉，有泻火祛燥的作用。小白菜不论是维生素 C 含量还是纤维素的含量，都是比较高的，其含不饱和脂肪酸及钙、磷、铁等矿物质，可促进骨骼的发育，加速人体新陈代谢和增强机体的造血功能，能缓解精神紧张，有利于预防心血管疾病，并降低患癌症的危险性，还有通利肠胃，促进肠管蠕动，防治便秘的作用。

小白菜一般有两种，一种是青口小白菜，另一种是白口小白菜，挑选时要先看菜的根部。青口小白菜的根都是绿的，帮薄，叶子比较小，吃起来口感较好。白口小白菜根部是白的，帮厚有筋，叶子也比较大，吃起来口感较差，炒出菜来口感发涩。

小白菜吃法很多，可清炒或与香菇、蘑菇、笋合炒，或做小白菜汤，但总体来说，小白菜的口感都相对差一些。如果把小白菜直接切碎，剁成馅，可能不很好吃，会有苦涩的味道，若用水焯一下，则可去掉苦涩味道。小白菜不宜生食，有脾胃虚寒，大便溏薄者也不宜多食。用小白菜制作菜肴，炒、熬时间不宜过长，以免营养丢失。小白菜包裹后冷藏只能储存 2~3 天，连根贮藏至多 3~4 天。

（十八）豇豆

豇豆是夏季盛产的豆类蔬菜，有很高的营养保健价值。豇豆含有丰富的植物蛋白质和维生素 B、脂肪、碳水化合物、精纤维素、维生素 C 及钙、磷、铁等多种有益成分，因蛋白质含量丰富，故有人称豇豆是"蔬菜中的肉食品"。营养学家建议，老年人或长期吃素者，宜多以豇豆佐餐，因它易于消化，富含纤维素，可促进胃肠蠕动，常食之可防治便秘症。

中医认为豇豆味甘咸平，有化湿补脾的作用。《本草纲目》称它有"理中益气，补肾健脾"之功。它对动脉硬化、高血压、糖尿病、水肿、消化不良、暑热及便秘等病症，都有较好的辅助治疗效果。作为蔬菜，豇豆老嫩均可入馔，《隋息居饮食谱》中说："豇豆软（嫩）时采荚为蔬可荤可素，老则收子充食，宜馅宜糕。"

1. 糖醋豇豆：取鲜嫩豇豆，洗净切寸长，入沸水中稍煮后捞出，沥去水分，加入白糖、醋、盐、香油适量，拌匀即可。适用于脾虚便溏、泻痢、妇女白带过多等。

2. 蒜泥豇豆：将 500 克豇豆加水煮熟，切寸长，加入蒜泥 20 克，再加适量香油、味精、花椒、盐拌匀后食用，可治疗食积腹胀，肾虚遗精。

3. 豇豆可用肉（或不用）爆炒；或豇豆炖肉；或老豇豆熬粥、煮饭或制成糕点等。可健脾肾，生津液，最适宜老年体弱者食用。

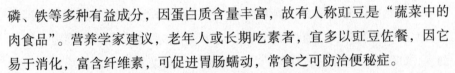

第五节　瓜　果

瓜果不仅营养丰富，美味可口，还可以补充人体必需的维生素和其他营养素。有谚语说"遍尝瓜果能成仙"，这说明适量搭配食用瓜果，可以延缓衰老，青春常驻。李时珍《本草纲目》载："木实曰果，草实曰瓜，熟则可食，干则可酺。丰俭可以济时，疾苦可以备药，辅助粒食，以养民生。"

一般来说，在一天之中，最科学的吃水果时间应该是进餐前一小时左右，这样可以防止因为进餐过多而导致的肥胖。但不能用吃水果来减肥，因水果味道甜美，很容易吃多，往往食糖量超标，而且容易消化的是单糖和双糖，虽然降低了食欲，但难以获得减肥效果。经研究发现，饭前 1～2 小时吃水果或饮果汁，水果或果汁的糖分能在一定程度上满足体内热量的需求，从而减少对食物的需求量。

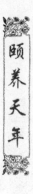

水果对人体并不都是有益无害的，所以在选择水果要因人而异。因为有些水果中含有较多的有机酸和单宁类物质；有些还含有活性很强的蛋白酶素，如菠萝、柿子、柠檬等，均可对胃产生刺激和伤害，出现胃痛、胀气、腹泻、便秘及消化不良等症状。因此，有些水果并不是可以随意多食，有胃肠疾病者更应谨慎选择。

不能用水果来替代正餐，吃水果有益健康，但不能以水果作为获取营养的主要来源。从营养学角度来说，人体需要多种基本营养，如碳水化合物、矿物质、蛋白质、维生素等，这些都不是单靠吃水果能够满足的。长期靠水果生存，对人体的内分泌系统、消化系统和免疫系统等都将产生不利影响。

水果不要削皮吃，对于可食用皮的水果，如苹果、梨等，还是连皮食用比较好；不能削皮而皮又可食的水果，如葡萄等，也不要吐皮。有很多人担心水果被农药污染，吃的时候总是把果皮削去或吐掉。其实，水果当中营养素含量最高，口感最好的部分恰好在果皮附近。因此，只要将水果彻底洗净，带皮食用才比较科学。

另外，腐烂的水果最好不要吃，即便削掉坏的部分也不安全，因为距离烂的部分也已经被污染。高档进口洋水果未必营养就好，因进口水果在运输途中已经开始发生营养物质的降解，新鲜度并不理想，而且需要长途运输，往往不等水果完全成熟便采摘下来，口感欠佳，再使用化学药剂保鲜，这些都会影响水果的品质。

一、坚果

坚果营养丰富，种类繁多，一般可分为两类：一类是树坚果，包括核桃、板栗、杏仁、腰果、榛子、松子、白果（银杏）、开心果、夏威夷果等。另一类是种子，包括花生、葵花子、南瓜子、西瓜子等。不同种类的坚果营养含量不同，但总的来说，坚果对人体健康的好处主要表现在以下几个方面：

1. 清除自由基：一些坚果类食物，如葵花子具有较强的清除自由基的能力，其作用与草莓、菠菜清除自由基的能力相比不相上下。

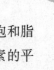

2. 降低妇女发生 2 型糖尿病的危险：研究表明，坚果中富含不饱和脂肪酸及其他多种营养物质，这些营养物质均有助于改善血糖和胰岛素的平衡。

3. 降低心脏性猝死率：由于坚果中含有抗心率失常的成分，因此，在控制了已知的心脏危险因素并做到合理的饮食和生活规律后，适当吃些坚果，可降低心源性猝死的发生率。与很少或从不吃坚果的人相比，每周吃两次或两次以上者，发生心源性猝死和因冠心病死亡的危险性均较低。

4. 补脑益智：坚果类食物中含有大量的不饱和脂肪酸、优质蛋白和多种重要的氨基酸，这些都是构成脑神经细胞的主要成分。

5. 调节血脂，如大杏仁，因富含不饱和脂肪酸，对高脂血症的血脂和载脂蛋白水平有良好的调节作用。

因坚果属高热量、高油脂食品，不可过量食用。坚果中含有大量不饱和脂肪酸，存放时间过长或不当均会产生酸败现象，导致味道变差，产生异味，其中油脂酸败的产物，还会危害身体健康。

（一）核桃

核桃又名羌桃、胡桃，是一种坚果类食物，与杏仁、棒子、腰果并称世界四大干果。在两千多年以前，中医就已经把核桃作为药食两用的佳品。自古以来，核桃就有"长寿果"、"万岁子"之美称。中医认为，其性味甘温，能补肾固精，益智补脑，温肺定喘，润肠通便。《本草备要》中记载："肉润皮清，入足少阴经，补命门，利三焦，温肺润肠，治虚寒咳嗽，腰脚重痛。"最近这些年发现核桃还可溶石排石，对一些胆结石和尿结石都有作用。《医学衷中参西录》载："胡桃，为滋补肝肾，健筋壮骨之要药，故善治腰痛腿疼，一切筋骨疼痛。因其能补肾，故能固牙齿，乌须发，治虚劳咳嗽，气不归元，下焦虚寒，小便频数，女子崩带诸症。其性又能消坚开瘀，治心腹疼痛，砂淋，石淋堵塞作痛，肾败不能漉水，小便不利。"（图 3 - 17）

核桃作为食品，含有大量油脂、脂肪酸，给人体的生长发育提供了能量，也提供了一些必需的脂肪酸。核桃含有较高的蛋白质，与粮食的蛋白相比，无论是量还是质量都更好，而且氨基酸的种类也比粮食类对人体更合适。因此，核桃蛋白质的构建对人体的发育有非常大的好处。另外，它还含有 B 族维生素，而 B 族维生素对能量的形成起很大作用。核桃的能量高，B 族维生素的含量相对也比较高。在我国居民的膳食中，容易缺乏 B 族维生素，这是因为 B 族维生素一般都存在于谷物的外皮中，不好吃，而且有很多在加工过程中被去掉了，所以适当吃

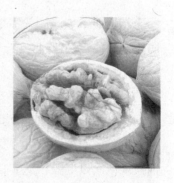

图 3 - 17　核桃

核桃可以补充 B 族维生素，对健康也非常有好处，核桃中含不饱和脂肪酸，如亚油酸占 71%，亚麻酸占 12%，这些成分能够降血脂，清除血管里面的动脉硬化。

核桃中富含磷脂，磷脂中含有胆碱，胆碱可以为神经传导提供原料。另外，核桃中的维生素 B，可以促进糖代谢，形成乙酰辅酶，这样对神经传导有非常大的好处，所以能补脑健脑。相传在清代，有一位荷兰的公使，老睡不着觉，痛苦得不行，有一次与负责外交的李鸿章说起这个事情，李鸿章就送给他一些核桃酪，这个公使吃了一个多月后，睡眠明显比以前好多了。这说明核桃能健脑，改善脑循环、增强脑力，对改善睡眠、神经衰弱、浑身乏力有一定好处。核桃中含有的维生素 E 在人体抗衰老方面有重要作用。

从营养学角度来说，生吃核桃营养要好一些，且口感好，吃着舒服，而且没有油腻的感觉。实际上在一年之中，主要是吃干核桃，虽然口感差一些（核桃仁的外皮发涩），但它的营养更全面。若要润肺止咳则应吃熟的。

经测定，核桃具有很高的脂肪含量，所以在吃的时候一定要控制好食用量，每天 20 ~ 30 克为宜，不要吃得太多。从中医来讲，核桃性温，阴虚火旺体质者应慎食。因核桃有润肠通便作用，因此大便腹泻者也不宜吃核桃。

下面介绍几个食疗方：

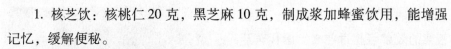

1. 核芝饮：核桃仁20克，黑芝麻10克，制成浆加蜂蜜饮用，能增强记忆，缓解便秘。

2. 枣泥核桃酪：核桃仁50克，用沸水浸泡，刷净外皮，小枣20克去核蒸熟，糯米200克浸泡一小时，上三种一起放入粉碎机中，加适量清水粉碎成糊。在锅内加水放入冰糖，待冰糖融化后加入粉碎好的糊，慢慢搅拌，当锅内的糖汁变得黏稠时即可。该酪浓香绵软，补血安神，补肾健脾益气，特别适用于中老年人身体虚弱者。

3. 芝麻核桃仁粉：核桃仁250克，黑芝麻250克，去杂质洗净，炒焦与核桃仁共同研成细粉，加白砂糖50克拌匀。每日2次，每次食用25克，温开水调服，能滋补肾阴，防治骨质疏松。

4. 分心木茶：两瓣核桃中间的木质隔膜，称分心木，也叫核桃隔，用开水冲泡服用，每次3~5克，早晚各一次，能补肾固精，常用来治疗遗精、滑泄等症。对老年人因肾虚引起的夜尿过多，影响睡眠有效。

《本草纲目》记载：洪迈云，"迈有痰疾，以胡桃仁三颗，生姜三片，卧时嚼服，及饮汤两三呷，又再嚼桃仁，姜如前数，即静卧。"经现代研究，核桃仁可对抗组织胺致支气管平滑肌痉挛引起的咳喘。

（二）板栗

板栗又称栗子、栗果，又被称作"木本粮食"、"铁杆庄稼"，因其生长时外表有"毛"，又称毛栗子。我国是栗子的故乡，早在三千多年前的《诗经》中已有"树之榛栗"的记载。栗子果形玲珑，色泽鲜亮，果仁饱满，清香甘甜，营养丰富，素有"干果之王"的美誉，深受人们青睐，在国际市场上享有"中国甜栗"之盛誉。（图3-18）

据测定，栗子中含有蛋白质、脂肪、胡萝卜素、维生素、矿物质等多种营养物质，它所含的不饱和脂肪酸对高血压、冠心病、动脉硬化、骨质疏松的患者有调养之功。其丰富的核黄素有助于预防和加速口腔溃疡的愈合，老年人常食用还可抗衰老。我国历代医学家均把栗子看成是益气，健脾，补肾强身的滋补佳品。中医认为栗子性味甘温，入脾、胃、肾三经，有养胃，健脾，补肾强筋，活血止血，止咳化痰等功效。民间用板栗补养和治病的方法很多，殊不知，生食板栗的效果可超过熟食。唐代医药学家孙思邈就说，板栗，"肾之果也，肾病宜食之。""生食之，甚治腰脚不遂。"他强调了"生吃"这一用法。中老年人若养成每日吃风干生栗的良好习惯，可达到有效的预防和治疗肾虚及腰酸腿疼的目的。每日早晚各吃生板栗三四枚，

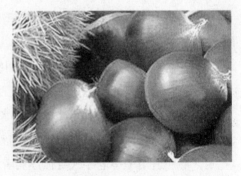

图 3 - 18 板栗

把栗子放在口中细细嚼碎至口感无渣成为浆液时，一点点咽下去，能起到很好的保健效果。无怪乎宋代药学家苏颂在《本草图经》中极口称赞"果中栗最有益"了。

板栗熟食能和胃健脾，缓解脾虚。吃糖炒栗子每天7~10枚即可。

1. 栗子粥：栗子肉50克，粳米100克煮粥，熟后加适量白糖调味，具有补肾虚，壮筋骨，健脾胃之功。

2. 栗子鸡：去壳板栗400克，童子肉鸡500克，切成小块，锅内放油80克左右，放入鸡块、姜片，糖炒，再放鲜汤、葱、花椒、酱油。煮沸后改小火焖烧30分钟，此时放入栗子肉，烧至鸡肉熟透，能滋补肝肾，健脾养胃，是中老年人的保健佳肴。

3. 麻仁栗子糕：栗子粉、玉米粉各150克，芝麻仁、火麻仁、红糖各20克，发酵粉2克，将这些原料拌匀后用水和面做成糕坯，上笼蒸熟即成。此糕不仅能补益老年人脾胃之虚，还有润肠通便的功效，可防治老年人由于津枯肠燥而引发的便秘，也适用于肾气不足而引起的腰酸乏力等患者。

4. 桂花栗子羹：栗子肉200克洗净切片，藕粉50克用清水调匀，青梅肉切碎，糖桂花、玫瑰酱各5克，白糖30克。锅内加水烧开后，倒入栗片和白糖，撇去浮沫，待栗片熟后将藕粉汁边搅边均匀地倒入锅中，待成透明羹状时即可出锅，盛入碗中撒上青梅片，糖桂花和玫瑰酱即成。这道小吃红黄绿白，色彩绚丽，羹汁晶亮浓稠，栗片脆嫩可口，桂花芳香四

溢，是治疗营养不良、神经衰弱及慢性肝炎、慢性胃炎等病症的食疗佳肴。

栗子虽养人，生吃过多，则难以消化。熟食过多，易阻滞肠胃。一般而言，每天食用栗子的量以 6~10 枚为宜。栗子要选外壳完整，颜色自然，不特别油亮的为好。发霉的陈栗子千万别吃，以免引起中毒。由于栗子含糖量高，糖尿病人要少食或不吃。有爱上火，发烧，食积停滞及脘腹胀满者不宜多食。

（三）大杏仁

大杏仁也是世界四大干果之一，营养丰富，其所含的脂肪中有 69% 是单不饱和脂肪酸，能够有效地降低对人体有害的低密度脂蛋白胆固醇。杏仁中含有丰富的维素 E 及钙、钾、镁等矿物质，而这些物质的吸取，如果仅靠人工合成的维生素是远远不够的。

通过进食杏仁可以降低胆固醇含量，而这一做法无须降低总的脂肪含量就可以实现。所以常食杏仁能有效地预防心血管疾病，其心脏病的发作机会比不吃者要降低近 50%。胆固醇的降低和不饱和脂肪酸量的增加，对健康非常有利。而对于喜爱素食的人来说，杏仁可以为其补充足够的蛋白质。目前，在治疗高血压的食疗方法中也特意提出，一日进食约 21 个杏仁，每周食用 4~5 次，对防止疾病大有好处。

（四）榛子

《本草纲目》载"仁，甘平，无毒"，能"益气力，实肠胃，令人不饥健行"。因榛子富含蛋白质、维生素和多种微量元素，对体质虚弱，易饥饿的人都有很好的补养作用。榛子还可降低胆固醇，能有效地防止心脑血管病的发生。榛子中的紫杉酚成分，具有防癌的功效。另外，每天写

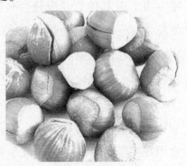

图 3-19　榛子

作，看电视或在电脑前工作的人，多吃点榛子，对视力有一定保健作用。

（图 3 - 19）

（五）花生

花生又名长生果，为秋季第一坚果，营养丰富。《本草纲目拾遗》记载："花生味甘气香，能健脾胃，饮食难消者宜食之。"中医认为花生性平和，而味香美，生用能清火润肺，炒用能健脾胃。

花生含有多种维生素、卵磷脂和蛋白质，还含有一种生物活性很强的天然多酚类物质——白藜芦醇，对预防营养不良、糖尿病和心血管病有显著的作用。花生中所含的植物固醇，如 β - 谷固醇，能通过多种途径抑制细胞分裂，预防癌症。由于花生营养丰富，又有多方面的健康功效，所以美国宇航局将花生确定为航天食品。据有关研究结果表明，每天食用 25 克左右花生之类的坚果，作为低饱和脂肪和低胆固醇膳食的一部分，可以降低患心脏病的风险。

黑花生：为濮阳农科所培育的新品种，它除含有丰富的铁、锌、钙等微重量素外，硒的含量比普通花生高 100 倍。黑花生鲜湿紫红，晒干乌黑，常食用可以强身健体，延年益寿。因含硒量较高，常食还能防止癌细胞扩散，阻滞肿瘤形成，并远离都市富贵病的侵扰。

花生的食用方法很多，若用油炸、油煎或爆炒花生，对花生中富含的维生素 E 及其他营养成分会有所破坏，也较为油腻；用油高热烹制，还会使花生甘平之性变为燥热之性，多食、久食均会上火。最好食用水煮花生，因此法能保留花生中原有的植物活性化合物，如植物固醇、皂角甙、白藜芦醇、抗氧化剂等，且爽口而又有营养。

食用花生要特别注意保证安全，因为花生是最容易感染黄曲霉菌的农作物，而黄曲霉菌毒素是迄今为止所发现的毒性最强的致癌物质。所以在食用花生前，首先要将外观呈黄绿色的霉变花生剔除掉，将好花生用流动的水浸泡漂洗，煮熟后再食用。由于黄曲霉菌素耐热 200℃ 也不会被破坏，故高热不能解决问题，但黄曲霉菌素能溶于水，所以经过漂洗、水煮，能去除花生上污染的相当部分黄曲霉菌毒素，从这个角度看，吃煮熟的花生，更加安全和健康。

1. 煮花生小窍门：先将花生洗净，捏上小口。锅内加水，放入花生，加适量调料，用大火烧开锅后五分钟，关火焖40分钟左右即可，既省时省火，口感又好。

2. 花生猪骨粥：粳米250克，猪骨250克（尾骨或脊骨最好）洗净剁成小块，花生仁100克洗净后，用水浸泡，皮蛋两个切成小块。将花生仁和猪骨倒入煲内，加水烧滚约煲半小时，再入粳米、皮蛋，煲好后加香油、胡椒粉、盐等调味品即可。猪骨含大量钙质、多种元素及骨胶原，能强筋壮骨，补血生髓；花生仁能补血增液，补脾强胃。

花生还可用作辅料，如打豆浆或煮粥放些花生米；炒菜可放炸花生米；把花生米炒熟打碎放在面条或米饭里食用，可增加美的口味。

3. 巧用花生除口臭：将花生去壳后，放到嘴里慢慢地反复咀嚼，然后吐出来，反复咀嚼10粒，可以有效去除口腔异味，这是因为花生含有多种天然芳香物质的缘故。

4. 应该注意的是：花生衣就是花生仁外面的那层红色种皮，它含有丰富的营养成分，其营养价值要比花生高出许多，但因为一种涩味而常常被人搓开弃而不吃，只吃花生不吃红皮的吃法不仅浪费，而且不够科学。吃花生应该剥去壳后，连皮一起吃，这样的吃法还能提高白细胞的作用，它是一种不可多得的提高免疫力的食品。

另外，因花生含油脂多，消化时需要多耗胆汁，故有胆病者不宜食用；花生能增进血凝，促进血栓形成，故患血黏度高或有血栓的人不宜食用。

（六）葵花子

葵花子是维生素E含量最为丰富的食品之一。维生素E是出色的抗氧化剂，有助于维持神经、肌肉组织的正常功能，使毛细血管壁更稳固，这样原本淤滞的血液循环可以恢复顺畅，有助于防治手足皲裂和色斑的生成。

医学研究表明，怕冷与饮食中矿物质的缺乏有关，葵花子中钾、钙、磷、铁、镁等矿物质含量十分丰富；同时葵花子含热量也较高，每100克去皮葵花子所含的热量约为 610 千卡，比同等重量的米饭、猪肉、羊肉、鸡鸭肉所含的热量都要高，所以可以抵挡寒冷的气候。另外，冬季是心脑血管疾病的多发季节，而葵花子中富含亚油酸则能起到预防高血压、动脉硬化等心脑血管疾病的作用。

冬季光照相对较少，人们的情绪也会受其影响，特别容易引发或加重抑郁症，经常进食富含 B 族维生素的食物，对改善不良情绪及抑郁症将大有裨益，而葵花子中就含有大量的维生素 B_8。美国生物学家证实，葵花子能辅助治疗抑郁症、神经衰弱、失眠症等，还能增强人的记忆力，可见经常吃点葵花子，也能让心情充满阳光。

葵花子虽好，但因热量较高，不宜多食，以每日不超过 50 克为宜，体胖超重者尤应注意。吃葵花子时最好用手剥皮，这是因为经常用牙磕葵花子，既不卫生，又容易使口角糜烂，而且吐壳时将大量津液吐掉，时间久了容易导致口舌干燥，味觉迟钝，食欲减少。另外，过多食用葵花子会消耗体内的胆碱，从而影响肝细胞的正常生理功能，所以肝功不好或患有肝炎、肝硬化的病人，最好少吃或不吃。

二、水果

（一）樱桃

樱桃，又名莺桃，是鲜果中最先登市的佼佼者，先百果而熟，早熟品种四月中旬即可上市，故有"春果第一枝"的美称。（图 3 - 20）

樱桃名美，形态更佳。唐代诗人白居易在《樱桃颂》中赞道："圆转盘倾玉，鲜明笼透银，内园题两字，西液赐三臣，荧感晶华赤，醍醐气味真，如珠未穿孔，似火不烧人……琼液酸甜足，金丸大小匀。"李时珍认为，它宝石般的果实，美若桃形，极似古代玉制珠串戴在脖子上的璎珞，璎与樱同音，故称"樱桃"。樱桃娇小玲珑，晶莹光泽，圆若珍珠，赤若玛瑙，其形色又颇似美女的朱唇，故历来受到人们的喜爱。

樱桃品种众多，成熟时深红色的叫朱樱；颜色发紫，皮里有细黄点的叫紫樱；色黄而发亮的叫腊樱；大而红的叫樱珠；大如弹丸，核小肉厚，甘甜如蜜的叫崖樱。在诸多品种中，以个大肉厚，色香浆多的紫樱为佳品。

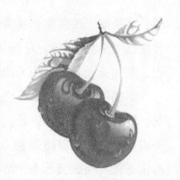

图 3－20　樱桃

樱桃不但色香味美，而且营养丰富，除含一般水果的营养成分外，其铁的含量居诸果品之首，大大超过梨、橘子和苹果，含维生素 A 也高于苹果、葡萄和柑子的 4～5 倍。此外，它的蛋白质、糖、钙、磷、维生素 B、维生素 C 及胡萝卜素的含量也均较为丰富。鲜樱桃既可食用，又可加工成蜜饯、樱桃酱、樱桃酒、罐头等。鲜樱桃在食用时应先用水浸泡，消毒后才可食用。

樱桃有很好的医疗保健价值，中医认为樱桃味甘微酸、性温，具有益气、祛风湿、生津止渴、调中益颜、养脾开胃、止泄精、泻痢等功效，可治疗四肢麻木、风湿性腰腿痛、病后体虚气弱、心悸气短、口渴咽干等。临床观察证实，樱桃是防治贫血病的最佳水果，又是治疗痛风、风湿病的良药。另外，樱桃还含有褪黑激素，因此具有双倍的抗衰老作用。但过多食用樱桃会令人伤筋骨，败血气，每次不能多食。

樱桃酒：用樱桃 1000 克，浸泡在 2000 克米酒中，10 日后即可每日饮用两次，每次 30～40 毫升，对风湿病、关节疼痛、麻木、腿脚不利均有佳效。用樱桃泡酒，宜选择低度的粮食发酵酒，如米酒、黄酒或 40 度以下的高粱酒。樱桃酒宜储存在避光、阴凉的地方，一般可存放 8 个月至一年。

（二）草莓

草莓，又名洋莓、红莓，属蔷薇科多年生草本植物，原产于欧洲，上世纪末传入中国。其浆果形如鸡心，果肉洁白多汁，酸甜适口，香味浓郁，营养丰富，有"水果皇后"之美称。草莓品种很多，如章姬草莓，长园锥形，颜色鲜红，表皮平滑光亮，口感香甜而有奶油味，故又名奶油草莓；丰香草莓和佐贺草莓的形状都是短园锥形，颜色偏橙红色，表皮也略粗糙；达赛草莓呈暗红色，大小不一，形状各样，表皮较硬而粗糙；相比之下，章姬草莓品质最好。草莓含有丰富的果糖、蔗糖、葡萄糖、柠檬

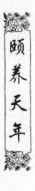

酸、苹果酸、硫胺素、核黄素、胡萝卜素、烟酸等营养成分，其维生素 C 含量比苹果高 10 倍，是低糖低热量食品，它的各种营养成分极易被人体吸收，是儿童、老人及病人的滋补之品。

祖国医学认为，草莓性凉，味酸，具有清热解毒，生津止渴，凉血清暑，健胃润肠等功效。近代医学发现，草莓中的胡萝卜素是合成维生素 A 的重要物质，能够增强视力。其所含维生素 C 能增强血管的韧性和弹性，防止血管发生破裂出血及堵塞，对脑出血、脑梗塞、心肌梗死、下肢静脉炎有一定的防治作用。更为重要的是，草莓中含有大量的番茄红素，有抑制活性氧的作用，能防止体内产生自由基。而自由基属体内的垃圾物质，对体内所有的细胞都有不同程度的破坏作用，是引起血管硬化、组织老化、骨质疏松、头发脱落等一切衰老现象的"元凶"，因而使人过早衰老。而草莓中所含的番茄红素能清除体内的自由基，延缓人体的衰老，因此称草莓是抗衰老的水果。另外，草莓中还含有较多的天冬氨基酸，能预防老年人发生肺炎、肝炎、慢阻肺、癌症、老年痴呆、帕金森氏病等。因此，医学家将其列为十大长寿和减肥食品之一，是有科学道理的。

清洁草莓会减少营养的流失，清洗方法至关重要，这是因为草莓中含有的花青素可溶于水，如果长时间浸泡，不但影响草莓的外观，还会使花青素流失，所以浸泡时间不宜超过 5 分钟。相对其他水果而言，清洗草莓时用果蔬清洗剂不如用盐水的效果好，因为用果蔬清洗剂清洗草莓，容易破坏草莓的果肉组织，加之草莓的皮很薄，容易出现破损和腐烂，清洗剂的残留也不易冲洗干净。即使用淡盐水清洗，也不要翻洗，尽量浸泡。

草莓可洗净后直接食用，也可以拌糖吃，或将草莓切块，放入少量清水，用文火煎煮，加入适量砂糖，再煮 5~10 分钟，即成果酱，装瓶食用。

作为保健品食用：

1. 将草莓洗净后去萼榨汁，每日早晚服用，可治咽喉肿痛。教师、演员及播音员长期服用，获益尤多。

2. 鲜草莓 60 克，冰糖 30 克，加水炖烂，每日服用 3 次。可治疗经久不愈的无痰干咳症。

3. 每顿饭前吃 50 克草莓，可治胃口不佳，积食胀痛。

4. 草莓榨汁加等量米酒混匀，每日早晚各饮 30～60 克，对营养不良或病后体弱者，均有补益作用。

由于草莓中含草酸钙较多，有胆结石、输尿管结石、膀胱结石的人不宜多食，以免引起不良反应。

（三）枣

枣又称大枣、小枣、红枣，为鼠李科落叶小乔木或灌木植物枣的成熟果实。我国是红枣的原产地，已有 3000 多年的种植历史，品种多达 400 余种，它与桃、李、梅、杏等并称为"中国五果"。枣是国人传统喜食的果品之一，也是老年体弱者的传统滋补品，有"木本粮食"之誉，属于药食两用之品。

民间有很多谚语生动地说明了枣的丰富营养和食疗性，"一日食三枣，郎中不用找。门前一棵枣，红颜直到老。要想皮肤好，粥里加红枣。五谷加小枣，胜似灵芝草。一日吃三枣，终生不显老。宁可三日无肉，不可一日无枣"等。枣有鲜枣和干枣之分，两者的成分有些差别。鲜枣内含有丰富的维生素类物质，特别是维生素 C 的含量为百果之冠，故称其为"天然的维生素丸"，所以吃鲜枣补充人体的维生素更为有利。然而鲜枣易于变质腐烂，故需烘晒为干枣，才能便于长期保存，通常我们所称的"大枣"即指干枣。干枣中的维生素 C 可随水分的丢失而减少。

枣营养丰富，在宋朝孙光宪所著《北梦琐言》一书中载有一则故事：在很早以前，河南省洪县的一个小村子里，有一位老姑娘名叫青姑，虽年过半百依然长得亭亭玉立，"如处子"。原因是她平常爱吃当地出产的一种无核枣，此枣营养特别丰富，又长得肉厚皮薄，质细味甜，由此可见食枣的不凡功效。在我国的第一部中药学专著《神农本草经》中将大枣分为上品，称其有"安中养脾，助十二经，平胃气，通九窍，补少气、少津、身中不足……和百药"等功效。《长沙药解》称："大枣，补太阴之精，化阳明之气，生津润肺而除燥，养血滋肝而息风。"《本草纲目》载："枣为脾之果，脾病宜食之，味甘性平，补中益气，养脾气，平胃气，润心肺，通九窍，助十二经，坚志强力，除烦安神，久服令人肥健悦颜，轻身延年。"

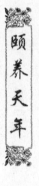

可见古人对大枣功效的推崇。

现代医学研究证实，大枣含有丰富的蛋白质、脂肪、糖类、有机酸、胡萝卜素、维生素和部分矿物质钙、磷、铁等，还含有三萜皂苷类、生物碱类、黄酮类及有机酸类，如熊果酸、齐墩果酮酸等多种有效成分，具有延缓衰老，抗氧化，提高免疫功能，改善脂肪代谢和抗肿瘤等作用。大枣中所含的环磷酸腺苷参与机体核酸与蛋白质的代谢，可促进蛋白质及抗体的合成，从而增强人体抵御疾病的能力，能扩张冠状动脉，增强心肌收缩力；此外，环磷酸腺苷还能通过抑制过敏性炎症介质，如组织胺缓激肽、花生四烯酸等的释放，从而发挥抗过敏作用；大枣还有保护肝脏，增强体力的作用。

近些年来，"吃应季食物"渐渐在国际上成为一种健康潮流。国内外健康专家都认为，应季食物与气候相合，品质新鲜，比存放过久的食物更有利于健康。金秋是收获的季节，是一年一度的水果盛宴，应季新鲜水果陆续成熟，脆嫩甜美的鲜枣是最宝贵的果品。鲜枣不是补品，也不是药材，而是一种美味的水果，是维生素 C 的无冕之王。而维生素 C 的好处尽人皆知，特别是对于经常食用不新鲜蔬菜、肉制品和海产品之人，食物中形成致癌物亚硝胺的危险较大，如果能经常吃些高维生素 C 的食物，对健康十分有益。同时，鲜枣对于调节免疫力、解毒肝脏和防治心血管疾病的效果更好。在诸多枣的品种中，以冬枣的皮薄、肉厚、清脆、香甜为佳品。大枣可与多种药物或食物配伍组成药方及食疗方：

1. 大枣粥：大枣 10～15 枚洗净，大米 50～100 克淘洗干净，放入锅内加适量水，煮至稠熟成粥，入冰糖（也可不加）搅拌后即可食用。有补中益气，健脾和胃，养血安神之功。适用于脾胃虚弱，中气不足的倦怠乏力，食少腹胀，腹泻，血虚脏燥，精神不安者食用。

2. 大枣桂莲粥：将淘洗干净的糯米 100 克，大枣 10 枚，莲子 10 克（去心），一同放入锅内加水适量，用旺火烧开，再用文火煮熟，在煮至将熟时加入桂圆肉 8 克和适量冰糖，再稍煮一会即可食用。此方具有生津润燥，安神养血之功效。适用于心脾两亏、气血不足、失眠多梦等症，并对阳痿、遗精、早泄等症也有良效。

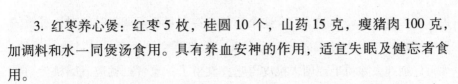

3. 红枣养心煲：红枣 5 枚，桂圆 10 个，山药 15 克，瘦猪肉 100 克，加调料和水一同煲汤食用。具有养血安神的作用，适宜失眠及健忘者食用。

4. 鲜枣、红枣男女老幼皆宜食用。在加工时，大枣肉质较松，要急火烧煮。小枣肉坚，要文火多煮。吃枣肉要选用小枣，吃枣汤选用大枣。煮粥选用小枣，蒸糕用大枣。

5. 有过敏体质的人可每次取 5～8 粒肉质比较肥厚的大枣嚼食，每日吃 2～3 次即可起到预防作用。已经发作的过敏性疾病，如荨麻疹、湿疹、过敏性紫癜等，也可坚持吃同样数量的红枣进行辅助治疗。

红枣虽有良好的补益效能，但应注意下面几点：

枣吃得过多，可能会引起腹胀、腹泻，故每天以不超过 20 枚为宜；枣含糖量高，糖尿病人应慎用；吃枣时应减少主食，以避免能量过剩；有些妇女在经期，常会出现眼肿或脚肿的现象，这是湿重的表现，这类人群就不适宜吃红枣，因为红枣味甜，多食易生痰生湿，导致肿胀加重；体质燥热的妇女也不适宜在经期吃红枣，否则会造成月经量过多；由于外感风热引起的感冒，发烧者及腹胀气滞者，亦属禁食人群。

（四）鲜桃

在夏季成熟的众多水果中，桃子也许是公认最宜养人的，主要是因为桃子性味平和，营养价值高，有"果中皇后"之称。桃中除了含有多种维生素和果酸以及钙、磷等无机盐外，含铁量是苹果和梨含量的 4～6 倍，具有补益气血，养阴生津的作用，是缺铁性贫血病人的理想辅助食物。中医认为，桃有生津活血、消积的作用。李时珍《本草纲目》载："桃作脯食，益颜色，肺之果，肺病宜食之。"由于桃含钾多，含钠少，特别适合水肿病人食用，其粗纤维还能增强胃肠蠕动，有利于消化和吸收。另外，桃还有降逆止咳的作用。桃浆多汁，味道鲜美，有除烦止渴，生津液，通二便的功效，为老幼皆宜的食品。

桃虽好吃，但不可多食。李时珍说："生桃多食，令人腹胀及生疮疖，有损无益。"桃味甘性温，多食易上火，凡是内热偏盛，易生火毒疖子的人不宜多食，但吃桃脯就没有这个限制。特别需要强调的是，对桃过敏的人不能吃桃，因为过敏症状有轻有重，千差万别，轻者只是对桃毛过敏，如果仔细地去除桃毛或削去桃皮再吃就没事了；重者吃桃肉或喝桃汁均可引起过敏。过敏症状多表现在嘴上，常见的症状是嘴唇水肿发胀，增厚，发痒。此时可在泡的绿茶中放点盐，用热茶盐水清洗过敏部位，后再涂上六一散（滑石6、甘草1共研为极细面）。为防桃毛过敏，吃前可以用盐直接揉搓表皮，然后再用清水冲洗，能较干净地去除桃毛。没有完全成熟的桃最好不要吃。

（五）葡萄

葡萄，又称草龙果、蒲桃、蒲萄。据记载，我国葡萄是西汉时张骞出使西域时从大宛国（今塔什干）带回来的。其实，我国很早就有野生葡萄，产于陇西、敦煌等地的野山丛林之中。《本草纲目》就记载"神农本草已有葡萄，则汉前陇西旧有，但未入关耳"。又据《中国果树图说》中说："我国周朝已栽培葡萄了。"葡萄在全世界的果品生产中，其产量和栽培面积一直名列前茅，是水果中的珍品。

葡萄品种很多，味道鲜美，多汁味甜，营养丰富，是一种益气养身的水果。《神农本草经》载："葡萄味甘平，主筋骨湿痹，益气培元，强力，令人健壮，耐忍风寒，久食可轻身，延年不老。"《本草纲目》载："可逐水利尿，益气补血，补脑益神，除烦明目，解渴效甚。"《滇南本草》说："大补气血，舒筋活络。"《隋息居饮食谱》说它"补气，滋肾液，益肝阴，强筋骨，止渴，安胎"。

葡萄有丰富的营养，浆果除含有水分外，还含糖类葡萄糖、果糖和戍糖；有机酸有苹果酸、酒石酸以及少量的柠檬酸、琥珀酸、没食子酸、草酸、水杨酸等及各种维生素、氨基酸、蛋白质、碳水化合物、粗纤维、胡萝卜素、硫胺素、核黄素、尼克酸、抗坏血酸及钙、磷、铁等。近代医学发现，葡萄皮和籽中含有一种抗氧化物白藜芦醇，对心脏血管疾病有积极的预防和治疗作用，这种抗氧化剂可清除体内的"自由基"等废物，从而抑制癌细胞的生成，防止肿瘤生长。多吃葡萄、喝葡萄汁和适量饮用葡萄酒对人体健康有很大好处。可食用鲜果或制成多种制品食用。

1. 葡萄汁：取紫葡萄 60 克洗净后，加 300 毫升水煮沸，煮到皮、籽及肉都分开时为止，用纱布袋过滤，去掉残渣，加糖少许后再次煮开，放冷却后即成。

2. 三汁饮：葡萄汁、鲜藕汁、生地黄汁、蜂蜜等量，一起加热，每次饭前服 20 毫升，可治疗热淋、小便涩少或疼痛带血。

3. 葡萄汁、芹菜汁各 15 毫升，混匀用温开水送服，早晚各一次，可防治高血压。

4. 葡萄干 30 克，早晚嚼食，可用于病后体弱、痰多无力、头晕心悸等，连食有效。

因葡萄易引发泄泻，每次不宜过量食用。

（六）苹果

在各种水果中，苹果的营养最齐全，其所含植物纤维和有机酸较多，不仅能促进小肠蠕动，还能吸收细菌和"肠毒"。人吃苹果后，血液中具有预防动脉硬化的脱辅基蛋白 A 大量增加，而有加速动脉硬化作用的脱辅基蛋白 B 含量逐渐减少，这表明吃苹果可以防止动脉硬化；苹果中还含有类黄酮和果胶，对预防心脑血管病的发生有一定的作用。如果食物中含蛋白质较多，食后分解成氨基酸，致使人的血液呈酸性，使人感到疲劳乏力，而苹果中含有的钾离子能够中和酸性体液的酸根，可使人精力充沛。苹果汁能保持大脑内乙酰胆碱的水平，这对于保护大脑健康至关重要；苹果内大量纤维素可使肠道内的胆固醇含量减少，粪便量增加，减少直肠癌的发生；果胶及黄酮类化合物还能破坏致癌污染物，从而具有防癌作用；苹果中含有能增强骨质的矿物质硼和锰，能大量增加血液中雌激素和其他化合物的浓度，这些物质能有效防止钙质流失，故能预防骨质疏松；苹果富含钾、纤维素和果酸，有利于体内钠盐的消化与排泄，从而防治高血压；果酸还能防治肌肉松弛，有助于保持健美苗条身材，也有益于防止因为衰老和疾病而导致的肌肉萎缩症。

老年人不宜吃过凉或太热的苹果。如果怕酸，可以在苹果泥或苹果汁中加点白糖或蜂蜜；牙口不好的老年人可以将苹果切成薄片或用勺子刮成果泥吃。一般情况下，老年人每天上午吃一个中等大小的苹果即可，糖尿病人应少食或在医生指导下食用。苹果核内含有的氢氰酸（果肉内没有），对人体有害，食用过多很可能会导致头晕、头痛，呼吸频率加快。因此，吃苹果不要吃核。

（七）荸荠

荸荠，又名马蹄、地栗、乌芋，为莎草科植物荸荠的地下球茎，是我国独特的作物，历史悠久。古代最早的工具书《尔雅》中已有记载：营养丰富，亦果亦蔬，汁多味甜，自古有"地下雪梨"之美誉，北方人则视之为"江南人参"。我国气温较暖的地方均有出产，多栽培于水田中。（图3-21）

荸荠营养丰富，含有蛋白质、脂肪、碳水化合物、粗纤维、钙、磷、铁、钾、镁、抗坏血酸、多种维生素和矿物质。可用于小儿口疮、咽干喉痛、消化不良、小便不利、麻疹、热咳、消渴、痔疮出血、误吞铜器、解毒等。其汁是小儿麻疹患者的最好饮料。荸荠是防癌抗癌食物，常作为治疗癌症的辅助食品。经常吃荸荠还有预防铅中毒和高

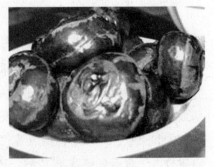

图3-21　荸荠

血压的功用。荸荠中还含有一种抗菌成分"荸荠素"，对金黄色葡萄球菌、大肠杆菌、产气杆菌、绿脓杆菌等有抑制作用，故也用于一些炎性疾病的治疗。中医对荸荠的评价也很高，认为它性味甘、微寒，滑而无毒，具有清热、生津开胃、消食、润燥、明目、清音、醒酒等功效。《本草纲目》中述"乌芋（荸荠古名）饭后生吃，开胃下食，除胸中实热，疗膈气，消宿食；作粉食之，明耳目，消黄疸，厚人肠胃，能解毒，生吃煮食皆良"。

1. 荸荠汁：内服可治阴虚肺燥、咳嗽多痰、烦渴便秘诸症。
2. 雪羹汤：荸荠与海蜇丝炖汤，有清热祛痰、降血压的作用。

3. 三汁饮：荸荠汁、鲜藕汁、梨汁同服，对热病烦渴、咳嗽、津液不足等有疗效。

荸荠中有抑菌作用的荸荠素不耐高温，故荸荠以生食为宜。因荸荠是水生植物，易感染姜片虫，所以生食荸荠必须洗净去皮，用开水烫一下，以免食入姜片虫囊蚴，导致疾病。荸荠性寒，脾胃虚寒者勿食为宜。

（八）菠萝

菠萝为我国四大名果之一，因其前端有绿叶一簇，形似凤尾，又名凤梨。以营养丰富，香味浓烈，经济价值高而著称。菠萝有其独特的果形，鲜丽的色泽，果内汁多脆嫩，是不可多得的佐餐佳品，果与汁均可入药。（图3－22）

菠萝含有蛋白质、脂肪、糖类、粗纤维、胡萝卜素、苹果酸、多种维生素及钙、磷、铁等营养成分。菠萝中的蛋白酶能帮助食物消化，可解腻消食；菠萝还含有一种酶，有使血凝块消散，避免血管阻塞和保护心脏的作用。由此可见，菠萝是名副其实的"沁人心脾"的水果。菠萝内含丰富的果汁，能起到分解人体脂肪，防止脂肪沉积的作用，所以是一种很好的减肥水果。

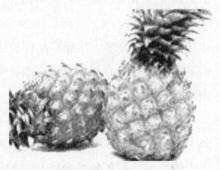

图 3－22　菠萝

菠萝性平、味甘、微酸涩，入脾、大小肠经，具有补脾益气，消食开胃，生津止渴，利小便的功效。可用于消暑，身热烦渴，腹中痞闷，消化不良，小便不利，头昏眼花等症。

菠萝一般可生食，或加工成果汁，或制成罐头、蜜饯、果酱，还可以做成果羹或与鱼肉同煮食。

吃菠萝时，应先将果皮削去，然后切成圆片，在2%的盐水中浸渍2～3分钟，这样不仅能除去果肉内所含皂素，防止中毒，而且可去除涩味，使甜香风味充分发挥，口感更佳，这样做还可避免一部分人的过敏反应。

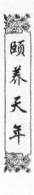

这种反应称为"菠萝病",一般表现为吃菠萝15分钟至60分钟后出现腹痛、恶心呕吐、腹泻、头昏、头痛、头冒冷汗、皮肤潮红、全身发痒、四肢及口舌发麻等症状,严重者还可出现呼吸困难,甚至休克。如果出现这些现象,应立即送医院治疗。另外,患有消化道溃疡、肾病及血液凝固功能不全者,也应少吃或不吃菠萝,也不要空腹吃菠萝。

（九）西瓜

西瓜属西瓜葫芦科植物,相传在我国元代的五代时才由西域传入内地,故名"西瓜"。《日用本草》说西瓜"清暑热,解烦渴"。西瓜素有"冷如冰雪甜如蜜"的美称,其性甘味寒,确实是一种无可替代的清暑佳品,其清热作用被称为"天然白虎汤"（白虎汤是中医清热退烧名方）。夏天中暑,出现发热、口渴、尿少等症,或患有其他急性热病,出现高热、多汗、大渴、烦躁、尿痛等症都宜用西瓜做辅助治疗。此外,西瓜还有宽中下气、疗喉痹、利小便、解酒毒等功效,并对肾炎及心脏性水肿的治疗很有帮助。

西瓜是"六瓜"中的唯一水果,果汁含量极为丰富,含水量高达96.6%,在所有瓜果中名列第一。西瓜除了不含脂肪外,汁液中几乎包括了人体所需要的各种营养成分,如维生素 A、B_1、B_2、C 和蛋白质、葡萄糖、蔗糖、果糖、苹果酸、精氨酸、粗纤维素及钙、铁、磷等矿物质。现代医学认为西瓜适用于高血压、肾炎、肝炎、胆囊炎、黄疸等病症。

1. 西瓜翠衣:将深绿色的瓜皮,去净瓤肉,在烈日下晒干即得。具有清热解暑,泻火除烦,生津止渴,利小便的作用。

2. 翠衣银花饮:西瓜翠衣200克,金银花9克,洗净将二者一起入砂锅加水后煎煮30分钟左右,用纱布过滤取汁,加适量白糖,分次饮用。可治因暑热而出现的心烦口渴、目赤、咽喉肿痛、小便短赤等。

3. 用盐渍西瓜翠衣拌以糖醋,可以醒酒解毒。

4. 西瓜霜:用西瓜皮与中药皮硝混合后烧研产生的白色结晶,将其吹在口内防治口、舌、唇内生疮。

西瓜属生冷之品,每次不要吃得过多,否则会伤脾胃,引起腹胀、腹泻、饮食不振等。有脾胃虚寒、消化不良及年老体弱者也应少食西瓜，尤其不宜吃冰镇西瓜。因西瓜含糖 5%，糖尿病患者要少吃西瓜。吃羊肉后也不宜吃西瓜，因羊肉性味甘热，而西瓜性寒，进食后不仅大大降低了羊肉的温补作用，也易引起脾胃功能失调。不要吃切开放久的西瓜，因易发生变质或感染细菌，所以最好现吃现切。

（十）梨

梨品种繁多，最常见的主要有皇冠梨、天津鸭梨、香梨、沙梨、贡梨、水晶梨、砀山梨等。梨因其鲜嫩多汁，香脆酸甜适口，含有大量（约85%）水分，被称为"天然矿泉水"，自古就被尊为"百果之宗"。梨还含有丰富的维生素 B_1、B_2、C 和钙、磷、铁等微量元素及糖、蛋白质、烟酸、苹果酸，这些成分对人体非常有益，特别是所含的天门冬素对人体健康具有特殊功效。梨不仅是水果中的佳品，也是治病的良药。据《本草纲目》记载，梨"润肺凉心，消痰降火，解疮毒酒毒"。中医认为，梨性微寒味甘，能生津止渴、润燥化痰、润肠通便等。对热病伤津，心烦口渴，肺燥干咳，咽干舌燥，或噎膈反胃，大便干结，饮酒过度，头晕目眩，失眠多梦等有良好的辅助疗效。梨还是肝炎、肾脏症患者秋季的保健果品。

梨的不同吃法，可产生不同功效，民间对其有"生者清六腑之热，熟者滋五脏之阴"的说法。

1. 生吃或榨汁饮用：生吃脆梨对于生津止渴、补肺润燥、通肠润便有特效。

2. 冰糖蒸梨：是我国传统的食疗补品，将梨煮熟后再吃，或加入少许冰糖，有滋阴润肺、止咳祛痰的功效，对嗓子有良好的润泽保护作用。对痛风病、风湿病及关节炎也有防治功效。

3. 可配用某些药物，加工后再吃，则针对性较强。

（1）梨一个，刺 50 个小孔，每孔填入花椒一粒，文火炖熟，凉后去花椒食之，可止咳化痰。

（2）川贝酿梨：鸭梨 3 个，从上部削开，留下最上端小盖，挖净梨核，用开水烫一下，再放在凉水中过一下，然后将冬瓜 50 克切成小方丁，

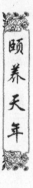

与糯米饭 50 克、冰糖适量（打碎）搅拌均匀后，分别装在三个梨内，再将川贝粉 6 克分成三份，撒在上面，盖上梨盖，上锅用旺火蒸 10 分钟后，把蒸好的梨取出放于盘中，再用 70 克左右冰糖加水熬成浓汁，分别浇在三个梨上即可。有润肺清痰，降火除热之作用适用于中老年人咳嗽痰多。

（3）山楂梨汁：山楂 200 克去核洗净，梨两个洗净去核，切成小块一起榨成汁倒入杯中，加少许白糖，搅拌均匀后饮用。能促进胃液分泌，增强中老年人的胃肠功能。

（4）生梨三鲜：梨两个去核洗净切成片，将鲜藕 100 克切成片，在沸水中焯一下，胡萝卜片少许焯熟，将上三种原料放在一起，加白糖 10 克，适量盐、醋、香油搅匀后食用，可祛火生津，消炎。适用于咽喉干燥痒痛、音哑等症。

梨虽好，但不能过多食用，因梨性寒凉，多食能损伤脾胃，助阴湿，即"多食梨易动脾"，可使人食欲大减。有脾胃虚弱、大便稀薄、腹部常有不适者应少吃梨。

（十一）香蕉

中医认为，香蕉性寒味甘，有清热止渴、凉血解毒、润肠通便等功效。从营养学角度看，香蕉是营养高、热量低、含钾量最高的水果，且有丰富的食物纤维和淀粉。香蕉几乎含有所有的维生素和矿物质，因此从香蕉中可以很容易地摄取各式各样的营养素，故常食香蕉，有益身体健康。经研究发现，香蕉含有一种能帮助人体产生 5 - 羟色胺的物质，可以驱散悲观烦躁的情绪，增加平静和愉快感。因香蕉中钠和胆固醇的含量低，又含有多种维生素，经常食用能有效地防治血管硬化，降低血液中的胆固醇，其所含的钾也能降低血压。香蕉中还含有抑制真菌和细菌生长繁殖的蕉皮素，用香蕉皮贴敷患处，能使瘙痒消除，可治疗因手癣、体癣等引起的皮肤瘙痒症。由于香蕉含热量低，有一定的减肥作用。

香蕉最适宜存放的温度是 10℃ ~ 11℃，不能用冰箱存放，温度过低，易使香蕉表皮冻伤，加快其氧化，导致变质。存放香蕉最好的方法是用绳子把香蕉穿起来，然后放在通风较好的地方吊起来。

大家都知道，香蕉有很好的润肠通便作用，但青绿色不熟的香蕉和外表有些黄，吃起来肉质发硬发涩的香蕉都起不到这种作用。因为这种香蕉含有鞣酸，可抑制肠液的分泌，食用后不但不能通便，反而会加重便秘的症状。治疗便秘要选择通便能力强的大蕉，如皇帝蕉等品种。

香蕉性寒，含钾量高，所以肾炎、肾功能不全、脾胃虚寒者，最好少食或不食香蕉，空腹也不能食用香蕉。糖尿病患者也应限制食用香蕉。

（十二）山楂

山楂，又名山樝、山里红、红果。野生者个小、酸甚、肉坚实，多入药用。经嫁接后结的果实个大，果肉松软，多供食用。其果实近似球形，果皮鲜红或紫红，有光泽，是我国独有的水果品种，已有三千多年的栽培历史。在北方多有栽种，待秋天果实成熟时，漫山遍野一片绯红，煞是壮观，故山楂又有"胭脂果"的美称。

山楂有很好的营养和医疗价值，是国家卫生部公布的法定药食两用植物。中医认为，山楂酸甘、微温，入足太阴脾经和足阳明胃经，能消积散瘀，破气化痰。现代研究证实，山楂含有蛋白质、脂肪、碳水化合物及磷、铁等多种营养物质，其中维生素 C、维生素 E、胡萝卜素的含量尤为丰富，是良好的抗氧化剂，能提高机体免疫力，增强体质，减缓衰老。山楂果肉中还含有较多的膳食纤维，是身体的"肠道清道夫"。

山楂能防治心血管疾病，可扩张血管，增加冠状动脉血流量，改善心脏活力，具有强心和兴奋中枢神经系统的作用；可以降低血压和胆固醇，有软化血管、镇静和利尿作用；能开胃消食，特别对消肉食积滞作用更好。山楂中所含黄酮类化合物中的壮荆素具有抗癌作用；也能消除局部淤血，对跌打损伤有辅助疗效。所以老年人常吃山楂及其制品，能增强食欲，改善睡眠，预防动脉粥样硬化，减缓衰老，延年益寿，故山楂被人们视为"长寿食品"。

山楂可以直接服用，也可以经过加工成熟山楂、山楂粉、山楂糕、山楂罐头、山楂果茶、山楂糕点等食用。食用山楂时应注意：

1. 市场上的山楂制品含糖很多，应少吃，特别是糖尿病患者应禁食。

2. 山楂虽然营养价值高，但一定不能多吃，特别是在空腹时更不能多吃，以免引起胃酸过多，造成胃部疼痛，诱发疾病甚至溃疡。应在饭后食用以助消化，吃完后要及时刷牙。

3. 山楂不要与海鲜一起吃，因为山楂内含有鞣酸，遇到海鲜里的高蛋白质容易发生沉淀，妨碍消化功能。

4. 山楂不宜与黄瓜、南瓜、胡萝卜同食，因为这些食物含有维生素 C 分解酶，可分解山楂中的维生素 C，使其营养价值降低。

5. 正在服用维生素 K 时不应食用山楂，因维生素 K 是止血药，山楂是活血药，同时服用会降低维生素 K 的疗效。

6. 山楂能抵消人参的补气作用，故不能与人参等补品同时食用。

7. 山楂是酸性食物，有收缩作用，如果有先兆流产或习惯性流产的孕妇，早期不要吃。如果以前有过早产的孕妇，为了保险起见最好也不要吃。

8. 有消化性胃溃疡患者或脾气虚弱的人，亦应少食或不食。

（十三）枸杞

枸杞为茄科木本植物枸杞的成熟果实，俗称枸杞果、红宝，全国很多地方出产，而以宁夏产的皮薄、肉厚为佳。枸杞含有丰富的营养物质，如果糖、蛋白质、粗脂肪、胡萝卜素、硫胺素、核黄素、多种维生素、烟酸、钙、磷、铁等，并含有亚油酸、甙类、胺类和锗等。枸杞自古以来就被视为延年益寿之品，古医籍中的长寿名方如"龟龄集"、"龟鹿二仙胶"、"七宝美髯丹"等，大都选用枸杞子作滋肾润肺，补肝明目，生精益气，养血安神之用。《神农本草经》认为，久服可轻身不老。《食疗本草》说："能益人，去虚劳"。多用于治疗精血不足，头晕目眩，肾虚腰痛，遗精阳痿，视力减退等病症。现代药理研究证实，枸杞子有营养细胞，保护视力、肝、肾和心脏、血管等功能，并可降低胆固醇，兴奋大脑神经和性神经，是抗衰老的最好补品之一。它能增强老年人的免疫功能，使一些生理生化指标接近于年轻人的水平。它还有防癌抗癌的作用，对人体起到保护作用。（图 3－23）

枸杞子吃法多种多样：

1. 用枸杞子 15 克泡茶饮，饮后再慢慢嚼食枸杞子，每日一次；亦可将枸杞子 50 克，用酒浸一周后饮用，每日早晚各服 10 毫升。用枸杞子和红枣各 20 克，煮粥食用。枸杞也可以生吃、炖鸡、炖肉、煮稀饭等。市场还有枸杞糖、枸杞膏、枸杞茶、枸杞酒、枸杞罐头等产品，可根据需要选用。

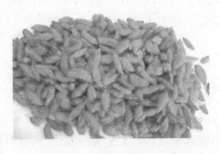

图 3 - 23　枸杞

2. 枸杞海参鸡蛋汤：具有补肾养肺、养心益智、补肝明目的作用，尤其适合老年人食用。枸杞 25 克、海参 25 克切成条状，葱、姜切末。用鸽子蛋 12 个，煮熟去皮后，用干淀粉拌均匀，放进油锅炸成金黄色。锅内放少许油，放入葱姜末煸炒出香味后，锅内加适量水，放入海参烹煮，锅开后放适量盐、白胡椒粉及少量糖和酱油，再把炸好的鸽子蛋放入锅中，用大火煮 20 分钟，放入枸杞，改小火煮 10 分钟后，用少量的水淀粉勾芡，再撒上香菜末即可（也可以不放）。

因海参含蛋白质较高，胆固醇的含量几乎为零。因此，食用海参对于预防高血压、冠心病、动脉硬化等疾病有着积极的作用。另外，海参还有补肾滋阴，养颜乌发的作用，对于抗衰老也有较好的功效。

（十四）猕猴桃

猕猴桃原产于中国，又名刺梨、毛梨、大红袍、奇异果等。其种类有很多，李时珍认为它是"其形如梨，其色如桃，而猕猴喜食"而得名。猕猴桃其味甘甜，清香多汁，可以说是各种水果中营养最丰富，最全面的保健水果，号称"水果之王"。（图 3 - 24）

猕猴桃含有维生素 C、K、E 等多种维生素，属营养和膳食纤维丰富的低脂肪食品。据统计，每 100 克猕猴桃鲜果中含维生素 C 100 ~ 420 毫克，比苹果高 20 ~ 80 倍，比柑橘高 5 ~ 10 倍，比柠檬高 10 倍；含糖 15 克，蛋白质 1.6 克，钾 320 毫克，钙 56.1 毫克，并含有叶酸 8%，有"天然叶酸

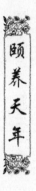

大户"之美誉，还含有铁、磷、镁、胡萝卜素及各种氨基酸。

猕猴桃富含精氨酸，能有效地促进血液流动，抑制胆固醇在动脉内壁的沉积，阻止血栓的形成，对降低冠心病、高血压、心肌梗塞、动脉硬化等心血管疾病的发病率有特别功效。猕猴桃中含有大量的钾，能促进人体钠的排出，钾还可

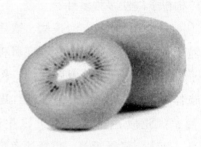

图 3-24　猕猴桃

以软化血管，从而降低血压。在前三位低钠高钾的水果中，猕猴桃因比香蕉和柑橘含有更多的钾而位居榜首，再加上含有较多的维生素 C 和微量元素，这些成分是维持心血管健康的重要营养物质。猕猴桃中含有抗突变成分谷胱甘肽，有利于抑制诱发癌症基因的突变，对鼻咽癌、肝癌、肺癌、皮肤癌、前列腺癌等多种癌细胞病变都有一定的抑制作用。

猕猴桃是含维生素 C 最丰富的水果，常吃可以在不知不觉中起到美白的作用，而且外用美容效果也不错。洗过脸后，用去皮后的猕猴桃均匀涂抹脸部后进行按摩，对改善毛孔粗大有明显的效果。猕猴桃中的果酸能够抑制角质细胞内聚力及黑色素沉淀，有效地去除或淡化黑斑，在改善干性或油性肌肤组织上也有显著的功效。

选购猕猴桃，要放熟后再吃，因坚硬状态的猕猴桃中含有大量蛋白酶，可分解舌头和黏膜的蛋白质，而引起不适。可把猕猴桃与成熟的梨或苹果等同袋混装，水果散发出的催熟气体"乙稀"，便会加快猕猴桃果实成熟。也可以通过提高存放环境的温度来催熟。

四川都江堰市自古盛产猕猴桃，并以生产的"毛梨酒"为名。杜甫曾有诗云："山瓶乳酒下青云，气味浓香幸见分。"这种"乳酒"便是猕猴桃酒，因其混浊似乳而得名。据史料记载，青城山的道士酿造的猕猴桃酒已有一千多年的历史，世代相传，这种酒清香爽口，滋味醇厚，具有很好的强身健体功效。

值得注意的是，猕猴桃性寒，因此每次不能多食，特别是脾胃虚寒者

应慎食，腹泻时更不能食用。每日吃 1～2 个猕猴桃就能满足人体需要，食用时间以饭前后 1～3 小时较为合适。由于猕猴桃维生素 C 含量高，易与奶制品中的蛋白质疑结成块，不但影响消化吸收，还会使人出现腹胀、腹痛、腹泻，因而食用猕猴桃后，不要马上喝牛奶或吃其他乳制品。

（十五）柚子

柚子在每年的八月十五左右成熟，被称为"天然水果罐头"，是一种皮厚耐藏的水果，品质好的品种有蜜柚和沙田柚两种。中医认为，柚子味甘酸、性寒，有健消食、化痰平喘、润肺、补血、清肠、利便、解酒的功效，可促进伤口愈合，对败血症有较好的辅助疗效。（图 3－25）

柚子营养价值很高，含有非常丰富的蛋白质、有机酸、维生素 C、维生素 B_2、维生素 P、胡萝卜素、类胰岛素等成分及钙、磷、镁、铁、钠等人体必需的矿物质，也含有丰富的钾元素。柚子含脂肪很少，含热量极低，是一种很好的减肥食品。柚子还含有生理活性物质皮甙，能降低血液的黏稠度，减少血栓的开成，故而对脑血管病有较好的预防作用。新鲜柚肉内含有类似胰岛素的成分，因此柚子更是糖尿病患者的理想水果。柚子中所含大量维生素 C 及天然果胶，能降

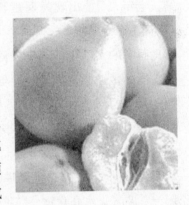

图 3－25　柚子

低人体血液中的胆固醇含量，并有助于钙和铁的吸收，增强人体体质。

柚子虽好，因其性寒，所以气虚及脾胃虚寒的人不宜多食。柚子又有清肠的作用，经常腹泻的人也应少食。

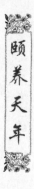

第四章　良好睡眠

睡眠医学作为一个新兴的独立学科，正在迅猛发展，在中国首届科协学术年会上，已经有专家把睡眠医学称为"21世纪科学新的生长点"。睡眠障碍已成为一个世界性的健康问题。世界卫生组织发布的一项调查报告显示：在世界范围内，大约有1/3的成年人都曾遭受过失眠症的痛苦与折磨。老年人可能出现睡期延长，躺在床上很久才能入睡，睡眠质量下降（夜间睡眠醒的次多，醒后再入睡比较困难）等情况。在长期服用安眠药帮助睡眠的人群中，老年人约占40%。为了提高人们对睡眠重要性的认识，国际精神卫生和神经科学基金会在2001年提出，每年3月21日为"世界睡眠日"。

为了促进我国睡眠研究事业的迅速发展，1993年中国睡眠研究会被正式批准为国家独立一级学会，主要从事睡眠基础研究和临床医学研究。在2003年3月21日将"世界睡眠日"的主题活动正式引入中国。睡眠就像阳光、空气、水和食物一样重要，它不仅直接占有人生1/3的时间，而且还间接地影响人生另外2/3的时间。睡眠与活动交相更替，是人体适应自然界昼夜变化的一种自然调节的生理功能表现。睡眠不仅能消除疲劳，而且能使身体所必要的物质重新获得补充，以保证有足够的精力进行工作、学习和生活。

祖国医学历来重视睡眠科学，认为"眠食两者为养生之要务"。睡眠是平衡人体阴阳的重要手段，也是最好的储备及充电，更是消除疲劳，走出亚健康的养生第一良方。中医的睡眠机制是"阴气盛则寐，阳气盛则寤"。也就是说阴气旺盛的时候利于睡眠，阳气旺盛则不利于入睡，所以提倡睡子午觉。子时和午时是人体精气"合阴"及"合阳"的时候，有利于养阴及养阳。晚上最好11点以前入睡，因为这个时候休息最能养阴，确

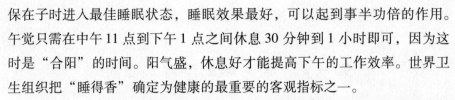

保在子时进入最佳睡眠状态，睡眠效果最好，可以起到事半功倍的作用。午觉只需在中午 11 点到下午 1 点之间休息 30 分钟到 1 小时即可，因为这时是"合阳"的时间。阳气盛，休息好才能提高下午的工作效率。世界卫生组织把"睡得香"确定为健康的最重要的客观指标之一。

睡眠与人体健康密不可分，没有人可以离开睡眠，如果睡眠时间不足，或者睡眠质量不高，就会引起烦躁不安，情绪不稳，注意力不集中，头昏脑胀。长期失眠，则与身体疾病有密切关系，可使人体免疫力下降，抗病和康复疾病的能力低下，容易感冒，并加重其他疾病或诱发原有疾病的发作，如心血管、脑血管、高血压等疾病，严重者还会造成精神情绪障碍。

睡眠不仅是"青春常驻"的秘诀，也是"天人合一"的养生精要。睡眠可以抚平精神的创伤，忘却心底的烦恼，减轻精神的压力。好好地睡上一觉，是解决许多问题的最佳良方，也是养生的一个重要方面。

"天天睡得好，年年人不老"，如果持续一段时间睡眠不足，人就会面色苍白，精神疲惫，就会加速衰老。睡眠相伴一生，特别是老年人，睡眠浅而总的睡眠时间缩短，在睡眠过程中，因血流速度减慢，易引发心脑血管等疾病，需加倍关注。

目前，对睡眠的功能及过程中发生的许多生理病理及其发生机制，尚缺乏深入系统的了解。但大量事实证明，夜间睡眠过程发生的异常与疾病，与白天出现的症状和疾病是密切相关的，就以最常见的高血压来说，不明原因的原发性高血压有 1/3 是由阻塞性睡眠呼吸暂停综合征引起的，其特点是经一夜睡眠后，不仅血压不下降，反而较睡前更高，以致发生脑血管意外。此类疾病按传统方法治疗常不理想，但如解除睡眠时的呼吸暂停与低氧，高血压即能得到控制，甚至治愈。

在日常生活中，对健康人而言，常见睡眠时间不足和睡眠质量低下，成年人平均每天睡眠 6.5~8.5 小时，但是也有人每天只睡 3~4 小时，只要能保证正常的生理需要，都是正常的。睡眠质量高的人可以用较少的睡眠时间得到较好的睡眠效果，主要是因为入睡快，睡得深。相反，睡眠质量低的人则入睡慢，睡得浅。要提高睡眠质量必须变习惯睡眠为科学睡

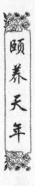

眠，才能节约宝贵的睡眠时间，满足现代社会和生活需要。

第一节　常见睡眠障碍及原因

中国睡眠研究会公布的睡眠调查结果显示，中国成年人失眠发生率为38.2%，高于国外发达国家，失眠现象的增多是现代社会发展的产物，它和发热一样，是一个症状，而不是一个独立的疾病。与失眠有关的疾病有200多种，最常见的有80多种，如高血压人群中，1/3有失眠现象；心脏病人群中，1/5有失眠现象。

失眠可以分为三种情况：上床后难以入睡，易于惊醒和睡眠持续时间短于正常或睡眠不深。失眠主要是精神过度紧张或兴奋，也可以由疼痛、环境不安静或服用兴奋性饮料或药物等原因引起。每个人一生中都可能有过失眠的经历，这些均"事出有因"，有的属于正常的心理生理现象，有的是由于内在或外在的客观原因而导致。偶尔的失眠完全不必做任何治疗，当造成失眠的原因被解除后，失眠症状自然会消失。

（一）失眠症即属睡眠障碍，世界卫生组织对失眠症的诊断标准为：1. 入睡困难与睡眠持续困难。2. 每周至少出现三次，且持续一个月以上。3. 睡眠紊乱造成病人明显的苦恼或影响了其正常生活的个人功能活动。4. 不存在造成这种状况的器质性因素，如神经科或其他内科疾病或服用某种药物。

除了失眠外，睡眠障碍还包括嗜睡、多梦、睡得不踏实、打呼噜等低质量睡眠。睡眠不好，容易引起进食状况不佳、大小便功能紊乱等现象，而口干、便秘、尿频等症状又加重了睡眠障碍，影响了生活、工作及情绪，遇事容易冲动。

（二）失眠的发生率较高，并且成了困扰老年人生活的难题。引起失眠的原因很多，也很复杂，概括起来主要有以下几种：

1. 生理因素：年龄越大，睡得越少，众所周知神经细胞随年龄的增长而减少，而睡眠是脑部的一种活动现象。由于老年人神经细胞减少，自然引起老年人睡眠障碍，而失眠则是最常见的症状。

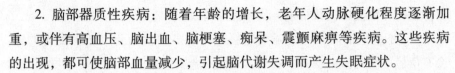

2. 脑部器质性疾病：随着年龄的增长，老年人动脉硬化程度逐渐加重，或伴有高血压、脑出血、脑梗塞、痴呆、震颤麻痹等疾病。这些疾病的出现，都可使脑部血量减少，引起脑代谢失调而产生失眠症状。

3. 全身性疾病：老年人全身性疾病发病率较高，多患有心血管疾病、呼吸系统疾病，以及其他退行性脊椎病、颈椎病、类风湿性关节炎、四肢麻木等。这些可因疾病本身或伴有症状而影响睡眠，也可加重老年人的失眠。

4. 精神疾病：据有关资料统计，在老年人中，有抑郁状态及抑郁倾向的比例明显高于年青人，抑郁症多伴有失眠、大便不畅、心慌等症状。其睡眠障碍主要表现为早醒及深睡眠减少，随着年龄的增长，后半夜睡眠障碍越来越严重，主要症状多为早醒和醒后难再入睡。

5. 心理社会因素：各种心理社会因素使人产生的思考、不安、怀念、忧伤、烦恼、焦虑或痛苦等，都可使老年人产生失眠症。其主要特点为入睡困难，脑子里想的事情总摆脱不掉，以致上床许久仍辗转反侧睡不着，或者刚刚睡着，又被周围的声响或恶梦惊醒，醒后再难以入睡。

6. 环境因素：也是引起老年人入睡困难及睡眠不安的原因，如居室邻街，喧哗，周围环境嘈杂等。环境杂乱不宁，还易将睡眠浅的老年人吵醒，而不易再入睡。也有的老年人因为换了生活环境而睡不着觉。

7. 药物因素：睡前服用了引起神经兴奋的药物，如治疗结核病的异烟肼、治疗喘息的麻黄素、氨茶碱等，使人产生兴奋而难以入睡。另外，左旋多巴、苯妥英纳等都能引起失眠。左旋多巴除了引起失眠外，还可引起恶梦，而扰乱睡眠。

8. 有的老年人对睡眠有恐惧感，担心一眠不醒，一旦遇到失眠，心情十分紧张。紧张情绪，反过来又影响睡眠。有时即使睡着了，也是恶梦不断，形成恶性循环。

9. 白天睡眠过多：老年人白天没有太多的事情要做，所以小睡过多，也是影响夜间老年人睡眠的原因之一。

10. 夜尿增多：夜尿次数增多是老年人的普遍现象，除了利尿剂可以增加夜尿次数外，老年人逼尿肌功能紊乱以及前列腺肥大，膀胱内残余尿

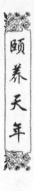
多，也会导致夜尿次数增多，从而扰乱睡眠。

11. 不良生活习惯：如睡前饱餐，胃肠要加紧消化，装满食物的胃，会有信号不断刺激大脑的兴奋点，人便不会安然入睡，正如中医所说"胃不和，则卧不安"。

第二节　健康睡眠的环境与用品

要想睡好觉，有一个舒适的休息环境至关重要。环境要安静，避免时钟干扰和外界噪音干扰；室内光线和布置要柔和，不要太刺眼；要保持室内空气新鲜和室内的温度和湿度，室内温度宜在16℃～18℃之间。若室内干燥可用加湿器，或在室内放盆水，或在地上洒一些水，或在暖气片上放块湿毛巾等。总之，应在舒适、安静和令人放心的地方睡眠。

要选择合适的床及其用品，因为你生命的1/3时间将与它们共度。

1. 床：一般来说，床铺高度以略高于人的膝盖为宜，老年人腿脚不利落，床铺太高上下床不方便；床铺太低，床下通风不好容易受潮。床铺高低适当，也便于卧床时自取床下用品，如便壶、痰盂等。床的宽度以肩宽的2.5～3倍最适宜，床太窄不容易翻身，影响睡眠深度；太宽也会产生不安心理而影响睡眠。在众多的各类床中，最有利于睡眠又符合生理健康要求者，应首推木板床，其次是藤床和棕床。最不符合生理要求的是沙发床，席梦思床和弹簧床，对人体健康不利，尤其是身患脊柱疾病的人。如果患有脊柱结核、腰椎间盘突出症、脊柱滑脱症等，可使病情加重。这些床柔软，容易变形，人睡在上面，无论是仰卧还是侧卧，都会使受压部位下沉，造成脊柱的弯曲或扭转，使人体正常的脊柱曲度发生改变，致相关的肌肉和韧带张力过大，使其得不到充分的放松和休息，而出现腰酸腿痛，久之，可成为致病因素。另外，人在一夜的睡眠时间，要自觉或不自觉地翻动身体20次左右，床太软时翻动费力，而增加心脏负担，对心脏不好的老年人非常不利。床垫表面层宜采用柔软材料，利于肌肉放松，中间层应有一定硬度，一般在硬床上加用一个5～10厘米的软垫或棕垫即可达到以上要求。床垫过厚易引起虚热内生，过薄则易受寒气外袭。

2. 被子：被子的内容物最好是棉花，每周凉晒一次，每次晒 1 ~ 2 小时，既杀菌又能保持其松软度，被里及床单要柔软舒适，经常洗换。

3. 枕头：枕头对于人来说可谓至关重要，我国人民历来比较讲究用枕。枕头多种多样，如圆枕、扁枕、长方枕、凹形枕；其材料有布枕、竹子枕、藤枕、席枕、瓷枕；其内容物有荞壳、谷（稻）糠、中药枕、充气枕、弹簧枕、软塑料枕等。究竟哪一种好，由于个人体验不同而众说纷纭。

俗话说"高枕无忧"，一般来说，这话科学性不强，因为枕头过高，容易使颈椎过于前屈，呈现反张畸形，颈椎间的平衡随之失稳，颈部软组织过度紧张、疲劳，容易发生"落枕"，久而久之，颈项僵硬变直，活动受限，可诱发颈椎病。但患有冠心病、慢性肾功能不全的病人可采用适当的高枕，这样可以减轻心肾负担，缓解症状。高热病人的枕头适当增高，可减少头部充血，保护大脑。若睡眠时枕头过低，头过分后仰，颈前部肌肉和皮肤紧张，压迫气管，影响呼吸，会产生口干、舌燥、咽喉疼痛和打呼噜等现象。如侧卧不垫枕头，一边的项颈肌肉也会由此过分拉伸，疲劳而致痉挛，疼痛及活动受限。因人头部的血管容易充血，使血管壁的压力增加，睡醒后常有头昏脑胀的感觉，面部及眼皮还常会出现浮肿现象。故一般来说，健康人是高亦忧，低亦忧，即俗话说的"枕头没选对，觉越睡越累"。

枕头多高才合适呢？实验证明，一般在仰卧时颈项平直为度，头在枕头上的垂直高度成人以 6 ~ 9 厘米为宜。我从一次调查中发现，睡高矮合适圆枕头的人，颈椎病发病率很低；而睡高枕之人，发病率明显增高。如在治疗颈椎病时配合睡眠枕头，疗效明显提高。其制作方法：枕头的两端为方形，当中用一块整布缝制成圆形，枕头的内容物荞壳、谷糠等为好，装填要松软，一般以直径 15 厘米，长 33 厘米为宜，这样符合颈椎的自然生理曲线。将圆枕枕于颈部，既可缓解后颈肌群和韧带的劳损，又可起到颈托和轻度牵引的作用，并能减轻骨质增生对神经的压迫，防止颈椎病。我国古人亦有"长寿三寸枕"之说，与现代研究结果很一致。

4. 药枕：依照"闻气治病"、"闻香病除"之理，凡血脉能到之处，

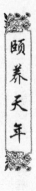

孔窍也必与之相通，凡气息能进入的地方，药味也可渗入，故许多药物的有效成分可以透过皮肤吸收；花香宜人，经呼吸进入体内，使脏腑和、经络通，达到防治疾病的目的。虽然药枕可以帮助治病，但不是所有的人都适合用药枕。中药保健枕，没有副作用，可长期使用；但若用中药枕治疗某一种疾病，则应对症，否则可能会损害身体。另外，对有过敏体质的人，嗅异味恶心而影响食欲的人及颈部有特殊疾病的人也不宜使用药枕。

一个枕头不能长期使用，更不能终身制，每半年左右要更换一次枕芯内容物。因枕头可藏有多种细菌及螨虫，因此，枕皮要经常清洗，枕头也要经常晾晒。

第三节　选用正确的睡眠姿势

姿势不对，干什么都累。我国古人描写人体的优良姿势为"立如松，坐如钟，走如风，卧如弓"。所谓"卧如弓"，就是睡相自然和谐。人体心脏位于胸腔的左侧，肝脏位于右季肋部，胃通向十二指肠的开口都是从左向右开的。因此，人们选择了一种最佳的卧姿——向右侧卧位，弯曲双腿。这样，心脏处于高位，不受压迫；肝脏处于低位，供血较好，有利于新陈代谢；胃内食物借重力作用，朝十二指肠推进，可促进消化吸收。同时，全身处于放松状态，呼吸均匀，心跳缓慢，大脑、心、肺、胃肠、肌肉、骨骼得到充分的休息和氧气供给。平卧仰睡和左侧卧位也是可以的，俯卧是最不好的卧姿，有害于健康。

（一）对于一个健康人来说，大可不必过分拘泥于自己的睡眠姿势，因为一夜之间，人往往不能保持一个固定姿势睡到天明，绝大多数人是在不断变换着睡觉的姿势，这样更有利于解除疲劳。

1. 方向：地球磁力线是从北极发出，经地面伸向南极，人的睡眠方向头朝北脚冲南是顺应磁力线的，利于气血通畅，减少能量消耗，可以提高睡眠质量。

2. 起床速度：一觉醒来不要起床过急，猛起时，血液往下走，致头部缺血易发生危险；醒来后先在床上做些 5 ~ 10 分钟的小动作，然后再缓缓下床。

（二）当身体有某些疾病时，则应注意睡姿对健康的影响：

1. 高血压：可将枕头垫稍高些，但不要超过肩宽。脑血栓患者应采取仰卧位，有关医学家调查 2000 例脑梗塞病人后发现，95% 以上的病人习惯于侧卧，这样，在动脉已经硬化的基础上，加重了血流障碍，特别是颈部血流速度减慢，容易在动脉内膜损伤处逐渐形成血栓。

2. 心脏病患者：右侧卧位可减轻心脏的负担，若已出现心衰，可采用半卧位，以减轻呼吸困难，切忌俯卧和左侧卧。

3. 冠心病、心绞痛患者：宜睡 10～15 度的倾斜床，上半身高，下半身低，使下腔静脉回流到心脏的血液减少，有利于心脏休息。

4. 肺气肿患者：宜仰卧，并抬高头部，同时双手向上微伸，以保持呼吸通畅。

5. 胃溃疡患者：宜左侧卧位，如果向右侧卧，从胃部反流向食管的酸性液体回流量大大多于正常情况，而且持续不断，可引起胃部灼痛。

6. 胆结石患者：宜右侧卧，因左侧卧易使胆囊结石受重力作用脱落到胆囊颈部，引起胆绞痛。

（三）有些老年人也有不正确的睡眠姿势，如坐着打盹，老年人喜欢白天打盹，以补充夜间睡眠不足。有关研究认为，老年人有打盹习惯是健康的标志，有益长寿。白天有打盹习惯者，晚上睡意来临时更易进入梦乡，也易睡得深沉。然而，白天打盹的次数不宜多，一般 2～3 次，时间也不宜太长，每次 10～15 分钟，有利于健康。但老年人不宜坐着打盹，医学专家指出，老年人坐在椅子上或沙发上打盹，醒来后会感到全身疲劳，出现头晕、腿软、耳鸣、视力模糊等，如果马上站立行走，极易跌倒，而发生意外事故。这种现象是脑供血不足引起的，因为坐着打盹时，流入脑部的血液会减少，上身也容易失去平衡，还会引起腰肌劳损等症。另外，坐着打盹入睡后，体温也会比醒时低，极易引起感冒，而诱发其他疾病。

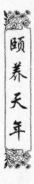

第四节　睡前、睡中的注意事项

（一）老年人睡前应做的事

1. 刷牙：晚上睡前刷牙比早晨刷牙更重要，因为它不仅可以清除口腔内的食物残渣，减少细菌残留，还有利于保护牙齿，帮助安稳入睡。

2. 饮少量开水或牛奶：睡前一杯水（约300毫升），可预防脑血栓；睡前一杯牛奶，不仅有助于睡眠，而且还会使牛奶的功效得以充分发挥，帮助老人度过一个安静的夜晚。

3. 梳头：睡前梳头，最好梳到使头皮发红、发热，这样可以疏通头部血液，起到保护头发和早入梦乡的作用。

4. 洗脚：洗脚对大脑是一个良好的刺激，用38℃～40℃温水洗脚，可使血液向下流动，而使心肾相交，水火相济，并能起到消除疲劳和促进阴阳相合的作用。阴阳合抱，睡眠当然能达到最佳状态。

5. 开窗换气：即使是冷天，临睡前也要开一会儿窗户，放进新鲜空气，而有助于睡得香甜。

（二）老人睡前应注意的事

睡前要学会控制自己的心理，尤其是老年人，睡前应避免生气和谈有分歧的事，因这类问题往往容易引起争论，甚至争吵，导致情绪激动、不悦，而难以入睡；莫想烦心事，睡觉前不想不愉快的事，否则会烦躁不安，不仅影响睡眠，而且有损身心健康；避免强烈或消极的刺激，如睡前看武打、情爱、悲观内容的小说、电影等，易使人处于兴奋之中，导致情绪不安和紧张，不仅破坏睡眠情绪，而且容易陷入想象与梦想的纠缠之中。

"无怀才是入眠方"，老年人应使自己胸怀宽广，把握情绪，做自己情绪的主人，"先睡心，后睡眠"，排除一切杂念，真正做到大脑放松，心里无所牵挂，而安然入睡。

1. 睡前不要饱餐：因饱餐是造成失眠的原因之一。

2. 睡前不要饮茶：睡前不宜喝茶，特别是浓茶，因茶叶中含有咖啡碱等物质，这些物质会刺激中枢神经，使之兴奋，使人不易入睡。也包括喝咖啡或酒等兴奋性饮料。

3. 睡前不要做剧烈运动：剧烈运动会使大脑控制肌肉活动的神经细胞呈现极强烈的兴奋状态，这种兴奋在短时间内不会平静下来，使人不能很快入睡。

4. 睡前要远离电视机：因为电视屏幕闪烁的光线，可使神经兴奋，影响睡眠。

5. 睡前要减慢呼吸节奏：可以适当采取静坐、散步或听低缓的音乐，使身体逐渐入静，静则生阴，阴盛则寐。最好能在床上做几分钟静气功，做到精神内守。

（三）睡中应注意的事

1. 不要枕着手睡觉，既影响血液循环，引起上肢麻木酸痛外，还可使腹内压力升高，久而久之会产生"返流性食道炎"。

2. 不要蒙面睡觉：用被子蒙面睡觉，易引起呼吸困难。同时，吸入了自己呼出的二氧化碳，对身体健康极为不利。

3. 不要张口睡：闭口夜卧是保养元气的最好办法，而张口呼吸不但会吸进灰尘，而且极易使气管、肺及肋部受到冷空气的刺激。最好用鼻子呼吸，鼻毛能阻挡部分灰尘，鼻腔可对吸入的冷空气进行加温，有益健康。

4. 不要对着风睡：人在睡眠时对环境变化的适应能力会降低，易受凉生病。古人认为，风善行而数变，风为百病之长，所以睡觉的地方应避开风口。床要离窗和门有一定距离为宜，即使是夏天，也应避风，且把腹部盖好。

5. 不要睡"回笼觉"：有的老年人晨练回来后，喜欢继续睡觉，这样的习惯不仅会影响晨练效果，也不利于心肺功能恢复，无益于健康。而且，晨练时肌肉所产生的代谢物——乳酸也不易清除，反而易使人产生疲劳，而感到精神恍惚，四肢松弛无力。

6. 老年人夜间睡眠的时间要适中，一般以 7~8 小时为宜。

7. 如果半夜醒来，最好继续躺在床上，不要开灯，也不要睁开眼睛，这样会协助你恢复入睡，而且不会影响你的正常睡眠。为方便小解，最好在床边放一便盆，这样可避免起床去卫生间，尽可能少地影响睡眠。

8. 保持规律的就寝和起床习惯，即使周末也不要例外，以免扰乱生物钟的规律。

第五节　科学午睡

绝大多数人都愿意在午饭后小憩一会儿，这并不是因为我们懒散，而是由于人体的生物节律在起作用。午睡恰恰是人体保护生物节律的一种方法，这也是养生方法之一。对于老年人来说，午睡时间不宜过长，以半小时至一小时为宜。

午睡，特别是在烈日炎炎的夏季显得格外重要。午睡的时间虽然很短，但它所产生的效应却是不容忽视的，它有利于补足必需的睡眠时间，使机体得到充分休息，神经机能尽快恢复，提高午后的工作效率；经过短暂的午休，可增强机体的防护功能，有效地防止中暑，所以有人称，午睡是"工作中的加油站"和"生活中的调节器"。

夏季昼长夜短，气候炎热，使得人们夜间通常睡眠时间不足和睡眠质量不高。人们白天劳作，因气温高、出汗多、体力消耗大，极易出现疲劳。特别是在中午，人体散热量增大，体表血管经常处于扩张状态，血液大量地集中在体表，使大脑的血液供应量减少。此外，在午饭后，由于消化道的血液供应增多，大脑的血液则更为减少，进入大脑的氧气和其他营养物质也明显不足，常会使人感到精神不佳，昏昏沉沉。如果利用午睡这个"调节器"给大脑"加加油"，便可使人神清气爽。

当然，午睡作为养生也要讲究方法：

1. 睡前不吃油腻食物，也不要吃得太饱。油腻食物会增加血液黏稠度，加重冠状动脉病变；太饱可加重胃消化负担。

2. 不要丢下饭碗就上床睡觉，因午餐后大量的血液流向胃，胃内的食物尚未消化，使大脑供氧及营养下降，易引起大脑供血不足。一般应在饭后休息十几分钟再午睡。

3. 睡眠环境也很重要，午睡不要对着电风扇或冷气，但应保持室内凉爽。也不要为了省事和衣而睡，也不能在走廊下、树荫下、草地上或水泥地上睡，这样容易着凉感冒。

4. 午睡除注意和夜间睡眠的姿势一样外，午休不宜趴在桌子上睡。因午餐后胃内血流量增加，大脑相对缺血易困乏，趴睡还会引起颈部及血管神经受压，而加重脑缺血。趴睡也不利胸廓舒展，阻碍呼吸通畅，这样将影响大脑及心脏的供血供氧，从而增加了突发中风及心脏病的可能性。对患有高血压、颈椎病变的中老年人，采用这种趴睡很容易诱发中风，甚至出现导致死亡的后果。

趴着午睡的人，醒后常会出现暂时性的视力模糊，长时间这样，还会造成眼压过高，视力受损。久而久之，可能会使有的人眼球胀大，眼轴增长，形成高度近视。同样，习惯趴睡也会增加青光眼的发病率。有些人醒来后可出现头晕、乏力、手脚麻软等症状，需要待一段时间才能恢复，其结果将不利于下午的工作和活动。

第六节　睡眠老化

有些老年人，多年来就是睡不深、睡不香或睡不长，每晚总是睡2~3小时的混沌觉，而且恶梦连连，似睡非睡，要么辗转反侧，要么浮想联翩，以致长期以来总是头晕脑胀，精疲力竭，食欲不振，情绪不稳，身体每况愈下。有很多老年人为此烦恼不已，这些都是老年人睡眠老化的必然结果。

（一）人老睡眠也会老化

睡眠，对于任何一个人的生命来说，都是不可缺少的"营养"要素。人的三分之一时间是在床上度过的，按生理要求，人每天都要有足够的睡眠，睡得够，睡得香，身体才会健康。但在日常生活中，有不少老年人常常抱怨夜间睡得浅，睡得短，这是因为人老了，大脑老化，随之而来的是睡眠也老化，这样，睡眠质量大打折扣，而其中最关键的是深睡眠时间大大地减少。经研究调查显示，大多数70～80岁的老年人，其每晚深睡眠时间只占全部睡眠时间的5%～7%，而30岁左右的青年人却占20%～25%。老年人的多数时间是浅睡眠形式，这是人老化在睡眠上的一种反应，我们对此不必过分紧张。

（二）睡眠老化的表现多种多样

1. 可由单相性睡眠转变成多相性睡眠，即除了夜间睡眠外，往往白天还要睡2～3次，有些人则爱睡早晨的"回笼觉"。

2. 上床就寝到起床的时间较长，而有效睡眠时间则比年轻人短。

3. 睡眠的潜伏期长，胡思乱想，难以入睡。

4. 睡眠不深，快速睡眠减少，常睡得头昏脑胀。若长久如此，则带来心烦意乱，焦虑不安，没精打采，甚至加速衰老或演变成痴呆、抑郁症。

（三）延缓睡眠老化

睡眠老化虽多发生在老年人的群体中，但并不是每个老年人都会发生，即使发生了，其进程也会有所差别。老人睡眠老化的原因是综合性的，但生活中往往多见于性格内向、孤寂、不爱活动、不愿动脑思考的人；其次是夜尿增多及打鼾的老人。因此，要减缓和减少睡眠老化，在日常生活中必须做到：

1. 做好第四节中提到的睡前应做的事及睡前应注意的事。

2. 坚持不懈地参加力所能及的活动，要勤用脑、善于用脑，做一些如读书、看报、写作、唱歌等有利于促进思维活动的事情，皆可帮助睡眠。若要睡得好，白天劳动及用脑不可少。

第五章　戒烟与适量饮酒

在人们的生活中，存在着很多不良的生活习惯，有些在前面的有关章节中已有论述，本章主要讲两个问题，一是戒烟，二是适量饮酒。

第一节　戒　烟

众所周知，吸烟有害健康，吸烟已经被定义为"公害"，烟雾既污染环境，也使不吸烟者同样受到伤害。所以，有人形容"吸进去自杀，吐出来杀人"，但吸烟对身体健康的危害程度有多大，这是许多人都不曾想象的。科学研究证实，烟草中含有数千种成分，其中有焦油、一氧化碳、尼古丁、氰化物等多种有毒有害物质，致使人体易患支管炎、肺气肿、肺心痛、心绞痛、心肌梗塞、糖尿病、胃溃疡等多种疾病，并可促发喉、食管、胃、肺、肝、乳腺、肠、膀胱、皮肤等多种癌症。吸烟还可引起眼睛黄斑老化而致视力下降以致失明，还容易引发闭塞性动脉粥样硬化症和闭塞性血栓性动脉炎。

2010 年 8 月，美洲心脏基金会和美洲心脏病学协会联合发表的关于反烟草斗争框架的《巴拿马协议》中指出，吸烟将成为人类死亡的主要原因之一。世界心脏联合会主席马里奥·马拉纳奥也强调，到 2030 年吸烟将超过吸毒、艾滋病和其他疾病，成为导致死亡和丧失劳动能力的主要原因。

下面几种情况吸烟危害性更大：

1. 吃饭后吸烟：吃饭后，胃肠道血液循环加快，肠系膜毛细血管舒张，进入准备吸收和输送状态。如果此时吸烟，可以使胃酸明显增加，而使能起中和功能的胰腺分泌碱性物质减少，从而增加患溃疡病的危险性；一旦患病，溃疡也难以愈合。同时，有害物质也易进入体内。民间流传的

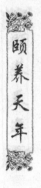

"饭后一袋烟，赛过活神仙"的谚语，是没有科学依据和非常错误的，因饭后吸一支烟，比平时更容易进入血液，中毒量大于平时吸10支烟的总和。

2. 运动后吸烟：运动后体内各器官的机能活动仍处在高水平状态，机体需要大量的氧气来偿还运动中所欠下的氧债。此时吸烟，烟雾就会随着呼吸大量进入体内，而烟雾中的一氧化碳可使碳氧血红蛋白含量增高及血液变稠，尼古丁又使血管痉挛、收缩和血小板聚集性增加，使患心脑血管病的危险性明显增加好几倍，同时也影响了运动后的恢复过程。

3. 边喝酒边吸烟：因为酒精的毒性作用到达肝脏时，可影响肝脏的解毒功能；而烟中的尼古丁也易溶于水，这样就加快了人体对尼古丁的吸收，致使烟草中的一些致癌物质，如焦油等，直接作用于肺组织细胞而易导致癌变。

4. 在婴儿室内吸烟：这样做不但害己，也使婴儿因被动吸二手烟而深受其害。每天在婴儿室内吸烟10支以下，小儿夜啼者占45%，吸烟在12支以上，小儿夜啼者占90%。专家指出，婴儿神经系统发育尚不完善，组织器官娇嫩，大人在室内吸烟，特别是天凉门窗紧闭时，由于空气不流通，烟雾很容易进入婴儿体内，刺激迷走神经，使之兴奋，致胃肠蠕动加强，甚至发生功能紊乱。严重时可发生痉挛，引起腹痛，这时不会说话的婴儿只有用哭闹来表现受害之苦了。烟雾中的有害物质，不仅使婴儿啼哭次数增加，更严重的是影响孩子健康成长。

5. 早晨起床前吸烟：烟瘾大的烟民，睡眠醒来即抽烟，更有甚者，在睡眠之间醒来时也要抽支烟，抽完再睡，这样不仅增加心脑血管疾病的发病危险率，还容易发生火灾。

专家们忠告烟民，为了您自己和他人的身体健康，请尽快戒烟。

第二节　适量饮酒

酒是中国饮食文化的重要组成部分，中国白酒已经有5000多年的悠久历史，无论是古人还是现代科技，都证明白酒确实有很多保健功能。适量饮酒，能解疲劳，除烦恼，助消化，舒筋活血。现代研究证实，白酒还有一定的抗氧化功能，这就印证了古人"适量饮酒，延年益寿"的说法。但是，"美味不可过"，酒也是如此，如果饮醉了，也会带来痛苦，经常醉酒，还会影响身体健康。我国南宋时的著名爱国词人辛弃疾，酷爱饮酒，曾写过不少赞美酒的词句，但当他感到屡屡醉酒的危害时，便决心戒酒，并以词牌《沁园春》填了一首戒酒词，副题是"将止酒，戒酒杯使勿近"。"杯汝来前，老子今朝，点检形骸，甚长年抱渴，咽如焦釜；于今喜睡，气似奔雷。汝说，刘伶，古今达者，醉后何妨死便埋。浑如此，叹汝于知己，真少恩哉！更凭歌舞为媒，算合作，平居鸩毒猜，况怨无大小，生于所爱；物无美恶，过则为灾。与汝成言，勿留亟退，吾力犹能肆汝杯，杯再拜，道麾之即去，招之须来。"作者以拟人化的手法，通过戒酒前与酒杯的对话，说明醉酒的危害，且东西无论美与恶，超过一定限度便要成灾。

现代研究证实不健康饮酒可以影响人的注意力、判断力和平衡力，让人醉态百出；不但如此，不健康饮酒时人体各个器官都有伤害，其中伤害最大的就是肝脏。肝脏犹如人体的一个大化工厂，因为人体最重要的三大代谢（蛋白质的合成、糖代谢、脂肪代谢）都是在肝脏内完成的。具体地说，人体平时摄入的蛋白质不会直接变成人体所需的营养物质，只有通过肝脏的转化、合成，才能变成人体能够利用的蛋白，糖代谢和脂肪代谢也是同样的道理。酒的主要成分是酒精，而有90%～95%的酒精都要通过肝脏解毒，而饮酒后，酒精通过肠道吸收进入血液，最后的代谢还是要通过肝脏完成。如果是少量饮酒，肝脏可以把酒精代谢为无毒的物质，经过肠道、肾脏排出体外，不会对机体造成损害。

如果饮酒过量且长时间饮酒，超过了肝脏的负荷，酒精就会对肝脏造成很大的损害，使肝脏脂肪沉积，形成酒精性脂肪肝，甚至造成酒精性肝损伤。如果进一步恶化，还可能导致酒精性肝炎，在原有的细胞损伤、坏死的基础上出现肝脏纤维组织增生，甚至发展成酒精性肝硬化。酒精还能刺激食管和胃黏膜，引起消化道黏膜水肿、充血，导致食道炎、胃炎、胃溃疡等；过量饮酒也是导致患消化系统癌症及肝癌的因素之一，还可能诱

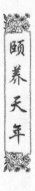

发凶险的急性坏死型胰腺炎，致人死亡。长期大量饮酒使心率加快，从而增加患高血压和中风的危险性；亦可使心脏发生脂肪变性，从而减低了心脏的弹性和收缩力，影响心脏的正常功能。酒精也影响脂肪的代谢，它可使血液中的胆固醇升高，从而发生高血脂症或导致冠状动脉硬化；如果血液中的脂质沉积在血管壁上，可使血管腔变窄引起高血压。动脉硬化可致脑供血不足，造成脑萎缩。

过量饮酒不仅影响身体健康，还容易导致事故频发，这已经成为了一个社会问题。2006年世界卫生组织向中国政府发出关于《西太平洋地区减少酒精危害计划》的报告，该报告将中国列为世界酒精"重灾区"，由酒精引起的死亡率和各种疾病的发病率均高于吸烟。报告同时指出，个人、社会对酒精伤害者的救治成本，已经远远高于酿酒行业产销给国家带来的经济效益。

2008年由中国保健协会、中华医学会等单位进行了第一次大规模的健康饮酒状况调查。调查结果显示，目前，我国男女饮酒比率分别高达84.1%和29.3%，让人堪忧的是在饮酒人群中有65%是不健康饮酒，其中不健康饮酒的主要问题是饮酒过量。世界卫生组织根据调查制定了一个每天饮酒限度，即男性每天饮酒一两到二两，女性是半两到一两。然而，《中国民众健康饮酒状况调查报告》显示，中国饮酒群体的酒量平均为单次2.7两，这个量比国际安全饮用标准高得多。

调查显示，57%的饮酒人群健康状况处于亚健康及以下水平，而且有40%的饮酒人群并不认为"过量饮酒"有害健康；有60%的人表示不会改变自己的饮酒习惯和不打算戒酒，这说明"文明饮酒、适量饮酒、科学饮酒"观念的引导和树立工作任重而道远。从自己做起，充分认识到不文明、不科学的饮酒行为给身体和社会所造成的严重损害，就能慢慢地走到适量饮酒的正确轨道上来。

第六章　运动有益健康

大量的临床实践和科学的解释已经证明，因"运动缺乏"而导致的疾病正危害着人们的健康。心血管疾病、糖尿病和过度肥胖与缺乏体育锻炼有直接的关系，所以世界卫生组织在 2002 年就提出了"运动有益健康"的口号。

以车代步、搓麻将、沉迷网络，越来越多的静态生活方式正在挤压着人们运动的时间与空间。如果不能让自己动起来，生命之舟就可能因为"运动缺乏综合征"而搁浅。

临床研究证明，健康人如果 20 天静止不动，心脏搏动和氧气摄入量都会明显减少。氧气摄入量不足，会产生无氧代谢，其代谢产物——乳酸，可使人出现疲劳，这种疲劳不易恢复。运动缺乏可导致人体的中枢调节机能下降，易引起心脑血管疾病、高血压或糖尿病等；其另一恶果是可引起过度肥胖，肥胖不仅会诱发高血压、冠心病、中风等疾病，也会带来极大的心理压力，天长日久可引起抑郁症。运动缺乏还会使免疫力下降，骨质普遍疏松。另外，缺乏运动还是导致失眠的主要原因，并由此引发多种疾病。因此，想健康，就得动起来。专家们指出，体育锻炼对糖尿病和肥胖症有显著疗效，还可预防癌变发生。长期坚持体育锻炼，可改善睡眠质量，增强毅力，帮助人们遇到困境时保持乐观、向上的心态。

西方有句名言："腾不出时间运动的人，早晚会被迫腾出时间生病。"不注意体育锻炼的人，怎能有健康的身体？澳大利亚一家疗养院贴着这样一张告示："如果不注意锻炼身体，人一旦过了 50 岁，身体就一年不如一年；过了 60 岁，一月不如一月；过了 70 岁，一周不如一周；到了 80 岁，则一天不如一天；上了 90 岁，很可能一个小时不如一个小时。"这话虽未必完全符合年龄的事实，但它却说明一个真理，即运动有益健康。在奥林

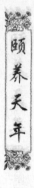

匹克的故乡古希腊，其山上的岩石上刻了这样的学说："你想变得健康吗？你就跑步吧！你想变得聪明吗？你就跑步吧！你想变得美丽吗？你就跑步吧！"

我国北宋著名文学家、书画家苏轼对养生之道很有研究，后人为其编纂的12卷《东坡养生集》，详细记载了苏轼的养生经验。苏轼非常重视体育锻炼，主张"动"、"能逸而能劳"。他喜欢登山，游历过庐山、惠山、罗浮山，留下许多壮丽的诗篇，如游庐山后的《题西林壁》："横看城岭侧成峰，远近高低各不同，不识庐山真面目，只缘身在此山中"，成为后人传诵的佳作。苏轼认为登山大有好处，除了可以锻炼身体外，还可以修身养性，所以，他说"俯仰山林之下，于以养生治性"。苏轼对"动"作了生动的分析，为什么贵人很容易生病，而平民百姓却很健壮呢？他认为"夫风雨寒露，寒暑之变，此疾之所由生也"，贵人深居简出，行则坐轿，寒则厚衣，养之太过，所以易受寒暑；农夫小民，不问严寒酷暑，劳作于田间，"劳动"使他们祛病延年。现代人也对"活动"做了很有趣的解释，活动者，想活就得动，动即运动也。

清代著名医学家徐灵胎，他精通养生之道，摄生有术，享年79岁，这在当时是高寿。他除了注重养生，不滥服补药外，因他自幼体弱，特别重视体育锻炼。年青时喜欢学习各种武艺，诸如散打、拳击，使枪弄棒，样样都学，甚至敢与清军官兵比武。徐氏22岁时，身手矫健，力大无比，竟然可举"三百斤巨石"。他身材魁梧伟岸，步履轻快，四肢灵活，思维敏捷，声如洪钟，直到晚年都身心俱健。

浙江省余姚市后埭五号曾有一位尽人皆知的老寿星胡益平，102岁时，坐不弓背，身板硬朗，脚步稳健，思维清晰。他认为走路是一项最有益的全身运动，既可舒筋强骨，补益气血，又可陶冶情操，超然脱俗。他每天走1~2小时，胸背笔挺，双手轻摆，步子不大，但频率很快，走得微微出汗后，再缓步前行。著名京剧表演艺术家袁世海，人称京剧界的"不老松"，他一般冬天下午练，夏天晚上练，主要是走路，紧走、慢走、快走。通过一个多小时的走路，血脉舒活了，常年坚持，风雨无阻。

唐代著名寿星医学家孙思邈曾经说过，"养生之道，常欲小劳但莫大疲，走路，乃小劳也。"人体解剖学告诉我们，人体双脚有无数神经末梢与大脑相连，并与所有器官和腺相通。祖国医学传统针灸学也讲，足是足三阴经的起始点和足三阳经的终止点，仅在踝关节以下就有 60 多个穴位。人体在行走时，脚掌和地面摩擦接触，刺激脚上有关穴位，并牵动全身，进而达到改善和调节多个器官的作用。

吾退休 17 年，除大风、大雾、大雨、大雪天外，每天坚持走路一小时，快慢走交替进行，或边走边拍手，或摩腹，其间总会碰到三四年间同道者，虽未交谈却也面熟，总觉得对方和几年前同样一直是鹤发童颜，步履矫健，神采奕奕，不见衰老，我自己也感到我锻炼、我健康、我愉快、我长寿。望广大老年人，行动起来，响应国家体委的号召，"全民健身，你我同行"。

第一节　运动方式

运动的方式多种多样，最适合老年人运用的有如下几种：

一、步行

世界卫生组织认为，步行是最安全，最佳的运动和减肥方式、而快步行走是最简便，最经济的有氧代谢运动。著名健康教育专家洪昭光教授指出，最好的运动是步行，经常走路确实可以防止智力衰退和老年痴呆症，对保持大脑的敏锐性有好处，对保持心脏健康也有好处。

步行是老年人最简便易行的运动，我国民间有许多谚语都指出了步行与健康的关系，如"饭后百步走，活到九十九"、"每天蹓个早，保健又防老"，可见步行是古今长寿的妙法之一。"安步当车"，就是坚持走路。唐代孙思邈说"食毕当行步"、"行三里二里，及三百二百步为佳"、"令人能饮食无百病"。古往今来，不少名人都是以走路、远游作为陶冶性情、锻炼体魄的好方法，李白曾写诗抒怀"手持绿玉杖，朝别黄鹤楼，五岳寻仙不辞远，一生好入名山游"。

在我国北方，民间自明清时代起就有"走百病"的传统，多在正月十六日（亦有时在十五日）进行。这天妇女们穿着节日盛装，成群结队走出家门，或过桥或走郊外，目的是健身祛病。明周用《走百病行》："姨姨姥姥领小姑，撺掇梳妆走百病……踏穿街头双绣履，胜饮医方二种水。"也称"游百病"、"散百病"、"跑百令"，俗称"跑一跑，不见老"。记得我小的时候，每到这一天，我便早早起来，牵着妈妈的手到村外"走百病"去，来到村外一看；啊！在月光的照耀下，到处都是黑鸦鸦的人走来走去的，像是赶庙会，也像赶大集，尽管看不清面孔，男女老少还是高声大嗓门地相互打着招呼，说着笑话儿，要多热闹有多热闹，可高兴开心啦！虽还在数九寒天，可人们忘记了寒冷，老人们忘记了孤独和烦恼。天气好冷，我开始冻得上牙碰下牙，浑身打哆嗦。可跟妈妈大道上走，小道上走，树林里走，路沟里走……走啊走，一会儿身上热乎了，出汗了，脖扣儿解开了，帽子也摘下来了，严寒被降伏了，难怪说"冻死的是懒人"，这话一点都不假，只要活动，只要锻炼，就没有寒冷；又走了一段，抬头望去，银盘似的月亮越来越淡，只剩下浅浅的轮廓了，天亮了，迟到的太阳公公红着脸从地平上升起，"走百病"的人们陆陆续续回家了，我和妈妈也回了家。弹指一挥间，一晃几十年过去了，我也从一个顽童变为白发苍苍的老人，可家乡的老人们如今还依然保持着正月十六"走百病"的好传统，其壮观程度真不亚于现在的"全民健身日"。

有一个人叫李安志，以前体质很差，又不爱运动，走起路来低头弯腰，无精打采，不到30岁就患有肾炎、胃溃疡、低血压、动脉硬化等多种疾病，40多岁就经常头晕、头痛、耳鸣、眼胀、失眠、健忘，看起来老态龙钟，自认为必然是个短命人，更倒霉的是他又遭遇车祸，致左髋骨、左踝骨等多处骨折，昏迷不醒一个来月，几乎到了生命的尽头。这次车祸受伤，经过三个月的及时治疗，骨折虽然接好了，但走路拄拐杖还感腿脚疼痛难忍，当时他想，这下可完了。出院后他只好按照医生的建议：学走路，先是在家搀扶拄双拐学走，但因为住在楼上严重影响了邻居生活，只好改由家人陪护下扶着墙壁走，由每天100步到1000步，以后每天增多，这样整天在屋里走来走去，由家人保护行走时疼痛钻心到独立扶墙行走不疼，心情也由忧郁到逐渐平衡。他坚持三个月后，奇迹竟然出现了，他能

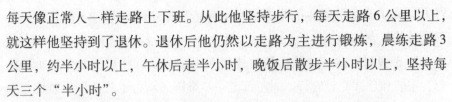

每天像正常人一样走路上下班。从此他坚持步行，每天走路6公里以上，就这样他坚持到了退休。退休后他仍然以走路为主进行锻炼，晨练走路3公里，约半小时以上，午休后走半小时，晚饭后散步半小时以上，坚持每天三个"半小时"。

5年多来，他步行一万多公里，不但受伤的腿脚完全康复，而且多年来所患的各种慢性疾病也逐渐减轻或自愈，各部位关节活动自如，如今的他身体硬朗，精力充沛，心情舒畅，思维清晰，虽然已近70岁，心里却没有老的感觉，天天走路锻炼，走出了幸福的晚年。

专家指出，健身行走开始可能消耗的是碳水化合物，但如果能坚持时间长一些（一小时左右），那么脂肪也开始参与保证行走所需的能量；如果在一小时以上，则脂肪的分解将显著增加。当然，产生这种情况并不是因为碳水化合物的储备已完全耗尽，而是机体借助全身调节系统转为利用脂肪提供能量。因此，肥胖者选择步行健身这一行之有效的减肥方式，从而保持良好体型。

长期坚持走路，有助于心脑健康，减少老年痴呆症的发生。可增强心肺功能，改善血液循环，预防动脉硬化等心血管疾病，以及感冒等呼吸道疾病。坚持步行可减少荷尔蒙分泌，进而降低血压。步行也能改善现代人运动不足的问题，有利于控制血糖，预防糖尿病。步行亦可促进消化液分泌，加快消化和吸收，帮助消化系统维持正常工作。多走路还能改善体内自律神经的操控状态，让交感神经和副交感神经的切换更灵活，有助于缓解压力和解除忧虑，使大脑思维活动变得更加清晰、活跃，从而提高工作效率。每天坚持走路，可提高夜间睡眠质量，睡前走路有助于促进睡眠，还可增加钙源的沉积，减少钙的流失，从而使骨骼变得强健，降低患骨质疏松的可能性。

坚持步行有益健康长寿，正确的步行健身应当是挺胸抬头、迈大步，每分钟走50~60米，上肢应随步子的节奏摆动，每天一般应为30分钟至60分钟，强度依自身体质而定，一般以微微出汗为宜。常用的步行方法有：

1. 普通步行法：用慢速和中速行走，每次30~60分钟，每分钟60~

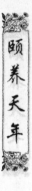

90步，此法适合于有冠心病、高血压、脑中风后遗症或呼吸系统疾病以及患严重关节炎的老年患者。

2. 摩腹步行法：这是中医传统的养生法。步行时双手配合旋转摩腹部，正转和反转交替进行。一般每走一步摩腹一周，本法适用于慢性胃肠炎、便秘，可增强消化道功能。

3. 快速步行法：每小时步行 4 ~ 5 公里，每次 30 ~ 60 分钟，心率控制在每分 120 次以下。此法适合于健康老人和有慢性关节炎、肠道疾病和高血压病恢复期的人。

4. 摆臂步行法：行走时两臂有节奏地做较大幅度的前后摆动，可增进肩与胸部的活动，这种走法适合患有肩周炎、慢性气管炎、肺气肿等疾病的老人。

另外，肥胖者宜长距离疾步走，每日两次，每次 1 小时，这样可使血液内的游离脂肪酸充分消耗，从而减轻体重。失眠者可在晚上睡前 15 分钟进行缓步慢行 30 分钟，可收到很好的镇静效果。

在步行后坚持用热水泡脚，以缓解足部疲劳，然后放松双腿，用手由下至上按摩，能促进新陈代谢，排除毒素。然后坐在椅子上，将腿伸直，做勾脚尖、绷脚尖的运动，这种动作对加强腿部的柔韧性和防止肌肉僵化有良好作用。

二、太极拳

太极拳是根据中国古代的太极阴阳理论创编的一种拳法，是道家修炼的一种动功。从三国两晋时期开始，到明末清初时，经张三丰道士悉心钻研，成为体系；后又传入民间，经广泛流传，现已创立了很多太极门派，充分说明其魅力所在。

太极拳动作舒缓松柔，讲究行如流水，细致入微，动作强度和幅度适度，只要身体能够正常活动就可练习，是男女老少皆宜的运动项目。

练习太极拳要求心境、意念及周身放松，达到松静虚空，无念无象，天人合一的境界，这也是中国古人修身养性的重要方法，通过调整心态，达到身心愉悦，遇事不慌，逆向思维，冷静处事的状态。经常练习达到疏通经络，促进身体内脏五行相生，气血相通，使生命保持最佳状态，祛病延年。历史上很多太极拳大师都是长寿之星，年过百岁者亦不鲜见。老年人可练习简化太极拳，比较简单易学。

三、八段锦

八段锦是古代流传下来的一种防老保健操，名称出自北宋洪迈《夷坚志》，流传至今已有 800 多年的历史。现在流行的是晚清所传歌诀，这套体操共有八节动作，这八节动作是经过精心选编而成的，体势动作，古朴典雅，有如"锦"之优美而名贵，故名"八段锦"。

八段锦比太极拳简单易学，若用力练要比太极拳运动量大，不用力则比太极拳运动量小。八段锦的优点是能加强臂力和下肢肌力，发展胸部肌肉，有助于防治脊柱后突和园背页等不良姿势，调理上、中、下三焦，益肺，强心，健脾，特别适宜中老年人及慢性病患者练习。

（一）双手托天理三焦

预备姿势：立正，两臂自然下垂，目视正前方。

1. 双臂徐徐自左右两侧方向上高举，双手十指交叉，双足跟提起，离地约一寸许。

2. 双手翻掌成掌心向上，双臂伸直，双掌用力上托，双足跟再尽量向上提起，在此姿势下维持片刻。

3. 双手十指分开，双臂从左右两侧徐徐降下，双足跟仍提起。

4. 双足跟轻轻落地，还原至预备姿势。

（二）左右开弓似射雕

预备姿势：立正，双足脚尖并紧。

1. 左脚向左踏出一横步，两腿膝关节屈曲成骑车势（大腿尽可能与地面平行）。身体正直，两臂在胸前十字交叉，右臂在外，左臂在内，手指张开，头向左转，眼看右手。

2. 左手握拳，食指翘起向上，拇指伸直与食指成"八"字撑开，左拳

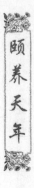

缓缓向左推出，左臂伸直，同时右手握拳，屈臂用力向右平拉，作拉弓状，肘尖向右侧挺，两眼注视左手食指。

3. 左掌五指张开，从左侧收回到胸前，同时右拳五指也张开，从右侧收回到胸前，两臂在胸前十字交叉，左臂在外，右臂在内，头向右转，眼看左手。

4. 右手抱拳，食指翘起向上，拇指伸直与食指成"八"字形撑开，右拳缓缓向右推出，右臂伸直，同时左手握拳，屈臂用力向左平拉，作拉弓状，肘尖向左侧挺，两眼注视右侧手食指。

（三）调理脾胃单举手

预备姿势：立正，两臂自然下垂。

1. 左手翻掌从左侧上举，五指并紧，左臂用力挺直，掌心向上，指尖向右，同时右手掌心向下，用力下按，指尖向前。

2. 左手从左侧落下，掌心下按，指尖向前，同时右手翻掌从右侧上举，五指并紧，右臂用力挺直，掌心向上，指尖向左。

（四）五劳七伤望后瞧

预备姿势：立正，头正直，两臂下垂，两手掌心紧贴腿旁。
1. 挺胸，两肩稍向后引，同时头慢慢向左转，眼望后方。
2. 头肩还原至预备姿势，眼向前望。
3. 挺胸：两肩稍向后引，同时头慢慢向右转，眼望后方。
4. 头肩还原至预备姿势，眼向前望。

（五）摇头摆尾去心火

预备姿势：两腿分开，相距约三横脚宽。屈膝成骑马势，两手扶两膝，虎口向前，上体正直。

1. 上体向左前方前俯深屈，头随而垂下，并向左侧作圆形摆动（摇头），同时臀部略向右摆（摆尾），然后复原至预备姿势。

2. 上肢及头从左后方作圆形摆动而停止于后伸位，然后复原至预备姿势。

3. 上体向右前方前俯深屈，头随而垂下，并向右侧作圆形摆动，同时臀部略向左摆，然后复原至预备姿势。

4. 上体及头从右后方作圆形摆动停止于后伸位，然后复原至预备姿势。

（六）双手攀足固肾腰

预备姿势：立正。

1. 上体缓缓向前深屈，膝关节保持伸直，同时两臂下垂，双手指触摸足趾或足踝，头略抬起。

2. 复原。

3. 双手放在背后，以手掌抵住腰骶部，上体缓缓向后仰。

4. 复原。

（七）怒目攒拳增气力

预备姿势：双腿开立屈曲成骑马势，双手握拳放在腰旁，拳心向上。

1. 左拳向前方缓缓用力击出，臂随而旋前伸直（臂伸直时拳心向下），同时右拳用力紧握，右肘向后挺，两眼睁大向前虎视。

2. 左拳收回腰旁，复原。

3. 右拳向前方缓缓用力击出，臂随而旋前伸直（臂伸直时拳心向下），同时左拳用力紧握，左肘向后挺，两眼睁大向前虎视。

4. 右拳收回腰旁，复原。

（八）抱项七颠百病消

预备姿势：立正，双脚脚尖并紧，两手十指交叉放在颈后部，并抱扶颈部。

1. 挺胸，膝绷直，头用力向上一顶，同时双脚脚跟尽量离地。

2. 稍停片刻后脚跟放下，复原。

以上练习次数不限，一般8~16次，也可根据个人情况多做或少做。

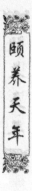

四、游泳

游泳是所有体育运动项目中对身体各部位的锻炼最为全面的运动，它不仅具有强体防病，娱乐身心的健身作用，还具有塑造良好体型和美肤的健美效果。炎热的夏天，酷暑难忍，若能在碧水清波中畅游一番，不仅使人暑热顿消，而且能锻炼身体，增添生活情趣。

首先，游泳能提高人呼吸系统的功能，水的密度比空气的密度大800多倍，因此人在水中呼吸要承受 10～15 公斤重的压力，为了克服这种压力，呼吸肌必须用更大的力量进行吸气，呼吸肌力量增强，肺活量就会增大，所以经常参加游泳锻炼的人，其肺活量可达 5 升，而一般人肺活量只有 3.5 升。肺活量的增加，能够充分吸入氧气，呼出二氧化碳，使体内组织细胞新陈代谢旺盛，对防治慢性气管炎，改善肺气肿有良效。游泳能提高心血管系统功能，因水温比体温低，水的导热性是空气的 26 倍，接触水后常常先引起末梢血管收缩，继而发生适应性扩张，被誉为"血管体操"，这些因素能大大增强心脏的功能，减少代谢废物在血管壁上的沉积。

人体在水中不停地运动，使机体的能量消耗很大，为了维持身体热量的平衡，身体需要动员大量贮备的能量物质，如脂肪加速分解，以补充散失的热量。同时，人在游泳时，冷水刺激还会反射性地引起甲状腺素分泌量增加。甲状腺素可协调体内的物质能量代谢，加速肝糖元的分解和脂肪的氧化，这极有利于体内脂肪的消耗，所以游泳是预防和治疗肥胖症的体疗良方。游泳时两臂和双腿奋力划水、蹬水、打水，克服水的阻力前进，是对全身肌肉，特别是胸大肌、三角肌和背部肌群极好的锻炼。

此外，人在游泳时，水的浮力有助于加大骨关节和肌肉的伸展力，能使身体平衡于水中，全身关节和肌肉不受身体重量的影响，处于舒展、松弛状态，活动起来不费力气，对驼背、脊柱侧弯、肌肉萎缩能起到功能锻炼作用。

夏季游泳要选择适当场所，最好是正规的游泳池，或水质好，有防护和急救措施的江河湖海中。部分人在有条件的地方可以练习冬泳，效果更好，但一般人选择需慎重。游泳要量力而行，每日 1 次，每次以 1 小时左右为宜，要劳逸适度，不可"恋战"。另外，在空腹、过饱或疲劳过度以及酒后不要游泳；患有中耳炎、鼻窦炎、开放性外伤、皮肤病和皮肤过敏者不要游泳。

五、爬行运动

用手脚在地上爬行，能促进血液循环，使体重分散到四肢，减轻腰椎的负担，可治疗动脉硬化、冠心病、腰部疾患、痔疮等疾病。巴西著名医学家琼而奥博士对各种爬行动物进行了长期观察和研究，发现爬行动物很少患有冠心病、痔疮、下肢静脉曲张等疾病。为此，一些科学家曾把一组60岁以上有这些疾病的患者集中在一起，经三四个月爬行练习以后，这些患有上述疾病者都有不同程度的改善。爬行可每日三次，每次5~10分钟。

六、赤脚走路

俄国大文豪托尔斯泰一向有赤脚与朋友们在布满鹅卵石路上散步的习惯，他自信这样能益寿延年。我国近代著名作家兼翻译家林语堂先生生前也有光脚行走的嗜好，并撰《论赤足之美》一文，极力宣传赤脚走路的益处。他认为，赤足能使人"步伐轻快，跳动自如"，并说"一个人只有在脚趾自由的时候，头脑才能获得自由"，他把光脚在地毯上来回走动视为"生活中最奢侈的享受之一"。

现代医学研究证实，人的双脚有无数的神经末梢与大脑紧密相连，刺激脚掌能激发神经末梢兴奋，有助于毛细血管血液循环。每当行走时，人的脚腿和大脑会感到舒畅，能提高记忆力。

中医经络学说认为，脚底布满穴位，各穴位与五脏六腑相应。赤足在卵石道上步行，会对双足底的许多经络穴位产生按摩刺激，可防治体内与之牵连的肾、胃肠、肝胆、膀胱等脏器的相关疾病，并有降压、爽神、健身的功效，可以说是一种既简便又有效的保健方法。

七、冬日踢毽

毽子，古时又称"箭子"，踢毽子在我国有着悠久的历史。早在南北

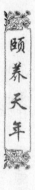

朝时期，踢毽子就已很流行，少林寺僧曾把此当作练功的辅助功。唐宋时期，民众踢毽子的活动更为风行。毽子的踢法多种多样，如用膝、头耍弄，或用"耸膝"、"佛顶珠"、"剪刀绕"、"拐子"等，不受场地、时间和人数的限制，一人可，三五成群亦妙，其活动量可大可小，男女老少均可参加。冬季经常踢毽子，可疏通血脉，灵活关节，强筋壮骨，健脑，御寒和增强反应能力。踢毽子既有较强的健身功能，又富有娱乐性，为冬日休闲健身的理想选择。

八、夏日摇扇

夏天天气炎热，摇扇不仅使人凉快，还有独特的健身效果。

1. 灵活关节：摇扇需要手指、腕、肘、肩部关节的协调运动和肌肉的协调配合。老年人坚持摇扇，可以促进上肢肌肉的血液循环，增强肌肉力量和各关节灵活性。

2. 锻炼大脑血管的收缩和舒张功能：双手轮流摇扇，可分别锻炼大脑左右两半球。另外，医学统计表明，老年人脑溢血发生部位多在大脑右半球，因此，应有意识地多用左手摇扇。

3. 排解压力：摇扇时注意力集中在手上，可缓解其他方面压力，排除杂念和消除不良因素的刺激，保持心情舒畅。

除上述方法外，其他锻炼方法还有练功十八法、骑自行车、登山等，均可根据自身情况选择练习。

第二节　老年人运动"处方"

老年人锻炼要做到心中有数，安全第一，不能盲目进行，所以要定期进行严格的身体检查。有一位76岁的老人，几天前有点胸闷，劝他去医院看医生，他不去，结果因突发心脏猝死而倒在锻炼的路上，这样的例子并不少见。所以，老年人运动前一定要做必要的身体检查，这不仅是对自己身体体质和健康状况的了解，更重要的是能发现潜在性疾病和危险因素。体检应包括血压、心率、血糖、胸透和心、肝、肾、膀胱等脏器的B超，体验后由体检医生为自己的身体做出正确全面的结论，这样就能做到心中有数。值得注意的是，有部分老年人过高估计自己的体力，或不相信查体结论，过分自信或争强好胜，这些都是引发危险的重要因素。

老年人的运动强度必须根据自身实际测定的结果来确定，选择自己喜欢并能坚持的锻炼内容。对平常不运动而又决定要锻炼的老年人，在开始运动后的 1~2 周，是准备阶段，运动量宜小，如无不适之感，便可进入调整阶段，适当增大运动量；再继续 3~4 周后，如心率不超过运动前的50%，且稍感疲劳，便可进入第三阶段，即适应阶段，这时可自我适度提高运动量，延长锻炼时间（最好每次不超过一小时）；若运动后心率仍然不超过运动前的50%，即可认定为正常，表明身体健康状况可以适应这样的锻炼。这阶段若持续半年以上仍无不良反应，就可以成为长久锻炼运动量的标准。

老年人的运动量并不是越大越好，其实小量随意运动最强身，不必过于强求标准量的运动，即小量，随意的运动对人体保健效果更好。研究人员通过完成定额脚踏车训练任务，对 1.3 万名男女进行了 8 年的综合调查，以期了解何种运动为适量，才能有效地减少心脏病、癌症和其他疾病。通过分析对比，在 5 组接受试验的人中，最差一组的死亡率平均比最好一组高 3 倍，而死亡率最低的并不是热衷于体育锻炼的"健将"们，而是从事小量运动的人群。

在运动前要做好准备活动，开始时先做小运动量，待关节、肌肉等各个部位活动展开之后，再逐渐加大运动量。在炎热的夏季，老年人准备活动不要过长或太久，以免引起疲劳。运动医学专家建议，一个完全、有效、科学的健身锻炼"处方"，应该包括准备活动、有氧运动、徒手或适应负重练习及整理活动。整理活动一般以放松性练习为主，目的是舒张全身关节和使僵硬的肌肉群得到恢复，如缓步走、自我按摩、深呼吸、抖动下肢等。

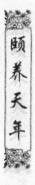

第三节　运动时要注意

一、饭后百步走，不是人人皆宜

"饭后百步走，活到九十九"，这是我国广为流传的一句俗语，其实，并不是所有的人都适宜"饭后百步走"。这是因为饭后由于消化器官的血液循环量大大增加，身体其他器官的血液循环量就会相对减少，表现为周身乏力、头晕、眼花、血压下降等，最好在饭后休息 40～60 分钟再进行运动。

二、老人慎练头颈

动脉硬化是老年人的常见症和多发症，有动脉硬化的老年人不要过度活动颈部，特别是伴有头晕和记忆力下降的人尤应注意，过度活动颈部，轻者可引起脑缺血，出现头晕、眼前发黑和暂时性视力障碍等症状，重者可致"缺血性脑中风"，甚至发生偏瘫。老年人平时也不要做猛回头和扭头的动作。

三、老年人不宜做低头弯腰、后仰、左右摇摆及旋转动作

老年人更不要做头向下的倒置动作，因老年人协调性差，平衡能力弱，腿力发软，步履缓慢，肢体移动迟缓，运动位置过分或过快地发生变换，易引起站立不稳，摔倒，甚至发生危险。

四、选择适合自己身体的时间进行适当锻炼

有些人起床早，喜欢黎明前就到外边去锻炼身体，它们认为清晨园林中空气新鲜，没有灰尘，有益于身体健康。这对于那些健康又有晨练习惯的老人来说，不是非要改变自己的习惯，但要做到一年四季早晚应有所差别。如中医经典著作《黄帝内经》中就记有"春三月，此谓发陈，夜卧早起，广步于庭……；夏三月，此谓蕃秀，晚卧早起……；秋三月，此谓容

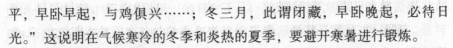

平，早卧早起，与鸡俱兴……；冬三月，此谓闭藏，早卧晚起，必待日光。"这说明在气候寒冷的冬季和炎热的夏季，要避开寒暑进行锻炼。

但对于患有心脑血管病的老年人来说，最好把晨练改在下午 4 点以后进行，这是因为：

1. 心血管生物钟现象，科学试验证明，人在清晨起床后，血压缓缓升高，心率逐渐加快，上午 10 点血压达到最高峰。

2. 早晨冠状动脉血流量最少。

3. 早晨人体组织缺水，血黏稠度高，血小板聚集力在晨 6～9 点明显增强，易引起心脑血管栓塞。

4. 清晨起床后，肾上腺素和去甲肾上腺素增高，冠状运动收缩，血压升高，心肌缺血缺氧，容易发生心律失常、心肌梗塞和猝死。

基于上述原因，清晨不仅是心脏病发作的高峰时间，也是猝死的最多时刻，故不适于进行体育锻炼。

另外，患有感冒、发烧、病毒性心肌炎等疾病及高血压患者在血压平稳之前，运动后容易发生意外，都要慎行锻炼。锻炼后在大汗淋漓时不要洗冷水澡或游泳，无汗也不宜立即洗热水澡，不要马上蹲坐休息，也不要贪吃冷饮和立即吃饭等。

总之，生命不息，运动不止，健康就掌握在自己手中，为了您的健康，为了您的美丽，为了您的聪明，一定要积极运动起来，塑造健康的人生。

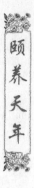

第七章　心理健康

在现代社会，健康的概念包括三个方面：身体健康、心理健康、社会功能健康（包括适应社会），只具备一种健康，不算是真正的健康。

心理健康是健康之本，对身体健康起着至关重要的作用。许多心因性疾病患者，整日愁眉不展，茶饭不思，日久导致身体消瘦，机体抵抗力降低，容易发生细菌性或病毒性感染，甚至产生癌症。越来越多的研究资料表明，癌症的发生与社会心理因素有着密切关系，在癌症的发生中，心理因素起着"活化剂"的作用。当人长期处于孤寂、愤怒、悲哀、绝望等负性情绪状态下，就会导致神经内分泌活动紊乱，器官功能活动失调，并使机体的免疫系统失去识别和消灭癌细胞的监视作用，使癌细胞得以突然地发生增殖，这就是许多人"祸不单行"，在遭受精神打击后，又患绝症的原因之一。在对胃癌患者的调查中发现，患病前都曾遭受过程度不等的精神刺激。据河北、河南、山东、山西四省在普查食管癌中发现，癌症患者中有很多是忧郁、急躁、消极情绪者。很多专家指出，心脑血管病的病因，除了生物因素外，主要是心理和社会因素，如情绪持续紧张和精神过度疲劳，是高血压病的一个不可忽视的原因。在日常生活中，常有人由于暴怒、恐惧、紧张或过于激动而引发心脑血管疾病，甚至导致死亡。

怎样才算心理健康呢？心理健康包括智力正常、意志健全、行为协调、人际关系适应、反应适度、心理特点符合年龄等。心理健康的人能保持平静的情绪，锐敏的智能，愉快的气质，对社会环境变化有较好的适应能力。为了达到心理健康，必须加强性格修养。《寿养》一书中说："戒暴怒以养其心性，少思虑以养其神，省言语以养其气，绝私念以养其心。"使自己性格开朗，幽默风趣，光明磊落。对于心因性疾病，疗身不如疗心，而预防疾病，养身又必须养心。

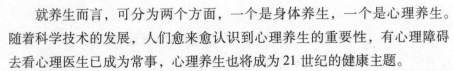

就养生而言，可分为两个方面，一个是身体养生，一个是心理养生。随着科学技术的发展，人们愈来愈认识到心理养生的重要性，有心理障碍去看心理医生已成为常事，心理养生也将成为 21 世纪的健康主题。

生理健康与心理健康可互为影响，良好的情绪状态，可以使生理功能处于最佳状态，反之则会降低或破坏生理功能，引发疾病。关于心理对身体健康的影响，早在两千多年前的《黄帝内经》中就有记载："心者，五脏六腑之主也……故悲哀愁忧则心动，心动则五脏六腑皆摇。"庄子也说："弃事则形不劳，遗生则精不亏，夫形全则精复，则精神不会消耗，与天地为一。"董仲舒说："仁人之所以天下之道，外无贪而清静，心和平则不失中正，取天地之美以养其身。"等等，由此可见心理健康的重要性。

长寿不仅表现在年龄的增长，也与人的精神、思维、情绪、性格等心理密切相关。所谓心理养生，就是保持一个良好的心态，心态是由思维决定的，心理养生和道德品质紧密相连，只有胸怀坦荡，性格开朗，精神豁达，情绪乐观，不嫉贤妒能，不计较个人得失；对于挫折或失败，不悲观失望，苦闷惆怅；与人为善，和谐相处，时刻保持平和的心态，我们每个人才能成为健康者。我国的爱国诗人陆游，在宋朝人均寿命只有 30 岁的年代，他却活了 85 岁，这与他有良好的生活习惯、粗茶淡饭及洗脚摩腹等养生方法外，也与他有良好的心理素质有关。陆游一生忧国忧民，从来不忧个人小事。他处事不惊，淡泊名利，在两期一届的任期满后，也不请求延续，宁可自己节衣缩食，也不乞俸讨官；又过了两年，他告老还乡，按照当时的规定，仍有物质待遇，但他却丢开不提。他虽自幼多病，但从不悲观，凡事坦然，虽一生坎坷，但能纳烟云日月之伟观，揽雷霆风雨之奇变。

好心情是身体健康的基础，胜过百帖良药。心情好会增加人体食欲和肺活量，促进新陈代谢，增强抗病能力。要想每天心情好，就要做到"小事不计较，做人糊涂点"。马克思说："一种美好的心情，比十剂良药更能解除生理的疲惫和痛处。"

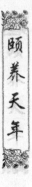

第一节 克服老化情绪与心理衰老

由于各种自身及社会和生活环境的变化等原因，部分老年人都会或多或少地产生精神压抑、心态不平衡、自卑感等，觉得自己越来越远离现实生活，逐渐被人们遗忘，内心感到非常失落，吃不香，睡不着，而缺乏生活兴趣。如果长期被这种不良心态困扰，"老化情绪"会很快到来，必将影响身心健康，加速衰老，干扰免疫系统，削弱机体防病抗病能力，诱发各种老年病。

心理衰老的表现千变万化，难有统一标准：

1. 感知觉减弱和记忆力下降：一般听力减退较快，听不清高音，常要别人重复讲过的话；眼睛开始老化，看近处模糊，看远处反而清楚；味觉迟钝，嗅觉也不如原来灵敏。近事记忆大大下降，对刚发生的事情容易忘记，对过去的事记得反而清楚；提笔忘字，有时对很熟悉的字想不起来如何写。

2. 想象力较差和思维能力减退：注意力难以长时间集中，对学习新事务感到费力；缺乏想象，连做梦都日趋减少，梦的内容大都是平淡无奇，对周围变化缺少好奇感。

3. 情绪不稳定，产生衰老感：喜欢沉醉于对过去的回忆，常常感到自己老了，觉得力不从心，负性情绪增加。

4. 言语能力下降，反应力迟钝：与人对话逐渐变得缓慢，且多重复，阅读速度减慢，反应不如从前敏捷，计算能力尤其是心算能力明显减弱。

5. 感到寂寞：有孤独感，耐不得寂寞，莫名的惆怅与无聊挥之不去，重重的失落感油然而生。

老年人为了最大限度克服或延缓老化情绪和心理衰老，应该尽力做到加强自信力和安全感，充分了解自己的能力和特点，对自己有正确评估，对生活目标切合实际，期望值不要过高，知足者常乐；与外界环境保持接触，丰富自己的精神生活，找回人生第二春。唐代著名诗人杜甫诗中"落日心犹壮，秋风痛欲苏"，意思是说人老了，只要不丧失志气，精神不垮，又好像回到朝气蓬勃的青壮年时代。因此，应有意识地参加一些文体活动。我们老两口都已年近80岁，孩子给我们买了两个电动摇控汽车，我的那个跑得快，可前进、倒车和转弯，老伴那个有灯光，可前进，倒车，还能立起来唱。每当我们玩起时，就会勾起孩童时的兴趣，有时还有青年人带着孩子参与进来，一起玩，更使我们高兴不已，真是人老童心在，心情无比高兴。有条件者还可以参加一些社会公益活动，扩大人际交往，体现自身价值，拒绝"年龄歧视"带来的负面影响，使精神有所寄托，并逐步摆脱可能发生的离群感、孤独感、自卑感、失落感等。

有知识的老年人应重视晚年学习，一般人也应学一些有用的科普知识，汉代文学家刘向说过一句意味深长的话，"书犹药也，善读可以医愚"。宋朝一位宫廷太医在医书中曾写到："盖其辞意典雅，读之者悦然，不觉沉疴去体也。"读书能够陶冶情操，增长知识，作为文化的沉淀和传递，书还是家庭保健的益友，心理疏导的医生。古时有一医案，穷秀才终日伏案疾书，呕心沥血，文成而病倒，来诊的医家洞知病源，未开处方，却拿起秀才的文稿，故意读错句，卧床的秀才听见自己的"锦绣文章"被读得支离破碎，驴唇不对马嘴，大怒，翻身起床，夺过文稿，高声朗读数遍，以示医家之错，读罢，自觉神清体舒，痛楚若失，不治而愈。南宋胡仔在《苕溪渔隐》中说："世传杜诗能除疟，此未必然，盖其辞意典雅，读之者悦然，不觉沉疴之去体也。"宋代寿星诗人陆游有诗云："儿扶一老候溪边，来告头风久未痊，不用更求芎芷药，吾诗读罢自醒然。"这些从语言文字调节情志的角度，阐发了读书可调神祛疾的道理。

春夏秋冬，桌前灯下，那种在书中揽胜的惬意，寻求中的忘我，心灵的共鸣，实在是美妙和不可多得的需求。许多人恐怕意识不到，这种心态和意境，又恰恰是心理健康的一个标志。特别是抑扬顿挫地诵读，则又在不知不觉中锻炼了机体气的升降出入，起到舒肝理气、调达情志的健康效应。读书不仅有助于自用、自尊和自爱，还可以通过合理使用大脑，起到健全大脑功能，促进良好精神状态的作用。

总之，情绪是一个人物质文明和精神文明的体现，也是心理活动的动力。人的健康长寿与能否摆脱老化情绪与心理衰老有很大关系，孔子说

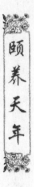

过："乐以忘忧，不知老之将至。"俗话说"笑一笑，十年少"、"愁一愁，白了头"，可见保持积极乐观的情绪，有利于心理平衡，促进健康长寿。

第二节　调畅情智

　　所谓"情智"，实际上是指人的精神心理状态，一般是指喜、怒、忧、思、悲、恐、惊，中医称为"七情"，它是人体对精神刺激的正常反应。但情绪反应（如狂喜、暴怒、惊恐、悲哀、忧郁）过于强烈和持久，则怒伤肝，喜伤心，思伤脾，悲伤肺，恐伤肾，再加上人体的自我调节，疏泄功能降低，便会扰乱人体正常的气血和脏腑的机能活动而发生疾病，甚至可能危及生命。清代吴敬梓著的杰出现实主义长篇讽刺小说《儒林外史》，书中有一篇通过描写范进参加乡试中了举人，运用夸张的手法，生动地描绘了他那喜急而病的形象。如果突然遭到强烈的精神刺激，过喜大笑，而导致心脏骤停死亡，这即是过喜伤心，心气涣散不收所致。

　　中医历来十分重视精神因素与健康的关系，《黄帝内经》中就有"百病生于气也，怒则气上，喜则气衰，悲则气下……惊则气乱，思则气结"的记载。《三国演义》中"诸葛亮三气周瑜"的故事，活灵活现地描述了年富力强的东吴大都督周瑜是怎样被"气"得吐血而亡。《晋书·乐广传》记载这样一个故事：有位朋友到乐广家喝酒，回去后得了重病，乐广前去探望，才知道他因为喝酒时，隐约看见杯中有条小蛇，酒后越想越恶，结果生起重病。杯中哪会有蛇呢？原来屋壁上挂着一张画有蛇形的雕弓，弓影映在杯中，像小蛇游动一样。于是，乐广又请这位朋友在老地方喝酒，用事实说明杯中蛇影的来由，那位朋友恍然大悟，疑团顿消，重病立时痊愈，这就是有名的"杯弓蛇影"的故事。从医学角度来讲，这个故事生动地说明了精神与健康的关系。乐广的朋友尽管没有喝进什么小蛇，可由于精神上的作用，竟使一个好端端的人害起重病，而一旦真相大白，未用一剂良药，便"疑消病除"，可见精神作用之大，心理因素既可以"致病"，又能够"治病"。在现实生活中由于不良的情绪而导致发病或死亡的例子还是相当多的；相反，由于心情愉快，情绪乐观而使人驱除疾患，延年益寿的例子也屡见不鲜。相传清代有位老中医，给一位患有精神抑郁症，久治不愈的八府巡抚治病时，竟说他患的是"月经不调症"，引得巡抚哈哈大笑，以后他每与人谈及此事，都要笑上一阵，时间久了，这位巡抚的病不治而愈。事后，老中医才告诉他在无药可施的情况下，有意用了"笑"这一奇方的。正如《临证指南医案·郁证》所强调的"郁证全在病者能移情易性"。由此可见，加强思想修养，培养良好的精神情操，做个胸怀坦荡，乐以忘忧的人，确为难得的养生之道。我国古代养生学家相应地创立了许多保持精神恬愉，心理健康的情智调畅养生法。

1. 淡泊名利：淡泊即恬淡寡欲，不追求名利。清末张之洞的养生名联说："无求就是安心法。"当代著名作家冰心也认为："人到无求品自高。"《黄帝内经》中记载："恬淡虚无，真气从之；精神内守，病安从来"，所谓"内守"，就是指精神安守于内，而不驰骛于外，正像嵇康所著《养生论》所说："修性以保神，安心以全身。"保持体内环境的协调平和，从而进入最佳生理状态。古人强调内心宁静，在用神的过程中要思想集中，专心致志。有了淡泊的心态，就不会在世俗中随波逐流，追逐名利，也不会对身外之物得而大喜，失而大悲，更不会对世事他人牢骚满腹，攀比嫉妒。淡泊的心态使人始终处于平和的状态，保持一颗平常心，一切有损于身心健康的因素，都将被击败。

2. 老有所为：淡泊名利、清心寡欲，绝对不是超尘出世，逃避现实。实际上，精神上的安分健康与积极有为的人生态度并不矛盾，一个人若能有所作为，有所贡献的话，不但有益于社会和他人，同时也有利于自我身心健康。我国历代养生家都把积极有为，老有所学，老有所为，当作调畅情智养生的重要内容之一。

3. 释放忧郁：一个人来到这个世界上，从小到老，风风雨雨几十年，不可能一切都尽如人意。若把许多不如意都憋在肚子里，时间一长，恐怕就会生出病来。巴西老年病专家戈麦斯经过长时间的观察指出："长期处于忧郁状态，会引起过多的肾上腺素和皮质类胆固醇的产生，它除了降低机体的抵抗力外，还会加速产生单胺氧化酶，加快人体衰老过程，造成麻木、沮丧、疲倦。"这就进一步说明忧郁无异于一个隐性杀手，而消除忧郁最好的办法是一方面用积极方式来释放忧郁，另一方面是已经处在忧郁之中时，必须设法将其排泄掉，以免造成精神疾病。《黄帝内经》中提及的"告之以其败"，"语之以其善"，"导之以其便"，"开之以其所苦"，实质上都是主张用说理或开导的方式去释放患者内心的忧郁。

老年人要忘记过去，学会自我解脱，对过去的事情不要耿耿于怀，纠缠不休，只有达到忘我境地，才能达到心静，而心静则是养生长寿的重要诀窍之一。其次要知足常乐，这是释放和治愈忧郁的一剂良药，世上的道路千万条，不能一条道走到黑。因此，不论在岗位上还是退休，都不要左顾右盼，瞻前顾后，要脚踏实地走好自己的每一步，就会怡然自乐。

4. 要广交朋友：老年人最怕孤独，有时独处时虽然也搞点感情转移，在无人处喊上几嗓子或唱上一段，以消除胸中郁闷。但此法远不如广交朋友更能欢愉，烦闷时可聚到一起相互交谈来抒发内心的忧愁和烦闷之情；休闲时可以甩几把牌，搓几圈麻将，下几盘棋，从而达到心情舒畅，精神振奋的保健效果。

5. 舒畅情绪：使消极情绪变为积极乐观的情绪，从而为健康长寿奠定必要的心理基础。近代养生家丁福保在《丁福保训》一书中论述到："胸怀欢畅，则长寿可期；若忧虑过多，则使人易老。常人之情，苦则悲，乐则笑，悲哀最是伤人，而欢笑最能益人。欢笑能补脑髓，活筋络，舒气血，消食滞，胜于服食药饵，每日须得片刻闲暇，逢场作戏，口资笑乐，而益身体也。"至于具体舒畅情绪的方法，人们可以根据自己的体质、素养及爱好，选择一些适合本人身心条件的方式，不必强求一致。

6. 养生勿忘修德：早在两千多年前，孔夫子就提出了"仁者寿"的观点。唐代百岁名医孙思邈也说："德行不克，纵服玉液金丹不能延寿。"这说明，我国人民自古以来就把养生与修德紧密联系在一起了。良好的道德修养是心理健康的重要标志，也是心理养生必不可少的重要手段。只有注重道德修养，保持良好心态，才能促使人体分泌出更多的有益激素、酶类和乙酰胆碱等物质，把血流量和神经细胞的兴奋调节到最佳状态，从而使机体免疫功能增强，促进健康长寿。相反，心理上紧张、恐惧、内疚、恼悔，必然引起神经中枢和内分泌系统功能失调，使免疫力降低，导致早衰或死亡。

巴西医学家马丁斯对 583 名官员做了 10 年的跟踪调查，他发现那些贪官比清正廉明者，患病或死亡率高出 54 个百分点。由此可见，世界卫生组织提倡的把道德纳入健康范畴，是符合科学道理的。

7. 心地善良：心存善良，与人为善，友好相处，心中就常有愉悦之感；光明磊落，乐于助人，心中就有轻松欣慰之感。心存善良的人，始终保持泰然自若的心理状态，从而可提高机体的抗病能力。所以说，善良是心理养生不可缺少的高级营养素。

8. 心中宽容：在社会交往中，吃亏，被误解，受委屈的事总是不可避免的，面对这些事，最明智的选择是学会宽容。宽容是一种良好的心理品质，它不仅包含着理想和原谅，更显示着气度和胸襟，坚强和力量。一个不会宽容，只知道苛求别人的人，其心理往往处于紧张状态，从而导致神经兴奋，血管收缩，血压升高，使机体在心理和生理上进入恶性循环。学会宽容，严于律己，宽以待人，就等于给自己的心理安上了调节阀。

第三节　心平气和　老而不衰

"气"乃一生之主宰，《黄帝内经》指出"百病皆生于气矣"。世间万事，危害健康最甚者，莫过于怒气、怨气、闷气。若"气不顺，心不爽"，将破坏机体的平衡，导致中枢神经等各组织器官的功能紊乱，从而诱发多种疾病。中国医学科学院的生理学家们研究后认为，人在生气时，生理反应十分剧烈，体内代谢出现很多反常的应激变化，分泌物及代谢产物的成分也比任何情绪下都复杂，也更具毒性。观察同时发现，人生气 10 分钟所耗费的人体精力相当于一次 3000 米赛跑所消耗的体力。也有研究表明，如果一个人在精神上遭受到大的打击，即使调整得快，大约也会缩短一年寿命。如果烦恼超过半年不解，大约要缩短两至三年的寿命。

现代医学证实，生气动怒可对人体健康产生下列危害：

肝脏：肝主怒，怒伤肝，怒则气机郁滞，肝气不顺，肝胆失和而引发肝病。

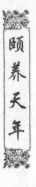

呼吸系统：可引起呼吸急促，胸闷，咳嗽，哮喘。

消化系统：可致胃黏膜充血，胃酸分泌增多，食欲减退，胃肠蠕动减弱。消化功能降低，容易引发胃溃疡。

心血管：能引起全身肌肉紧张，心跳加快，血管收缩，血压升高，从而可诱发心肌梗塞、脑溢血。大怒、暴怒后出现面红耳赤，心悸血涌，吐血而亡者也不少见。

神经系统：引起神经衰弱，失眠多梦，反应性精神病，甚至可引发精神分裂症。

肾脏：逆气冲击肾脏，可出现肾衰，性功能下降，腰膝酸软乏力等。

泌尿系统：尿急、尿频等。

内分泌系统：可引起激素分泌紊乱，造成内分泌系统失调，诱发月经失调、糖尿病等。

皮肤：可引起皮肤干燥，萎缩，起皱，枯黄无光泽。

生气能产生上述危害，对人体健康非常不利，人生漫长一世，难免会遇到种种不顺心的事，必须努力加以克服，因为生气是拿别人的错误来惩罚自己。

一、心平气和

以气养生，是养生之道的一个重要方面。

1. 无求以培气：元气为生命之本，人要有所追求，但不可奢求，奢求不得可气阻伤身。要求其所能求，舍其所不能求，才能达到心态安然而元气得以培养，即"正气内存，邪不可干"。有强烈欲望之人可损元气，健康无从谈起。

2. 宽胃以养气：人体依靠肠胃消化和吸收营养，因而饮食宜清淡，不可过饱，荤素搭配合理，以宽胃养气。若饮食无节，烟酒无度，情志抑郁，多愁善感，会导致胃气不足，气血虚衰或内分泌失调，则使胃伤气耗。

3. 心平以和气：心平气和可平衡阴阳，调和六脉，祛病延年。现代社会竞争加剧，要学会善于克制，自我排遣，淡化得失，处理好人际关系，即克念者自生百福，作念者每生百殃。

4. 安静以通气：每天白昼若能保持大脑安静半小时左右，即可充分发挥脑细胞的潜力，协调生理与情绪，使气血畅通，达到"心境安静，老而不衰"的境界。"身欲动，心欲静"是中华养生的一个基本原理，因为唯有静其心，才能平其气；唯有平其气，才能定其神。因此，以静养生，就其对象而言，合则为"一心"，分则为"三宝"（精气神）。因为静其心，可以减少身心疾患，调节情感活动，实现心理平衡；静其心，亦可减少明争暗斗，优化人际关系，实现互谅互敬；静其心，还可以减少精神外耗，实现自然寿命。

二、心如止水体自和

"和"，充分概括了心理与生理相交相融的深刻内涵。清代戏曲理论家李渔曾在《闲情偶记》中说："心和则百体皆和。"人的身体健康，离不开精神与肌体之和，血脉与真气之和，喜怒的变换之和，劳作的舒缓之和。与他人交往，不失谦逊和气；与自己处，不失淡淡和平。只有达到生活中的心如止水，才能达到身心俱健。

1. 心如止水是健康的最佳状态。生活中的喜怒哀乐往往无法避免，要做到心如止水，处事平和，就必须要心胸开阔，宽善容人，遇愁不愁，逢怨不怨，以理智驾驭情感，以平和调整心态。我国著名诗人臧克家活到90多岁，他的养生秘诀是"思想大门洞开，情绪轻松愉快"。只有心如止水和在其中，心和体和统一平衡，才能血流贯通，真寿舒达，一和百和，身泰寿延。

2. 心如止水有利于我们固守正道，不为世俗利害所动。白居易在《祭李侍郎文》中说："浩浩世途，是非同轨，齿牙相轧，波澜四起，公独何人，心如止水。"能在世事繁杂中豁然不惊，把养心，安神，怡情悦性，化作涓涓细流淌入心田，我们便可求得健康生命中的葱郁风景，在安然宁静之中怡然自得。

三、控制情绪，避免刺激

老年人体质衰弱，承受能力低下，遇到不顺心的事，要学会善自排解，将生气、怒气化解为顺气，以达到心理平衡。正如清代光绪年间的东阁大学士著名的理财学家敬铭先生，他曾写过一首《不气歌》，其中有这样几句话："他人气我我不气，我本无心他来气；倘若生气中他计，气出病来无人替，请来医生把病治，反说气病治非易；气之为病太可惧，诚恐因病把命去，我今尝过气中味，不气不气就不气。"

四、克服寂寞与无聊

按照美国心理学家的观点，寂寞可分为两种类型：一种是人际性的寂寞，这种人大多是由于缺乏朋友，缺乏与其他人交往的机会。另一种是情绪的寂寞，此类人虽有一些社交活动，但由于与他人缺乏真正的沟通，使其在感情上无法获得满足，从而产生寂寞。由寂寞产生的感受大致有四类：绝望无援，烦闷困扰，自我否定和情绪低落。大量的证据表明，寂寞几乎对所有的当事者都构成压力，它会导致一系列的生理变化，久之，可形成多种疾病。

无聊就是有了自由支配的时间，却找不到兴趣所在，或者做不成感兴趣的事，剩余精力茫茫无所寄托，这种滋味就叫无聊。无聊是一种消极思想，沮丧情绪，对自身健康危害甚大，一个人长期处于这种状态，必然要引出病来。

克服寂寞与无聊的根本途径是走出自我封闭的生活小圈子，加强与外界的沟通与交流，乐于与别人交往，达到联络和增进感情的目的。要学会关心别人，只有多关心别人，情感真挚才能产生真正的友谊。每个人在生活中都希望得到别人的关心和理解，随时关心别人的需要，是增进人际关系的重要途径。

老年人要经常做些力所能及的事，如听广播、看电视、看报，有能力者还可以动手写一些日记、回忆录等；积极参与家务劳动，培养家务情趣，学会采买和做饭烧菜；每天进行健身娱乐活动，如打球、下棋、唱歌、跳舞、散步等，使生活充满无限的乐趣。

第四节　心情愉快　健康常在

笑口常开，健康常在。医学家早就发现，那些心情舒畅，喜欢长时间开怀大笑的人，通常都比较长寿。俗话说："常乐常笑，益寿之道"，有位102岁老太太的快乐有三，即助人为乐，知足常乐，自得其乐。她有时想到过去的快乐事，还会在独坐中放声大笑。

笑对防病健身是非常有益的，中医学认为，气顺则无疾。笑能疏畅气机，使营卫之气周流，气机升降出入有序，气血调和，从而防止早衰，延年益寿。现代医学认为，笑是人心情愉悦，精神爽快的表现。笑通过调节神经功能，促进肌肉运动，加强血液循环，促进新陈代谢，从而达到健康长寿的效果。科学家研究发现，人笑的过程类似于在原地跑步的良好锻炼，它可以使肌肉强壮起来，加强心脏的节律运动，使血压升高和心跳加快，支气管扩张，肺脏换气加速。人在发笑的时候，等于是在给内脏按摩，也等于给小腹肌和胸大肌推拿，这样有利于人体吸收更多的氧气，因而也净化了血液，同时还能增进肝脏和大肠的功能。有句英国谚语说："一个小丑进城，胜过一打医生。"中国也有句格言"一笑解千愁"，也有的说"一笑释百忧"。可见，美好的心情，既可治身上之疾，又可疗心上之病。不仅如此，笑还可以使人"返老还少"，即"笑一笑，少一少；恼一恼，老一老"，于是人们发现，"笑是养生延年的一大关键要素"。

如何使自己多笑呢？相关组织和专家们提出了如下一些办法。

1. 有意识地多交乐观派、幽默者做朋友，多主动去"凑热闹"，把自己置身于笑的环境中。

2. 研究笑的科学，注意掌握引起发笑的窍门。

3. 想办法挤出时间使自己笑一笑。当有机会笑的时候，要尽情地笑出声来最好，不要克制感情的发挥。

4. 在身边，床头可多放几本笑话、幽默之类的书籍或漫画集等，供随时翻阅。

5. 常看笑星及喜剧家表演的电视剧或录像带、光盘等，可全神贯注使

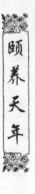
自己"身临其境"，到时就痛快地大笑一场。

那么，是不是说一切快乐都是有益的呢？答案是否定的。春秋末期，孔子就从"益""和""损"两方面各例举三个"乐"。他说："益者三乐，损者三乐。乐节乐礼，乐道人之善，乐多贤友，益矣；乐骄乐，乐佚游，乐宴乐，损矣。"很明显，乐是无穷的，也是有限的。养生所需要的是那些有益有节的"乐"，而无益无节的"乐"，是悲的同义词——"乐极生悲"。

第五节　音乐有益健康

老年人经常听音乐或自己演奏音乐，能够推迟大脑的衰老，音乐也是治病的"良药"。老年人发生情绪不稳定、精神压抑等症状时，通过"音乐疗法"会有明显疗效。新加坡有许多人把唱歌作为重要的养身之道。传说欧阳修曾患有幽忧之疾，久不能治，引退后，跟友人学琴，久而乐之，忘记了自己的病，病也慢慢地好了。他从而得出结论："夫疾生于忧者，药之毒者，能攻其疾之聚，而不若声之至者，能和其心之所不平，心而平，不和者和则疾之忘也宜哉。"嵇康在《养生论》中记述了西汉奇人窦公，他幼年时就双目失明，而后克服种种困难学琴，每遇不悦之事，就抚琴抒怀，宣泄情感，调节性情，竟活了180岁。这两个通过音乐陶冶性情而收到养生功效的例子是很有说服力的。

长啸以舒气，这是古人重要的养生功法。长啸时对鼻喉胸腹能起按摩和刺激作用，歌唱者长寿，即为明证。茶余饭后，闲庭信步，或低吟自己喜欢的诗词，或哼唱戏曲或亮开歌喉，都可以舒畅心情，排除杂念，达到物我两忘之境界。

音乐能调节老年人的情绪，经常欣赏美妙的音乐，可使老年人感到愉快、振奋，丰富晚年的生活，从而保持良好的心境，忘却日常生活中的烦恼孤独。

欣赏音乐是老年人摄取快乐和"闲中取静"的好方法，音乐还是老年人参加各种体育活动的伴侣。由于音乐节奏与人的生理有某种对应关系，伴着音乐进行锻炼，能使身体动作更加协调、灵活和优美。

第六节　老来闲聊能益寿

美国老年研究中心在对 21871 名 90 岁以上的长寿老人研究后发现，老人唠叨更长寿，因此专家们大力鼓励老年人多说话。

我们应该多鼓励老年人走出户外，到公园、老年活动场所等地方，与人多交谈、闲聊。他们可以说古道今，谈论时事趣闻、家庭琐事等，无所不谈，以表达自己的知识和情感。研究认为，老人多聊天说话，就要脑、口、耳、目并用，有时还要加上手势活动，能刺激大脑，促进大脑功能的进化，对增强大脑各项功能，抵抗脑神经退化和衰老，增强记忆力都有益处。事实证明，在聊天的过程中，老人无论是主动交谈还是被动聆听，都可以排解心中的烦闷，解除一时不快，增添生活的乐趣，有助于老人身心健康和长寿。老人聚在一起，不管相互间是否认识，只要坐在一起，一会儿大家就彼此熟识了，就会开始天南地北，海阔天空地闲聊起来，这样的好处在于：

1. 可以促进大脑思维，防止过早衰老：老年人大脑衰退随着年龄增长而加快，谈话要用脑，聆听时也需用脑思考，有时在闲聊时还能学到一些新知识，这样就能促使大脑细胞活动加快，使人勤用脑，多思维，从而达到防衰健脑的作用。

2. 可以消愁解闷：忧愁人人都有，特别是人到晚年，因体弱多病，以及子女和生活问题，不会处处顺心，事事如意。而通过闲聊中的趣事、乐事，可有助于消除不愉快的事情，摆脱烦恼、疑虑、不满、委屈等情绪。

3. 可以广交朋友：特别是已丧偶的老人怕孤独，在闲聊之中可结识新朋友，与他们常聚会多聊天，会有助于老人排遣心中的寂寞，逐渐忘掉往日的痛苦和忧愁。今年夏天，我在湖边结识了不少老年朋友，有工人、农民、工程师、医生等，最长者 89 岁。我们聊的内容有种地、休闲、养生、干家务等，非常丰富，也很开心。每天到点，不用规定人就去齐了，从不迟到，这也说明大家都很需要这样的场合。但在聊天时要注意不要聊张家

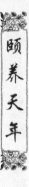

长，李家短，以免互相传言引起误解，而影响邻里或朋友关系，也可能会增添新的烦恼。

4. 可以扩大生活的视野：闲聊可了解国家大事和天下事，大家聚在一起见识多，谈得广，在为他人解难，为国家出力之时自己也能自得其乐，心胸就会变得更开阔。

5. 可以彼此分享快乐，获得安慰：聊天时，一方说话时是一种情感的表达，倾听一方通过内心活动常会受到对方语言的感染，可以分享对方的快乐。当一方道出心中的苦闷时，对方的安慰往往就是一剂治病良药，可令人放下包袱，愁绪顿消。

附：健康老人　快乐歌谣

日出东海落西山，愁也一天，喜也一天。

遇事不钻牛角尖，人也舒坦，心也舒坦。

少荤多素日三餐，粗也香甜，细也香甜。

常与知己聊聊天，古也谈谈，今也谈谈。

早晚操劳勤锻炼，忙也乐观，闲也乐观。

心宽体健养天年，不是神仙，胜似神仙。

第八章　脏腑养生

脏腑的健康对人体的健康长寿至关重要。《黄帝内经》中说："五脏坚固，血脉和调，肌肉解利，皮肤致密，营卫之行不失其常，呼吸微徐，气以度行，六腑化谷，津液布扬，各如其常，故能久长。"老年人必须从各个方面重视脏腑养生，做到防患于未然，如有疾病发生，应尽早进行治疗。在我国第一部纪传体通史《史记》中，记载有《扁鹊仓公列传》，该传中说：扁鹊过齐，齐桓侯客之，入朝见，曰："君有疾在腠理，不治将深。"桓侯曰："寡人无疾。"扁鹊出，桓侯谓左右曰："医之好利也，欲以不疾者为功。"后五日，扁鹊复见，曰："君有疾在血脉，不治恐深。"桓侯曰："寡人无疾。"扁鹊出，桓侯不悦。后五日，扁鹊复见，曰："君有疾在肠胃间，不治将深。"桓侯不应。扁鹊出，桓侯不悦。后五日，扁鹊复见，望见桓侯而退走。桓侯使人问其故。扁鹊曰："疾之在腠理也，汤熨之所及也；在血脉，针石之所及也；其在肠胃，酒醪之所及也；其在骨髓，虽司命无奈之何。今在骨髓，臣是以无请也！"后五日，桓侯体病，使人召扁鹊，扁鹊已逃去，桓侯遂死。这个故事生动地说明了有病早医的重要性。

《黄帝内经·素问》有"圣人不治已病治未病"、"上工治未病"的记载，实际上就是预防疾病的发生，强调防重于治，防患于未然；另一方面也蕴涵人处于亚健康状态时，说明疾病已经发生，应尽快进行诊治。据世界卫生组织全球调查显示，真正达到健康的人口占5%，75%的人处于亚健康状态，其余20%是需要治疗的病人。

随着医学的发展和医学知识的普及，"亚健康"这一名词越来越多地被人们所熟悉和了解。亚健康是指介于健康和疾病之间的中间状态，或者叫疾病前状态，但大多数人并不能真正了解其中的内涵，更不知道如何来

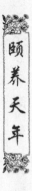

应对亚健康状态。所以，认识亚健康的症状和防治，对我们养生保健、延年益寿是非常有益的。

亚健康的表现是多种多样的，如老年人体态可呈现腰粗、臀小、腿细及眼袋下垂。生理上表现为反应迟钝，机体对外适应能力下降，容易疲劳等；男性可出现不明原因的阳痿、早泄；女性出现性冷淡、月经不调等。因"亚健康状态"具有隐蔽性和可逆性，症状表现和病变有时候同步，有时不同步；有时有症状而无实质性病变，有时有病变而无症状。所以要定期查体来发现病变，以便及时发现及时解决。

亚健康状态介于预防医学和临床医学之间，较易控制和治疗，此时是保健和治疗的极好时机，若治疗得当可转化成健康人；保健治疗失宜或不当，则可能转化为病态。

第一节　养　肺

肺居胸腔，左右各半，在诸脏腑中，肺的解剖位置最高，故称"华盖"。中医认为，肺为娇脏，喜清气熏蒸，恶燥气炎逼，不耐寒热，易被邪侵。《素问·六节脏象论》说："肺者气之本，魄之处也，其华在毛，其充在皮，为阳中之太阴，通于秋气。"

肺主气，司呼吸，是体内外气体交换的场所，通过肺的呼吸，吸进自然界的清气，呼出体内的浊气，完成体内外气体交换，从而保证了新陈代谢的正常进行，维持生命活动。新陈代谢的过程实际上就是人体内的氧化过程，这个过程要消耗氧气，而氧气的来源主要就是通过呼吸来获得。在呼吸过程中，肺活量的大小就成了获得氧气多少的关键，肺活量大的人获得氧气就多；相反，肺活量小的人获得的氧气就少。血液中含氧量低，便会降低新陈代谢率，进而影响身体健康。

肺是"相傅之官"，《素问·灵兰秘典论》说："肺者，相傅之官，治节出焉。"相傅有辅助"君主"之意，治节即治理调节，是指肺有辅助心治理调节脏腑的正常生理活动的作用，心肺协调则一切活动正常。因心主血，肺主气，血的运行，虽为心所主，但运行后的血液必须汇聚于肺，即

"肺朝百脉"，由肺进行气体交换，人体的气血才能正常循环运行，以输送氧料，维持人体各脏器组织的正常生理活动及其相互间的正常关系。《素问·经脉别论》说："输精于皮毛，毛脉合精，行气于腑，腑精神明，留于四脏，气归于权衡，权衡以平。"清代名医江笔花有句名言："肺气之衰旺，关乎寿命之短长。"《黄帝内经》也指出："邪之所凑，其气必虚。"可见关注肺脏的健康，实为祛病延年之关键。因肺主皮毛，应于秋气，故秋季应保肺为先，要固护肤表，滋燥润肺，防忧伤肺，补脾益肺，通便宣肺，以达益肺保健之目的。

一、肺虚的表现可分为三类

1. 肺气虚：呼吸气短，痰液清稀，声音低祛，神疲乏力，自汗畏风，面色淡白，易患感冒。

2. 肺阴虚：形体消瘦，口燥咽干，干咳少痰，五心烦热，盗汗颧红，甚则痰中带血，声音嘶哑等。

3. 气阴两虚：既有气虚，又有阴虚表现。

二、防治方法

补肺气，养肺阴，使"肺气健旺，则五脏之气皆旺，精自生而形自盛"。

（一）推拿按摩

1. 介质：四参散：人参 3 克，党参 3 克，西洋参 6 克，冬虫夏草 3 克，银耳 3 克，沙参 3 克，黄精 6 克，共为细面，点穴按摩用。

2. 操作方法：

（1）医者点按肺腧、合谷、膻中、气海穴各三分钟，再用双手拇指分别按揉大鱼际 5 分钟（图 8-1），以宣通肺气。

（2）摩喉：患者仰卧，颈部伸直放松，医者拇食指分开，沿咽喉两侧由上向下轻轻按揉，往返 20 次，具有清咽利喉，止咳化痰之功效。

（3）分推两胁：患者仰卧，医者双手 4 指分别由胸骨沿两侧肋间隙从上向下推擦，往返10次，可补气养阴健肺（图8-2）。

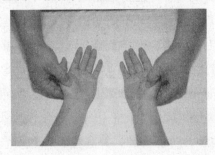

图8-1 按揉大鱼

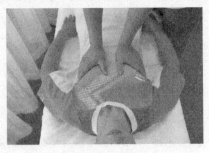

图8-2 分推两胁

（4）搧打劈叩法：患者俯卧，医者在患者脊背两侧中上部施以较轻的搧打法（图8-3），劈法（图8-4），叩法（图8-5），以打通脊背经脉，达到健肺养肺之功效。

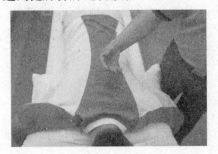

图8-3 搧打法

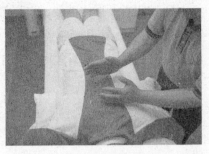

图8-4 劈法

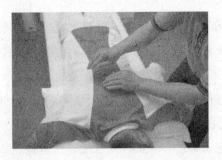

图8-5 叩法

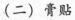

（二）膏贴

用四参散用白酒调后制成 1 厘米直径的的薄饼，贴在肺腧，膻中穴。

（三）食疗

1. 人参 6 克，核桃仁 10 克，生姜 3 片，大枣五枚，煎汤饮用，用于肺气虚者。

2. 黄芪 30 克，煎汤去渣，加胡桃仁 30 克，冰糖适量炖服，用于肺气虚者。

3. 百合 10 克，糯米 50 克，花生米 5 克，煮粥食用，用于肺阴虚者。

4. 百合汤：百合 50 克，蜂蜜 30 克，煎汤连同百合服下，用于肺阴虚者。

5. 梨汁饮：藕汁、梨汁、生姜汁、萝卜汁各 50 毫升饮服，用于肺阴虚者。

6. 老鸭山药汤：老鸭 200 克，山药 50 克，调料煲汤后食山药，鸭肉，喝汤，以补益肺阴。

三、注意事项

1. 早晨起床尽量咳出痰液，以净化呼吸道。

2. 忌烟防雾。

3. 练习深呼吸：深呼吸又称腹式呼吸，可加速血液循环，增加肺活量，扩大氧供给；同时也有利于肌体代谢产物的排除，对全身组织器官起到调整和促进作用，特别有益于肺脏功能的改善。具体方法：站立，全身放松，先用鼻吸气使腹部隆起，略停一两秒钟后，经口呼气至腹壁下陷，每分钟做 5～6 次即可。每日 2 次，每次 10 分钟。练腹式呼吸时，无论是吸还是呼，都要尽量达到"极限"，即吸到不能再吸，呼到不能再呼为度，如果每口气能直达丹田则更好。

4. "八段锦"健身术：晨起，盘腿而坐，先叩齿，搅海，鸣鼓各数 10 次，继而吐故纳新，待气满胸后再徐徐呼出并用手依次按摩足心、脐下、腰

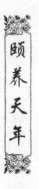

脊间、眼面、耳项，直至有发热感，再捏鼻翼数次，梳理头皮毛发百余次。

第二节　护　心

中医认为，心是人体生命活动的主宰，在脏腑中居于首要地位。人的精神意识活动及聪明智慧的产生，都与心有着密切关系。《灵枢经》说："心者，五脏六腑之大主也，精神之所会也。"《素问·六节脏象论》说："心者生之本，神之变也，其华在面，其充在血脉，为阳中之阳，通于夏气。"心是生命的根本，中医学把心脏的正常搏动，推动血液循环的这一动力称为心气；心与血脉相连，所主的物质为血，称之为心血。心气旺盛，心血充盈，脉道通利，运行周身，才能维持各脏腑组织器官的正常生理活动。心血充足，面容光泽；心血不足，面色㿠白；心血瘀阻，则面色青紫。故《素问·五脏生成篇》说："诸血者，皆属于心。"《读书随笔》说得更具体："凡人周身百脉之血，发源于心，亦归属于心，循环不已。"

心血既为神志活动提供物质能量，又贯注到心脏本身的脉管，从而维持心脏本身的正常功能活动。

心主神明，故称心藏神。心是神志活动的发源地，神志包括喜、怒、忧、思、恐五志，分属于五脏。心在志为喜，太过和不及皆可造成一定的病理变化。故《灵枢·本神篇》中说："心藏脉，脉舍神，心气虚则悲，实则笑不休。"

一、养心是养生的重要环节，因而要做到

1. 心正：要有仁义道德之心。《论语·雍也》说"仁者寿"，就是说有仁德者能高寿。

2. 心静：静能养神生智，要达到"淡泊明志，宁静致远"的高雅境界。明代《养生四要》一书中说，"心常清静则神安，神安则精神皆安，明此养生则寿。"

3. 心安：保持内心安详，克服浮躁情绪。《内经》中说："心，安而不惧，志闭而少欲，气从以顺。"

4. 心宽：《礼记·大学》有言，"心广体胖"，心广即心怀宽广大度，对他人宽容，胖即健康安详。

5. 心忍：能忍受和排解一切败坏心境的因素。陆淋常说："忍字常须座右铭"，一忍过后，心胸畅然。

6. 心善：善心待人，施善可养生。

7. 心诚：为人诚恳，开诚相见，胸怀坦荡。

二、防治方法

（一）推拿按摩

1. 介质：丹参散：丹参9克，川芎6克，黄芪6克，共为细面，点穴按摩用。

2. 操作方法：

（1）点按膻中、心俞、内关穴各三分钟。

（2）推手三阴经：患者掌心向上，医者一手四指并拢，用指腹往返推拿前臂内侧（从肘横纹到腕横纹），先推一侧（图8-6），再推另一侧，时间5分钟。

（3）拿捏双侧腋窝穴：腋窝属人体三大保健部位之一，是手三阴的经过之地，对预防心脏病有重要作用。患者肩部上举放松，医者一手拇食指分开，反复拿捏腋部，先拿一侧，再拿另一侧，时间3分钟（图8-7）。

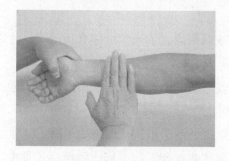

图8-6 推手三阴经

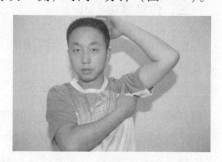

图8-7 拿捏腋窝

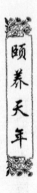

（4）分推两胁：（图8－2）。

（二）膏贴

用丹参散以醋调制成膏贴，贴于心腧、膻中穴。

（三）食疗

1. 每天早晨服用大枣三枚、苹果一个。用洋葱头50～75克，炒食或凉拌均可，中午或晚上服用。大枣能气血双补，健脾益气，养血安神。苹果有预防动脉硬化的作用。洋葱能减轻血管脆性，降低血压，预防脑血栓和强心作用。

2. 芝麻酱：含丰富的不饱和脂肪酸，其中亚油酸占50%以上，常吃芝麻酱可降低血脂，软化血管，防治心脑血管疾病。芝麻酱的吃法很多，如芝麻酱面条、烧饼、凉拌黄瓜、洋葱、豆角等。

（四）体疗

踢打小腿肚，可在步行中进行。用一条腿支撑地面，另一条腿的脚背反复踢打支撑腿小腿肚的承筋穴（腘窝正中直下四寸，腓肠肌腹中央取穴）和承山穴，两腿交替进行80次左右。此法可迫使腿部静脉血管血液回流加速，平衡心脏的血液回收能力，对预防各种心脏病很有益处。

三、注意事项

1. 要保持乐观情绪，清淡饮食，戒烟限酒，适当参加体育运动等，注意减轻心脏负担。

2. 平时要心情舒畅，笑口常开，使心脏功能和心血管调节系统的功能协调在稳定状态，从而有利于心脏健康。

3. 要谨防高脂"伤心"：人到中年后，由于脂肪代谢能力下降，从饮食中摄入的脂肪易存于体内，会直接导致高血脂、冠心病。因而，人过中年应牢记"膏粱厚肥，腐肠之药，清淡饮食，长寿之方"。

第三节　舒　肝

肝主疏泄而恶抑郁，主藏血，为魂之处，主筋，五行中属木，主动，主升。《素问·六节脏象论》说："肝者罢极之本，魂之居也，其华在爪，其充在筋，以生血气，其味酸，其色苍，此为阴中之少阳，通于春气。"《灵枢·本神篇》说："肝藏血，血舍魂，肝气虚则恐，实则怒。"

肝其疏泄功能正常，气机调畅，方能保持精神乐观，心情舒畅，气血平和，五脏协调；反之，肝主疏泄功能障碍，气机失调，就会导致精神情志活动的异常。疏泄不够，人体气机运行不畅，可出现胸胁、两乳的胀闷疼痛及郁郁寡欢、闷闷不乐、情绪低沉、多疑善虑等现象。若疏泄太过，情志亢奋，则可出现头胀头痛、面红目赤、急躁易怒，甚则不能卧寐等症状，称"肝火亢盛"。肝的疏泄往往与外界环境和精神刺激有关，所以又有"肝喜条达而恶抑郁"及"暴怒伤肝"的说法。

肝藏血是指肝脏具有储藏血液和调节血量的功能。王冰在注释《素问·五脏生成》时说："肝藏血，心行血，人动则血运于诸经，人静则归于肝脏，肝主血海故也。"肝藏血不足，不能满足人体的生理需要，则可产生肢体麻木，女性月经量少，甚至闭经等症状。若肝不藏血，可出现如吐血、咳血、衄血、崩漏等各种出血。

肝藏血及疏泄功能，两者之间相互依存，相互制约。表现在生理方面，则肝主疏泄，调畅气机，气行血行，血方能归藏；肝血充足，肝之阴血又能制约肝之阳气，使其不至于疏泄太过。表现在疾病方面，肝失所藏，血虚阴不足，致血不能养肝，则使肝的疏泄功能失常，出现情绪易于激动、烦躁不宁或性情抑郁沉闷、睡眠多梦及胸胁隐痛、月经不调等症状。

因肝脏的生理变化较为缓慢，且代偿功能较强而不易被察觉，常被人们所忽视。

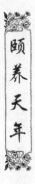

一、防治方法

（一）推拿按摩

1. 介质：逍遥散：柴胡 2 克，炒当归 2 克，白芍 2 克，白术 2 克，茯苓 2 克，甘草 1 克，共为粗末，用醋泡 1 周后滤汁用，点穴按摩时涂于穴位或局部。可疏肝解郁，调和肝脾。

2. 操作方法：

（1）点按期门、章门、中脘、三阴交、厥阴腧、肝腧、太冲穴各 3 分钟。

（2）摩腹：以肚脐为中心顺时针摩腹 5 分钟（图 8 - 8）。

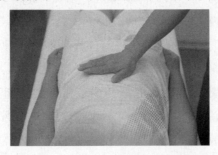

图 8 - 8　摩腹

（二）食疗

1. 多食酸味食物：可促进消化，保护肝脏，降低血压，软化血管，如橙子、山楂、西红柿等。

2. 山楂粳米粥：山楂去核 15 克，糯米洗净煮粥食用，稍加点糖亦可。

二、注意事项

1. 要在医生指导下使用药物，以防发生药源性肝损害。

2. 饮食要平衡，营养要全面，调整饮食结构，增强食欲。

3. 适当运动，生活规律，情绪乐观，忌嗜酒"伤肝"，忌孤独抑郁。

第四节　培脾土

《素问·六节脏象论》说："脾胃……仓廪之本，营之居也，名曰器，能转化糟粕转味而入出者也。"中医认为，脾胃互为表里，乃后天之本，人体营养来源于脾，主肌肉，统血，为气血化生之源，能将人体所摄取的食物进行消化，使精华部分转化为气血和各种营养物质，运送并滋养全身，同时还能将食物中的糟粕排出体外。

脾统血是指脾能统摄、控制血液，使其能在脉管内正常循行，其统摄实质是气的作用，正如沈目南在《金匮要略注》所说："五脏六腑之血，全赖脾气统摄"。脾气虚弱，血失脾统，就会发生便血、尿血等出血的现象，称"脾不统血"。

脾主肌肉、四肢，是指脾将水谷精微输送及营养四肢的筋骨肌肉，才能保持它们的运用自如。《素问·太阴阳明论》说："四肢皆禀气于胃，而不得至经，必因于脾，乃得禀也。今脾病不能为胃行其津液，四肢不得禀水谷气，气日以衰，脉道不利，筋骨肌肉，皆无气以生，故不用焉。"讲述了脾主四肢的道理。如果四肢的"筋骨肌肉无气以生"，便会失去其运动的功能。不仅四肢如此，三阴三阳，五脏六腑所需的营养都有赖于胃的供应和脾的运输，所以又有"脾长四脏"之说。因此，调理好脾的功能，对人体的健康至关重要。

一、防治方法

（一）推拿按摩

1. 介质：焦三仙散：焦山楂 3 克，焦麦芽 3 克，焦神曲 3 克，加高良姜 3 克，共为细面，点穴按摩用。

2. 操作方法：

（1）点按脾腧、胃腧、三焦俞、中脘、天枢、足三里穴各 2 分钟。

（2）摩腹 5 分钟（图 8 – 8）。

（3）煽打（图8-3）、劈（图8-4）、叩法（图8-5）5分钟。

（4）股之内侧拍打法：患者两腿分开，用两手掌从膝至腹股沟（即大腿内则）反复拍打30次，根据"脾有邪，其气留于两髀"的理论，此法可健脾（图8-9）。

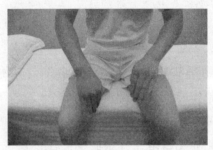

图8-9　股之内侧拍打法

（二）膏贴

焦三仙散加良姜，用生姜汁调后制成膏贴，贴于脾腧、中脘、足三里穴。

（三）食疗

1. 归地烧羊肉：羊肉500克，当归、生地各15克。葱、姜、盐、胡椒粉适量。将羊肉洗净切片，加油用旺火煽炒成八成熟后放入葱姜再炒。将当归、生地放砂锅内煎煮半小时后，再将炒好的羊肉连汁一起倒入砂锅中，用小火炖半小时，加适量盐、胡椒粉后，用文火把汤汁收尽即可。此方可益气补血，温中补虚，防病强身。

2. 花生蜜：将花生仁煮熟后磨成浆，加少许白糖或蜂蜜后服用，可健脾和胃，滋养强身。

3. 山楂条20克，生姜丝5克，拌食可开胃醒脾。

4. 香菜125克，海蜇丝50克，加食盐、糖、醋少许拌后食用，可芳香醒脾，增强食欲。

5. 莲子粥：莲子，白扁豆，薏仁米各50克，糯米100克，共煮成粥，可护脾养胃，补气生津。

6. 红烧干贝鱼：鲈鱼一条去鳞，去内脏，用油煎后，加干贝 5 克，水、酱油、醋、盐、葱、姜、蒜适量炖熟后食用，能补脾胃，补肝肾，益筋骨。

第五节　滋肾水

《素问·六节脏象论》说："肾者主蛰，封藏之本，精之处也，其华在发，其充在骨，为阴中之少阴，通于冬气。"肾为先天之本，肾藏精，精是人体生命活动的基本物质，先天之精，即男女交媾之精；后天之精，即饮食水谷化生之精，两精均藏于肾。肾主骨，生髓，髓通于脑，肾气旺盛，则精盈髓满。"脑为髓之海"，髓足则脑充，脑充则精神健旺。骨髓脑三者健壮充实，思维记忆力强，视听不衰，精力充沛，灵敏多智，筋骨强劲，动作有力。若肾精不足时，就会反应迟钝，动作缓慢，骨软无力，甚至早衰。"齿为骨之余"是指牙齿的坚实与松动也与肾气的盛衰有关。"肾主纳气"，是说"肾"能帮助肺呼吸，称为"纳气"。老年人肾亏时，纳气困难，就会出现呼多吸少的气喘病，故肺为气之主，肾为气之根，肺主出气，肾主纳气，阴阳相交，呼吸乃和。"肾开窍于耳"，人老了往往出现听力下降，耳鸣，耳聋，中医认为是肾亏之故。其华在"发"，是说人体毛发生长脱落的过程，也反映了"肾气"的盛衰，肾气强的人毛发茂密，有光泽，肾气虚的人，毛发脱落，枯槁，发白。"肾主水，司开阖"，是指肾对于津液的输布和排泄，维持体内津液代谢的平衡起着重要作用。"肾在志为恐"，《灵枢·本神》说："肾藏精，精舍志。"肾精充足，人体在接受外界相应刺激时，能产生相应的心理调节。肾精不足，稍受刺激，则表现为恐惧不宁，手足无措，两腿无力等。恐则气下，当惊恐严重时又能出现遗尿不禁。《素问·脉要精微论》说："腰者，肾之府"，故劳损所致的腰痛，多与"肾虚"有关。

肾虚有"肾阳虚"与"肾阴虚"之分。肾阳虚是指怕冷肢凉，俗称没火力，即使热天也要穿厚衣服；腰脊酸痛，劳累后加重，阳痿早泄，性欲减退，尿少浮肿或食少便溏，面色青白等各种虚寒证候。肾阴虚者则多表现为低热，手足心热，口燥咽干，颧红，腰酸遗精，尿量多，头晕目眩，耳鸣耳聋，视力下降等。

一、防治方法

（一）推拿按摩

1. 介质：肾阴虚者滋阴补肾，可服用六味地黄丸：干地黄 8 克，山萸 4 克，山药 4 克，茯苓 3 克，泽泻 3 克，丹皮 3 克。肾阳不足者补肾助阳，可服用金贵肾气丸，即六味地黄丸加桂枝 1 克，炮附子 1 克，上药均研成细面点穴按摩用。

2. 操作方法：

（1）点按肾腧、委中穴 2 分钟，肾阴不足者加按涌泉穴，肾阳虚者加按气海穴各 3 分钟，可补肾壮阳，滋肾益气，利水消肿，聪耳通窍，特别是肾腧穴是肾的"背腧穴"，为肾脏的气输注之处，是治疗肾病的重要穴位，有"保健要穴"之称。

（2）腰背部煽打（图 8 - 3）劈（图 8 - 4）叩（图 8 - 5）法。

（3）医者用掌根横擦腰眼穴（第四腰椎棘突下，旁开 3 ~ 4 寸凹陷中）（图 8 - 10）；直擦八髎穴（在第一、二、三、四骶后孔中，分别称上髎、次髎、中髎、下髎）（图 8 - 11）共 10 分钟。

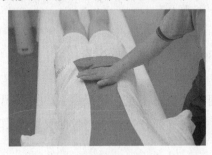
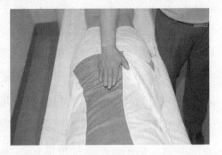

图 8 - 10　横擦腰眼　　　　　　　　图 8 - 11　直擦八髎

（二）食疗

1. 山药黑米粥：用山药 50 克，加洗净黑米 50 克，煮粥服用。中医认为山药为"上品"之药，能益肾填精。

2. 栗子粥：栗子有补肾强腰之功效，肾虚腰痛者，最易食用，可单独食用，亦可与黑米一起煮粥食，但每次不宜多食。

3. 海参羊肉汤：海参 100 克，羊肉 1500 克，老姜 30 克，调料适量。将海参发好切片，羊肉洗净切块，老姜去皮切片，同放锅中，加葱、花椒、料酒桂皮等，文火炖熟后加盐后服用，可补益精血，温肾助阳。

4. 胡桃羊肾粥：

胡桃肉 10 克，羊肉 100 克，羊肾一对，大米 100 克，调料适量。将羊肉洗净，切细，羊肾剖开去筋切细，先取大米煮沸后下羊肉、羊肾，煮至粥熟后，加葱、姜、花椒、盐调味服食，可补益肾精，温阳散寒。

5. 宜多选择食用黑色食品，如黑米、黑豆、黑芝麻、黑枣、乌鸡、海带、紫菜等，以入肾强肾。

二、注意事项

1. 调节不良情绪，遇到不舒心的事，尽快放开。

2. 适度节制性生活，不可"房劳过度"。

3. 菜肴不宜太咸，过咸会使人体血液中的钠离子浓度过高，从而增加肾功能的负担，使肾脏受到损害。

4. 每天要饮用一定量的白开水，以帮助机体将新陈代谢产生的废物排出，降低有毒物质在肾脏中的浓度，避免损害肾脏。

第六节　肠清增寿

肠，作为人体的一个消化吸收排泄器官，对保证人体健康具有举足轻重的地位，中医有"肠胃宜利而恶滞"、"要想长生，必须肠清"、"若要不死，肠中无渣"等很多论述。现代医学认为，大小便通畅是保持健康的关键，否则对身体健康非常不利。

肠道不仅是营养消化、吸收和废物粪便排泄的场所，也是人体最大的免疫器官，所以说，年青的肠道是年轻体态的根基。当人体一旦进入衰老的历程，肠道也开始变老，人们不但逐渐没有了口福，而且消化不良、便秘、营养素缺乏、免疫力降低等各种健康问题都会接踵而至。

我们每日食用的五谷杂粮、瓜果蔬菜大多已被污染，在摄取营养的同时也摄入了大量有毒物质，这些毒素若不及时排出，势必造成对人体的毒害。因此，对正常人而言，每天"定时、定量"排便非常必要，肠道常清，才能减少毒素的吸收，保证身体健康。老年人由于进食少，脏腑机能衰退，肠蠕动减慢，有毒废物在肠道停留时间过长，或进食过于精细，缺乏粗纤维，或饮水不足，过食辛辣及嗜烟、酒，而助火伤阴，而引发便秘。有些人则出现了废物毒素的再吸收，导致了多种疾病的发生，如心绞痛、脑溢血、肺气肿、肛裂、痔疮等，个别人在排便时可发生猝死。有学者认为：一天不排大便，等于一天吸了三包香烟。据报道，近年来我国肠癌发病增长率是最高的，而非洲国家的人由于进食较粗糙，肠癌发病率较低，这一切都应引起大家尤其是老年人的思考。

一、防治方法

（一）推拿按摩

顺时针摩腹，早晚各100圈（图8-8）。

（二）食疗

1. 平时饮食要定时定量，多食新鲜蔬菜、水果，不仅可使胃肠道多摄入水分和维生素等，由于蔬菜水果含纤维素丰富，因此还可增强胃肠道蠕动，防治因消化液分泌减少而引起的便秘。

2. 每天早晚各饮10毫升蜂蜜，早晨空腹喝蜂蜜时可加入一汤勺老陈醋，对排便有好处。

二、注意事项

1. 便秘患者绝不能乱用泻药，图一时之快，要辨证施治。中医认为，慢性便秘的中老年人，多有肾虚阴亏、津液不足、气机郁滞等病理改变，不可用巴豆、大黄、番泻叶等苦寒泻药，以免伤气损津，越泻越秘，停药后复结。

2. 不能机械性地经常洗肠，因肠道既不是下水道，也不是皮管子，而是机体生命的一部分，泻或洗肠均会对肠道造成损害，并使肠道内菌群失调，而损害身体的健康。

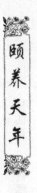

第九章 脑与五官保健

当今时代，人的平均寿命不断增加，如何解决衰老引起的一系列问题，至关重要，具体来说就是解决老年人的各种能力下降问题。

老年人的记忆力、视力、听力下降，嗅觉和味觉减退，一般运动和感觉能力下降及运动的不协调，这些人体大脑及五官基本能力的明显下降，会对健康长寿有一定影响。如果这几种能力较好，则表明老年人身体基本健康，一般能够长寿。因此看来，保持老年人大脑及五官感觉能力对老年人的健康是极为重要的。

第一节 健 脑

脑是人体最重要和最敏感的器官，成人脑重量只占体重的 2.5%，但却要消耗 20% 的氧气和 40% 的养料。脑最容易兴奋，适宜的兴奋可以帮助人加强记忆，提高思维能力；它也最容易疲劳，过度的疲劳往往会对过去熟悉的事感到陌生甚至完全忘掉。人的大脑神经细胞在出生时就完成了增值，以后则逐年减少，大约从 50 岁左右，人的大脑容积重量都会有所减少，主要是脑神经数量逐渐减少所致。人上了年纪，脑细胞明显萎缩，脑细胞信息传递速度下降，就会出现诸如打开电视就打盹、躺下睡不着、近事记不住、远事忘不了及情绪控制能力减弱等年老的现象。

大脑的智力、思维能力、记忆能力、语言表达能力等不能停止活动，只有活到老学到老，才能用到老，直到生命的终点，别人无法替代。大脑生来就是想事、记事和表达情感的，不能说人老了，脑子不灵活了，不容易记住事了，就不学不用了。大脑也适用"用进废退"这一生理规律，只要勤于用脑，就能避免大脑"退化变废"。

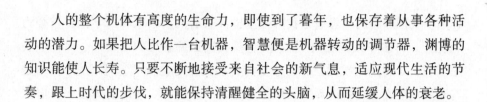

人的整个机体有高度的生命力，即使到了暮年，也保存着从事各种活动的潜力。如果把人比作一台机器，智慧便是机器转动的调节器，渊博的知识能使人长寿。只要不断地接受来自社会的新气息，适应现代生活的节奏，跟上时代的步伐，就能保持清醒健全的头脑，从而延缓人体的衰老。

一、常言道

"养身莫如静心，静心莫如读书。"如果老年人饱食终日，索居家门，就会产生一种寂寞、孤独与失落感；长期不用脑，可加速大脑细胞和其他器官的老化。心理学家朗姆有言："一个人只要心智灵活，青春就不会离他而去。"经常多读书、看报、写文章、练书法、学绘画，就好像服用了超级"维生素"，可使大脑皮层兴奋和抑制过程达到相对平衡，对加速血液循环、促进体内新陈代谢，增加一些有益的激素和活性物质的分泌大有裨益。我国古代文人有"吟诗读书可以疗疾病健身"的说法。清代文人、养生学家李渔认为，诗书中的喜怒哀乐具有调情志，平衡人体阴阳气血的心理治疗作用。《劳逸续编》中载有一则杜诗却疾的验例：白岩朱公患气痛症，每当疾发时便吟杜诗数首，如药到病除。总之，读书不仅可益智健脑、养性怡情、陶冶情操、延缓衰老、健身益寿，也堪称是强身、养心、益寿的妙方。

虽然生老病死的自然规律无法抗拒，但是人老了智力并不一定衰退，有许多老年人老当益壮，成就卓然。日本的小寺幸作天资并不高，他在60多岁时迷上了魔术，经过反复刻苦练习，终于掌握了精湛技艺，直到90多岁，他还经常登台演出，一些需要高度智力的复杂节目被他演得得心应手，令人叹为观止。当代大哲学家、数学家罗素80岁以后才第一次涉足文坛，3年内竟出版了3部小说。德国杜蒙特老人学院当时共有42名老人学员，年龄最大的69岁，他们攻读社会学、心理学、哲学等课程，学习成绩甚至优于和他们一起上课的青年学生。上海郊区农妇阮四娣72岁学画，90岁学成"家"，作画300多幅，技艺精湛，颇具特色，各家报刊争相发表，她的画作被《现代美术大辞典》收入，她本人并获世界艺术名人证书。加拿大的佩内洛甫老妇，她从70岁开始练健美，84岁时摘取了"健美小姐"

桂冠。我国唐朝的孙思邈是我国乃至世界著名的医学家和药学家，被誉为"药王"，许多华人奉之为"医神"，是我国医德思想的创始人。他一生淡泊名利，对病人一视同仁，有求必应，被西方称之为"医学论之父"，是与希波克拉底齐名的世界三大医德名人之一。他青少年时身体瘦弱，但活了一百多岁（他的年龄从101岁到168岁之间共六种说法，说法最多的是141岁），在一百多岁时写成《备急千金要方》。他一生著书80余部，其中《千金要方》一书在食疗、养生、养老方面作出了巨大贡献。这些都说明，人到老年，老有所为，老有所学，不但要活得健康快乐，而且要活得潇洒而有成就。孔子一生坎坷，颠沛流离，在那战乱频繁、物资匮乏的年代，竟活到73岁。孔子说："发愤忘食乐以忘忧，不知老之将至。"爱读书，显然是孔子受益匪浅的养生之道。西汉的大儒家刘向，把读书比作用药，比作有益终生的光明，他说："少而好学，如日出之阳；壮而好学，如日中之光；老而好学，如（秉）烛之明。"北宋大诗人陆游，晚年穷居乡间，常靠读书怡情，他的切身体会是"并经书卷作良医"。法国卢兹老年大学的座右铭是"停止学习之日，即日开始衰老之时"。

读书养生，永远不晚。美国哈佛大学心理学家德格斯·坡厄尔对1600名25岁到92岁爱读书的人进行推理能力、记忆力、视力以及对空间的判断力测试，他发现80多岁的人，表现得几乎和年轻人同样的良好；一部分80多岁与90多岁人的智力，接近任何年龄段的最高水平。英国神经生理学家科斯赛利斯和米勒，经研究得出结论：人的大脑受训练越少，衰老也就越快。他们认为，人脑开始工作得越早，持续的时间越长，脑细胞的老化过程也就越缓慢。医学专家指出，机体健康、营养均衡和经常用脑是延缓大脑衰老的"三大法宝"。现代医学研究表明，核糖核酸的含量与大脑的生理功能和形态结构有着密切的联系，维持大脑功能的这一重要物质可以通过直接的外界感觉刺激，促使其含量增加，所以年逾花甲的老人大脑受刺激越多，核糖核酸的量增加也越多，并使它能维持在一定的水平上，使大脑的衰老过程得以推迟。由此可见，老年人安排一些读报、写作、绘画等脑力劳动，对于防脑衰、巩固记忆力大有好处。

二、保持良好的精神状态

老年人要保持心平气和的状态，调整心理平衡，尽量做到宽以待人，淡泊名利，少计较得失，排除浮躁，减少不良情绪对脑细胞的损害，有了良好的精神状态，才能发挥脑正常的思考功能。当人严重应激、紧张、恐惧、沮丧、郁闷时，往往脑子里一片空白，似乎什么事情都想不起来了，可见情绪对脑细胞的影响有多重要。老年人有不良情绪时，不妨先喝点水，看看电视，或外出走一走，和朋友聊一聊，转移和分散一下注意力；或在空气新鲜、宁静温馨的环境中凝神静思，此时要保持均匀的呼吸，眼睛轻轻地闭合，使心情慢慢平静下来，达到中医所说的"精神内守，病安从来"。

三、健脑饮食

脂肪是健脑的首要物质，在发挥脑的复杂、精巧的功能方面具有重要的作用。代表性食物有芝麻、坚果（如核桃、栗子）等，自然状态下饲养的动物等。

蛋白质是智力活动的物质基础，是控制脑细胞兴奋与抑制过程的主要物质。代表性食物有瘦肉、鸡蛋、鱼类（特别是深海鱼类）等；黄花菜也富含蛋白质，还含有脂肪、维生素 B_1 等大脑代谢所需的物质，因此有"健脑菜"之称。

碳水化合物是脑活动的能量来源，它在体内分解成葡萄糖后，即成为脑的重要能源。代表性食物有五谷杂粮，特别是小米、糙米、红糖等。

充足的维生素 C 可以使大脑功能灵活、敏锐，并提高智商。代表性食物有鲜果类、黄绿色蔬菜等，如龙眼、柚子、西红柿、胡萝卜、菠菜、豆角等。

B 族维生素是智力活动的助手，包括维生素 B_1、维生素 B_2、叶酸等。当 B 族维生素严重不足时，就会引起精神障碍，易烦躁，思想不集中，难以保持精神安定。代表性食物有香菇（特别是金针菇）、野菜等。经常食用含有不饱和脂肪酸、卵磷脂、无机盐和维生素的食物，对改善脑营养供

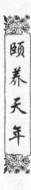

给很有益处。

四、节欲健脑

祖国医学认为，肾主骨、生髓，通于脑。大脑的活动有助于肾精的充养，节欲可以养精，养精才能健脑养神，从而推迟大脑的衰老。反之，性生活过度则伤精耗神，出现未老先衰，头脑昏昏沉沉，智力衰退，精神萎靡，致百病丛生。

五、手指运动健脑

俗话说"十指连心"、"心灵手巧"，手指活动锻炼可以促进思维，健脑益智。如练健身球，手托两个空心铁球或核桃，不停地在手里转动，长期坚持，或进行手指技艺活动，如编织、剪纸等，均有良好的健脑作用。

六、经常按揉

百会、劳宫、印堂、风池、太阳等穴，每穴按揉3分钟，也可达到健脑之目的。

第二节　五官保健

一、眼睛

眼睛是人体最重要的感觉器官，中医认为肝开窍于目，视力的好坏有赖于肝气的疏泄和营养。肝藏血，而血又是眼睛活动最直接的物质基础，所以，肝血的盛衰会直接影响到视觉功能。若肝血不足，目失所养，则两眼昏花，视物不清。对老年人而言，视力减退的主要原因是白内障、老花眼和眼底黄斑变性，通过手术，配眼镜和适当服药可以使老年人保持一定视力，提高老年人的生活质量。

老花眼不是病，而是生理现象。晶状体硬化、弹性减弱及眼肌衰老等原因均会造成老花眼，这种规律不以人的意志为转移，应该说人到了中老年阶段都必然出现老花眼。人体在老化的过程中，眼睛要早于其他器官，大约在四五十岁左右就开始出现老化现象，出现老花眼的症状就要立即配戴老花镜。有些老年人不到医院检查验光配眼镜，而是随便到眼镜店或路边买一副老花镜带上，有的甚至和老伴合戴一副老花镜，并常常"一戴到底"，这样做不但容易加重视力疲劳，出现视物模糊等症状，而且对眼睛的损伤也很大。老花镜的配戴不仅仅是只针对老花眼这一种症状，还要考虑到眼睛的屈光状态、工作环境等很多综合因素。因此，配镜之前必须经过医院严格的眼科检查，以排除眼睛是否患有其他疾病，验光确定眼睛度数，再配眼镜。

随着年龄的增加，眼睛的老花程度也会逐渐加深。一般来讲，配戴花镜后每5年可增加100度，直到增加至400度，年龄大约到65岁左右时度数就不再增加了，因而有规律的度数改变是正常的。一旦老花镜不合适就应及时更换，否则可给老年人的生活带来诸多不便，并会加速眼睛老化的程度。同时，老花镜镜片的使用寿命有限，时间长了，镜片会出现划痕、老化等现象，造成通光量下降，影响镜片的成像质量。

有利于眼睛保健防衰的方法：

1. 中医认为，人卧血归于肝。这是指人在睡觉时肝脏能够调节血液，对眼睛具有保护和调节的作用，保持正常的睡眠有利于养眼护眼。

2. 经常在眼部周围做保健按摩，重点按揉睛明、四白、太阳等穴，以增加局部血液循环，对保持眼肌功能大有益处。

3. 每天远眺1～2次，每次10～15分钟，只有远近视野不断地交互变换，才能保持眼内调节肌肉的舒缩灵活而不僵化。

4. 有意识地观赏鸟在寻觅、追溯的过程，迅速调节视野的变换焦距，这对改善眼肌血液循环，恢复眼疲劳大有好处。但在观鸟时不要使用望远镜，以免影响效果。

5. 选择正确的阅读方法，看电视、电脑、电影不要过久，以免引起眼睛过度疲劳。

6. 转睛：在闭目时让眼球先顺时针转36次，再逆时针转36次，长期坚持，对白内障、老花眼及近视眼都有一定的治疗和预防作用。

7. 明目食疗方：枸杞子20克，龙眼肉20克，加水煮10～15分钟后饮服，可起到滋补肝肾，明目养血的效果。或用枸杞子150克，决明子50克，菊花30克，浸泡于1500毫升黄酒中，密封储存，每日摇动一次，15日后去渣即成，每日饮用2次，每次20毫升，可起到养肝明目的作用。

8. 明目枕：苦荞皮，黑豆皮，绿豆皮，决明子，菊花，等量做枕用，可治老花眼，目明。

二、耳

听力下降、耳聋、耳鸣是耳鼻喉科较为常见的顽症，也是中老年人的多发病。听觉是人体接受外界信息的重要途径，如果耳朵听不见各种丰富的声音，人的交往能力就会下降，这也是许多患有听力障碍的老年人显得有些呆滞和衰老的原因。

60岁以上老年人有近60%患有不同程度的老年性耳鸣症，轻者耳鸣，近若蚊蝇声，远似蝉鸣声，重症耳鸣高亢声如汽笛长鸣或如战鼓烘箱，严重影响睡眠和生活。遇有这种情况，应先到医院专科进行检查，以免误诊误治。我曾遇到这样一位患者，患耳鸣及听力下降几个月，医生诊断为肾虚，吃药半月未见好转，后到耳鼻喉科检查，发现耳内有一大耵聍，医生把耵聍取出后，耳鸣立即消失并恢复了听力。

造成老年人听力下降的主要原因是耳部动脉硬化，听神经得不到充足的营养而退化变性。中医认为，肾开窍于耳，肾气足者听力好，若肾精亏虚，则脑髓不足，则易出现耳鸣、听力下降等症状。老年人出现的听力减退、耳聋失聪等衰老表现，也与肾气较弱关系密切，有些肾阴虚的老人经常有耳鸣如蝉的现象。

对于老年人来说，养成良好的生活习惯很重要，预防听力下降要注意以下几个方面：

1. 戒挖掏：经常用耳勺、火柴棒掏挖耳朵，容易触碰外耳道，引起感染，还可能弄坏耳膜。在外耳道若有奇痒难受时，可以用棉签蘸少许酒精或甘油轻擦耳道，亦可服用维生素B、C和鱼肝油。

2. 避噪音：耳朵在强噪音下暴露，会引起一定的听觉疲劳，使听力变迟钝，远离噪声后听力可以恢复。但若长时间地接触噪音，可导致内耳的供血不足，使听力急剧减退，甚至引起噪音性耳聋。

3. 慎用某些抗生素，如链霉素、庆大霉素、卡那霉素等，药物使用时间过长或过量，可引起内耳中毒，造成听力下降或耳聋。

4. 保持良好心态：老年人若经常处于急躁、恼怒的状态中，会导致体内植物神经失去正常的调节功能，使内耳器官发生缺血、水肿和听觉神经营养障碍，易发生听力锐减或耳聋。

5. 经常在耳部周围做保健按摩，重点按揉翳风、耳门、听会等穴，每次5~10分钟，每日1~2次，可增加内耳的血液循环，改善营养状态，有保护听力的作用。

6. 屏气法：定息静坐，咬紧牙关，以拇食指捏住鼻孔，用嘴鼓气使气串入耳窍，至耳部感觉轰轰有声为止。每日做数次，有增加听力的作用。

7. 聪耳枕：荷叶、苦丁香、菊花、夏枯草、蔓荆子、石菖蒲各等份，制成枕芯，经常枕之，有聪耳明目之效。

8. 食疗：经常食用核桃粥、芝麻粥、花生粥、猪肾粥等，有预防耳鸣的作用。要多食含铁含锌丰富的食物，如鱼、牛肉、鸡蛋、各类海产品及各类水果。常食具有活力作用的食物，如黑木耳、韭菜等，这些食物可改善血液黏稠度，有利于保护耳部小血管的正常微循环，对保护听力颇有裨益。要减少脂肪的摄入，少食动物内脏、奶油及油炸等食物。

另外，亦可在医生指导下服用一些补肾的药物，如六味地黄丸、金匮肾气丸、龟龄丸等。耳聋者可配戴助听器，由于戴助听器前后差异很大，需要不断进行调整，因此要有一个适应过程。

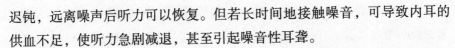

图9-1　推擦鼻翼

三、鼻

中医认为，肺开窍于鼻，肺主呼吸，鼻为呼吸出入的门户，鼻的通气和嗅觉功能须依赖肺气的调和，

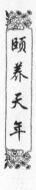

肺的某些疾病表现也常反映在鼻上，如外感风寒影响到肺，就会鼻塞流涕，影响嗅觉；肺有燥热，则鼻孔干涩。老年人嗅觉功能减退也与动脉硬化有关，慢性鼻炎也是造成嗅觉减退的一个重要原因。

对于外感或鼻窦炎引起的鼻部不适，应积极进行治疗。

嗅觉减退可用按摩疗法，患者用双手食指或中指沿鼻翼两侧往返推擦80~100次（图9-1），再用双手食指按揉两侧迎香穴30次，以局部略有酸胀感为度，每日3次。

四、口腔

口腔健康有很多定义，从医学角度来说，牙齿清洁，无龋齿，无疼痛感觉，牙龈颜色正常，无牙龈出血现象，则为健康的标准，如果以上五个方面有一方面没有达到要求，就可以说口腔是不健康的。牙齿与健康的关系非常密切，牙病对老年人的危害程度不亚于心、脑血管疾病，所以，应当倍加重视口腔保健。

食物要靠牙齿来咀嚼，如果牙齿不好就会影响咀嚼，从而影响到食物的营养吸收。口腔中有很多种细菌，据统计，1毫升的唾液中有4~5万个微生物，当人体抵抗力下降时，有些有害的细菌就会生长，不仅会对口腔产生危害，还会影响到整个身体状况。现代医学研究证明，有些牙齿疾病可能会引起包括心脏病、中风等很多其他器官疾病。生活中用牙习惯不好也会引发很多其他问题，比如常用一侧牙齿咀嚼，时间久了就会出现面部的不对称；吃饭太快，咀嚼不好，容易引起脑供血不足、消化不良和肥胖等。咀嚼食物充分的人，脑部血液供应丰富，对脑部保健有益。

对老年人常见的牙病，如龋齿、牙周病、牙松动等要进行积极治疗。随着年龄的增加，患龋齿率会越来越高，它可使暴露于口腔中的牙齿组织逐渐脱钙、崩解，若不及时治疗，可留下不可治疗的残根，只有拔除。另一病因是牙周病，正常情况下，牙齿稳固于牙槽窝内，一旦牙周组织遭到破坏，牙齿就会产生疼痛松动，严重时也要拔除。

不少老年人有一种错误的观念，认为人老了牙齿自然就会掉，不掉是不正常的，实际上人老了，牙齿如果保护得好的话不一定会掉，可以达到人的寿命有多长，牙齿的寿命也应该有多长。如果牙齿有缺损，就应该及时补上，不要认为缺几颗牙无所谓，有的老人全口无牙，认为不镶牙也无妨，用上下牙槽脊（牙床）咀嚼食物就可以。其实，牙齿是口腔颜面部器官的组织部分，能使整个面部匀称，美观，尤其是后牙发挥着咀嚼功能。人们进餐的食物要靠牙捣碎、磨细，以让胃肠吸收。前牙除对食物起切割作用外，对说话起着至关重要的作用，前牙缺失，会造成说话吐字不清。全口牙缺失，不能咀嚼食物，可影响胃肠的机能和对营养的吸收。牙齿缺失若不及时修复，邻牙可产生移位、倾斜，使缺牙间隙缩窄变小，给以后镶牙造成困难。由于牙齿的移位，邻近的真牙之间牙缝变大，造成食物嵌塞，可引起牙龈发炎、疼痛等症状，又会影响嵌塞区的口腔卫生，易使牙齿发生龋齿，或口腔发臭，牙齿缺失还能带来一系列牙龈系统的功能紊乱。所以，有牙病应及时找专科医生检查治疗，绝不是买点药吃就能解决的问题。在拔牙后三个月及时进行义齿（假牙）的修复，是配置义齿的最佳时期。

1. 要保持口腔卫生：正确的刷牙方法是保护牙齿的重要手段。首先要选择适合老年人口腔保健的牙刷，刷头应该短一点，刷起来比较灵活，刷毛的弹性较好，最好是磨圆的。刷牙时，牙刷要放在牙齿与牙龈交界处，与牙面呈45度角，刷毛向着牙龈的方向，原地水平颤动8~10次，再顺着牙缝竖刷5~6次，牙齿每个面都要刷到，每次刷牙时间不要少于3分钟。对于一些牙齿有缺损的老人，可以用一种特殊的牙刷（牙间隙刷）来清理牙缝间隙。刷牙时要用温水，刷完牙后，牙刷要头朝上放在漱口杯里和通风的地方，并且要在每3个月左右更换一次牙刷，如有损坏则应随时更换。

2. 口腔按摩，牙齿保健：用舌头轻压上下牙龈并转动摩擦，以改善血液循环；经常用舌头舔上颚可刺激胃液分泌。干漱口：嘴里像含一口水一样，做模拟漱口动作，并碰响上下牙若干次。叩齿：常用上下牙叩齿，可预防牙齿松动、脱落，使牙间隙变宽。每日按揉颊车、合谷等穴，可防治牙病。

3. 咀嚼运动：嘴里放一块口香糖，反复嚼，也可以嚼出声响来，对口腔健康很有益处。嚼口香糖不仅可以刺激唾液的分泌，因为唾液是保护牙

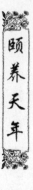
齿和口腔黏膜最好的物质，还可以清新口气。口香糖有两种，一种是加蔗糖的，这种口香糖在口腔中遇到细菌就会发酵，发酵后产生的酸会腐蚀牙齿，这也是形成龋齿的一种原因。另一种口香糖是用木糖醇来代替蔗糖，既有甜味又能补充热量，且遇到细菌不会发酵，也不会对牙齿造成伤害，所以应选择含木糖醇的口香糖，这种口香糖在体内代谢时不需要胰岛素，有糖尿病的人可以放心食用。但要注意，嚼口香糖和刷牙两者是不能互相代替的，清洁牙齿是为了消灭牙菌斑，而嚼口香糖是为了尽量减少酸对牙齿的破坏和增加唾液分泌。一般来说在饭后刷牙之后，再嚼口香糖是一种比较完善的口腔保护方法。

4. 多食对口腔有益的食物，如牛奶不仅对身体好，还可健齿。多食富含纤维的食物，如水果、蔬菜等，这些食物既有保护牙齿，又有洁白的作用。要少食黏、甜、硬的食物，以防对牙齿的损害。睡觉以前尽量不要吃东西，若食后一定要清理口腔。

另外，吸烟、饮酒、嚼槟榔等不良生活习惯也能危害口腔健康。据统计，吸烟比不吸烟的人群，牙周炎的发病率要高得多。

总之，五官的感觉对人心理有重要影响，保持五官敏锐对身体健康极为重要，老年人要积极主动地保持和改善自己的五官功能，发现问题及时防治，让健康的五官功能为自己长寿做贡献。

第十章　保健按摩

　　保健按摩是一种既古老又有效的医疗保健方法，在我国已有两千多年的历史。中医按摩是从整体观念出发，运用各种柔硬轻重不同的手法，起到舒筋活血，宣通气血，调和五脏六腑，活血化瘀，解除疲劳的作用，从而提高人体的多种功能，增强免疫能力，达到健康长寿的目的。

一、穴位按摩

　　中医认为，人的生命活动，必须依靠营卫气血的维护营养，其中以经络作为营卫气血运行的径路，它分布于周身，四通八达，使气血周流不息，循环无端，保持阴阳平衡，内外协调。穴位按摩是以经络腧穴学说为基础，以按摩手法为手段的一种防病治病的方法，根据经络之循行，气血之顺逆，筋骨之柔硬，用手法推穴道，走经络，活气血，舒筋骨，激发人体的经络之气，达到调整全身功能的作用。手法能通达上下，分理阴阳，以动代静，祛旧生新，充实五脏，驱外感之诸邪，消内生之百病，补不足，泻有余，消长之道，妙应无穷。

二、摩腹

　　摩腹养生，在我国已有几千年的历史，是一种比较适合于老年人的自我保健方法，早在南北朝齐梁时期，达摩译的《易筋经》中就有摩腹三法。在唐代，长寿医家孙思邈也以"食后行百步，常以手摩腹"作为自己的养生之道；在他所著的《千金要方》中说："食毕当散步，数里来回行，摩腹数百遍，可以无百病。"《诸病源候论》中说："两手相摩令热，然后摩腹，以令气下。""若摩脐上下并气海，不限次数，以多为佳。"南宋著名诗人陆游有不少养生方法，他一日要摩腹数次，并曾写下了"解衣许我

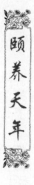
闲摩腹，又作幽窗梦一回"等诗句，他不仅在饭后摩腹，行走时也经常摩腹，如"回廊摩腹行"、"徐行摩腹出荆扉"等。由于陆游深谙摩腹之道，故尽管一生坎坷，仍得以高龄而寿终。

摩腹保健养生的原理是调整人体阴阳气血，改善脏腑功能。《黄帝内经》中说"背为阳，腹为阴"，胸腹为五脏六腑所居之处，而腹部又为阴中之阴。清代医学家张振鉴在《厘正按摩要术》中将腹喻为"五脏六腑之宫城，阴阳气血之发源"。清代医家在阐述腹部与长寿的关系时说："腹者水谷之海，水谷盈也，主寿。"现代医学认为，摩腹可使胃肠及腹部的肌肉强健，促进血液及淋巴液的循环，使胃肠蠕动增强，消化液分泌增多，消化功能得以改善，食物充分地消化与吸收，人体才能强壮、健康和长寿。临床实践证明，摩腹对许多慢性病如肺心病、肺气肿、高血压、冠心病、糖尿病、肾炎、便秘等都有较好的辅助治疗作用。由于摩腹能刺激末梢神经，使毛细血管开放，皮肤组织间隙的废物被排除，从而促进了机体的代谢，起到消除脂肪，减肥健美的作用。

摩腹保健养生手法应使用平补平泻法，就手法而言，也需遵循补虚泻实的原则，但手法的补泻问题目前尚无定论，个人认为顺时针摩腹为泻法，逆时针摩腹则为补法，这是从多年的临床实践中体会出来的。平补法：即为"一逆一顺"；平泻法：则是"一顺一逆"，各绕脐摩腹 100 圈。摩腹时间不宜过长，一般在 5 分钟左右为宜。

根据情况，可用全掌或大鱼际或双掌重叠施力摩腹（图 10-1），先从腹中部开始，由内逐渐向外环转，再由外向内环转。摩腹时用力要适度，呼吸要自然，动作要柔和。

注意：摩腹前要排空小便，不要在过分饥饿或饱餐的情况下进行。肿瘤或急腹症患者禁止摩腹。

三、搓足心

足底前部有涌泉穴，乃是肾经的首穴。《黄帝内经》中说："肾出于涌泉，涌泉者足心也。"也就是说肾经之气犹如源泉之水，来源于足下，涌出灌溉周身四肢各处。涌泉穴在人体防病治病、养生保健等方面显示出它的重要作用。《东坡全集》记载了一个按摩足心以求保健的事例，扬州武官在两广任职十多载期间，竟未沾染当地所流行的瘴气，他何以如此康健呢？此人自述："每日五更起坐，两足相向，按摩涌泉穴无数，以汗出为度。"由于他坚持按摩足心，故自形体表现出"面红腻"的健康色，且腰脚轻快。北宋大文豪苏东坡晚年仍耳聪目明，精力充沛，他的秘诀之一就是搓足锻炼。他每天早晚盘坐于床上，心静神凝，双目紧闭，搓足心左右各200次。现代医学研究证明，刺激涌泉穴可以改善机体循环、神经及泌尿等系统功能，提高免疫力，抗老防衰。因而，搓足心不仅有保健作用，还对头晕、头痛、失眠多梦及血管神经性头痛、关节炎、坐骨神经痛等疾病有良好的治疗作用（图10-2）。

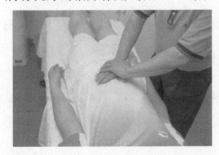

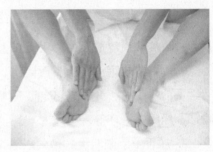

图10-1 双掌摩腹　　　　　　　图10-2 搓足心

　　足部保健如保暖、按摩、热疗、脚滚轮、功能锻炼等方法很多，最简便易行的还是搓足心。搓足心的方法，经科学证实是有效的，并深为国内外自然疗法的医学家们所注意，被喻为"当今世界最佳健身法"。

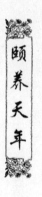

第十一章 常用穴位

本书常用穴位

1. 合谷：手阳明大肠经穴，又名虎口、含口、合骨、客谷，为临床特效穴。

定位：在手背第1、2掌骨间，当第2掌骨桡侧的中点处；或用一手拇指的指节关节横纹放在另一手虎口上，于拇指尖下取穴。

功用：清热泻火，治头面诸疾。

主治：头痛、牙痛、鼻衄、咽喉肿痛、口眼歪斜、胃痛、恶寒发热、隐疹、经闭、滞产等。

2. 迎香：手阳明大肠经穴。

定位：在鼻翼外缘中点旁开约0.5寸。迎香穴有上、下之分，上迎香为经外奇穴，鼻唇沟上端尽处；下迎香是大肠经之终结处，为手足阳明之会，在鼻翼旁5分处，故言"鼻旁5分是迎香"。

功用：泻肠，肺之热。

主治：感冒鼻塞、鼻衄、鼻流清涕、口眼歪斜、面痒、嗅觉减退、面神经麻痹或痉挛、胆道蛔虫等。

3. 四白：足阳明胃经穴。

定位：在面部，瞳孔直下，当眶下孔凹陷处。

功用：祛风明目，通经活络。

主治：角膜炎、近视、青光眼、老花眼、视物不清、夜盲、头痛、眩晕、三叉神经痛、面神经麻痹、面肌痉挛等。

4. 颊车：足阳明胃经穴。

定位：在面颊部，下颌角前方约一横指（中指）处，当咀嚼时咬肌隆起，按之凹陷处。

功用：祛风清热，开关通络。

主治：牙痛、面神经麻痹、腮腺炎、下颌关节炎、咬肌痉挛、三叉神经痛、癫痫等。

5. 天枢：足阳明胃经穴，大肠募穴。

定位：平脐旁开2寸。

功用：调理脾胃，通畅气机。

主治：绕脐腹痛、呕吐、腹胀、肠鸣、泄泻、便秘、痛经、月经不调等。

6. 足三里：足阳明胃经，合穴。

定位：在膝眼下3寸，膝盖外侧的凹陷处向下4横指，并在胫骨外侧交点处。

功用：调节机体免疫力，增强抗病能力，调理脾胃，补中益气，通经活络，疏风化湿，扶正祛邪，是抗衰老，延年益寿的保健穴，是一个强壮身心的大穴。

主治：能防治多种疾病，如急性胃炎、慢性胃炎、阑尾炎、十二指肠溃疡、胃下垂、肠梗阻、高血压、高血脂、冠心病、心绞痛、支气管炎、失眠等。

本穴可防病健身，使人精神焕发，精力充沛。其方法简便易行，每日用大拇指或中指垂直用力按揉1次，每次5~10分钟，频率每分钟15~20次，按压时要有针刺一样的酸、麻、胀、痛和走窜的感觉为好。

7. 三阴交：足太阴脾经穴，是足太阴脾经，足少阴肾经，足厥阴肝经的交会穴。

定位：在小腿内侧，当足内踝尖上3寸，胫骨内侧缘后方。

功用：健脾，调肾，舒肝，经常按揉此穴对肝、脾、肾有保健作用。

主治：腹胀肠鸣、消化不良、便溏泄泻、月经不调、崩漏带下、经闭、不孕、难产、遗精、阳痿、失眠、下肢痿痹、荨麻疹等。

8. 睛明：足太阳膀胱经穴。

定位：在面部，目内眦角稍上方凹陷处。

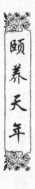

功用：明目，泄热。

主治：目赤肿痛、迎风流泪、雀目、夜盲、近视、老花眼、急慢性结膜炎、角膜炎、视神经炎等。

9. 肺俞：足太阳膀胱经穴。

定位：第 3 胸椎棘突下，旁开 1.5 寸。

功用：宣肺止咳，解肌固表。

主治：咳嗽、鼻塞、咽喉肿痛、发热、头痛、盗汗、项强、胸背痛。

10. 厥阴俞：足太阳膀胱经穴，心包的背俞穴，又名厥俞、关俞、心包俞。

定位：在第 4 胸椎棘突下，旁开 1.5 寸。

功用：益气强心。

主治：咳嗽、胸闷、呕吐、失眠、心绞痛、心动过速、心律不齐、风湿性心脏病、肋间神经痛等。

11. 心俞：足太阳膀胱经穴。

定位：第 5 胸椎棘突下，旁开 1.5 寸。

功用：益气强心。

主治：惊悸、健忘、心烦、癫痫、失眠、咳嗽、风湿性心脏病、冠心病、心动过速或过缓、心律不齐等。

12. 肝俞：足太阳膀胱经穴。

定位：第 9 胸椎棘突下，旁开 1.5 寸。

功用：疏肝利胆，通络利咽，退热明目，行气止痛。

主治：黄疸、胁痛、脊背痛、目赤、视物不清、夜盲、衄血、癫痫等。

13. 脾俞：足太阳膀胱经穴。

定位：在第 11 胸椎棘突下，旁开 1.5 寸。

功用：健脾和胃，利湿升清。

主治：腹胀、呕吐、腹泻、痢疾、便血、黄疸、水肿、背痛、进行性肌营养不良、肝脾肿大、肾下垂、月经不调、糖尿病、荨麻疹等。

14. 胃俞：足太阳膀胱经穴。

定位：在第12胸椎棘突下，旁开1.5寸。

功用：和胃健脾，理中降逆。

主治：胃炎、胃溃疡、胃扩张、胃下垂、胃痉挛、肠炎、肝炎、糖尿病、失眠等。

15. 三焦腧：足太阳膀胱经穴。

定位：在第1腰椎棘突下，旁开1.5寸。

功用：外散三焦腑之热。

主治：腹胀、肠鸣、呕吐、泄泻、水肿、小便不利、腰背强痛、腹水、失眠等。

16. 肾腧：足太阳膀胱经穴。

定位：第2腰椎棘突下，旁开1.5寸。

功用：益肾助阳，强腰利水。

主治：肾炎、肾绞痛、阳痿、早泄、遗精、精液缺乏、遗尿、膀胱肌麻痹、肾下垂、腰痛、月经不调、耳聋耳鸣、脑血管病后遗症等。

17. 委中：足太阳膀胱经穴。

定位：在腘横纹中点，当股二头肌腱与半腱肌腱的中间。

功用：固肾强腰，通络止痛。

主治：腰背疼痛、腘筋挛急、半身不遂、下肢痿痹、丹毒、皮疹、周身瘙痒、疔疮、腹痛吐泻、遗尿、小便不利。

18. 涌泉：足少阴肾经穴。

定位：足趾跖屈时，足前部凹陷处，第2、3趾缝纹头端，与足跟连线的前1/3处。

功用：滋补肾水，交通心肾。

主治：神经衰弱、精力减退、头痛、失眠、晕眩、高血压、咽喉肿痛、癫痫症、肾病、膀胱炎等。

19. 内关：手厥阴心包经穴，络穴，八脉交会穴。

定位：位于前臂内侧，腕横纹上2寸，在掌长肌腱与桡侧屈腕肌腱之间，即从腕横纹向上量3横指（2、3、4指并拢），在两筋之间取穴。

功用：益气活血，化瘀通络，宁心安神。

主治：胸胁闷痛、心悸、胃痛、癫痫、失眠，治疗和预防冠心病、肺心病等。

20. 劳宫：手厥阴心包经，荥穴。

定位：在手掌心，当第2、3掌骨之间偏于第3掌骨，握拳屈指时当中指尖止处。

功用：活血通络，清心安神，降逆止呕。

主治：口疮、口臭、中风昏迷、鹅掌风、心痛、呕吐。

21. 翳风：手少阳三焦经穴，交会穴之一。

定位：在耳垂后，当乳突与下颌骨之间凹陷处。

功用：聪耳通窍，泄散内热。

主治：耳鸣、耳聋、头痛、牙痛、腮腺炎、下颌关节炎、口眼歪斜、笑肌麻痹、面神经麻痹、甲状腺肿、膈肌痉挛等。

22. 耳门：手少阳三焦经穴。

定位：在面部，当耳屏上切迹的前方，下颌骨髁突后缘，张口有凹陷处。

功用：聪耳通窍。

主治：耳鸣、耳聋、聋哑、齿痛、中耳炎等。

23. 听会：足少阳胆经穴。

定位：当耳屏间切迹的前方，下颌骨髁突的后缘，张口有凹陷处。

功用：清肝胆经热邪，聪耳通窍。

主治：耳鸣、耳聋、齿痛、口眼歪斜、中耳炎、腮腺炎、下颌关节炎等。

24. 风池：足少阳胆经穴。

定位：在项部，当枕骨之下，与风府相平，胸锁乳突肌与斜方肌上端之间的凹陷处。

功用：散风，解痉通络。

主治：头痛、头晕、颈项强痛、目赤痛、鼻衄、鼻渊、耳聋、口眼歪斜、感冒等。

25. 太冲：足厥阴肝经的重要穴道之一。

定位：在足背侧，当第1、2跖骨间隙的后方凹陷处。

功用：燥湿，解郁，疏肝祛风。

主治：头痛、晕眩、目赤肿痛、中风、癫痫、黄疸、胁痛、呕逆、腹胀，可疏解病人情绪。

26. 章门：足厥阴肝经，脾经募穴，脏会。

定位：在侧腹部，当第11肋游离端的下方。

功用：疏肝健脾。

主治：胁肋痛、腹胀肠鸣、呕吐、泄泻、消化不良、黄疸等。

27. 期门：足厥阴肝经、太阴与阴维脉交会穴。

定位：在胸部，当乳头直下，第6肋间隙，前正中线旁开4寸。

功用：疏肝健脾。

主治：乳痛、郁症、胸胁胀满、腹胀、呃逆、吞酸。

28. 百会：督脉经穴，是督脉经上的重要穴道之一，督脉又归属于大脑。百会意指手、足三阳经与督脉的阳气在此交会，又名三阳五会穴、三阳穴、五会穴、天满穴。

定位：前发际正中，直上5寸；或两耳尖连线的中点处。

功用：头为诸阳之会，百脉之宗，能通达阴阳脉络，连贯周身经穴，是调节大脑功能的要穴，对调节机体的阴阳平衡起着重要作用。

主治：头痛、眩晕、高血压、癫痫、失眠、健忘、中风不语、久泻、脱肛等。

29. 气海：为任脉经上的主要穴道之一，为元气聚集之处。

定位：前正中线上，当脐下4寸。

功用：生发阳气，益气助阳，调经固精。

主治：绕脐腹痛、脘腹胀满、水肿鼓胀、水谷不化、泻痢、便秘、癃淋、遗尿、遗精、阳痿、月经不调、痛经、崩漏、带下、腰痛、形体羸瘦等。本穴有强壮作用，为保健要穴之一。

30. 中脘：任脉经穴，脾的募穴，八会穴之腑会。

定位：在上腹部，前正中线当脐上4寸。

功用：理气，健脾，和胃。

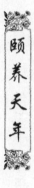

主治：胃腹疼痛、腹胀、呕逆反胃、消化不良、肠鸣、泄泻、便秘、失眠、胃炎、胃溃疡、胃扩张、癫痫等。

31. 膻中：为任脉经主要穴道之一，心包经募穴，八会穴之气会。

定位：前正中线上，平第四肋间隙；或两侧乳头连线的中点。

功用：宽胸理气。

主治：咳嗽气喘、胸痹、呼吸困难、心痛、心悸、心烦、噎膈、产妇少乳汁等。

32. 太阳穴：经外奇穴。

定位：在颞部，当眉梢与目外眦之间，向后约一横指的凹陷处。

功用：祛风，清热，健脑。

主治：头痛、偏头痛、牙痛、眼睛疲劳。

太阳穴是人头部的重要穴位，《达摩秘方》中将按揉此穴列为"回春法"，认为常使用此法可保持大脑的青春常驻，返老还童。当人们长时间连续用脑后，太阳穴往往会出现重压或胀痛的感觉，这就是大脑疲劳的现象，此时按摩太阳穴，可以给大脑以良性刺激，能够解除疲劳，振奋精神，止痛醒脑，能继续保持注意力集中，效果非常显著。

33. 印堂：经外奇穴。

定位：在额部，当两眉头至中间。

功用：清热祛风。

主治：头痛、鼻炎、眩晕、鼻衄、目赤肿痛、失眠、面神经麻痹、三叉神经痛、高血压、神经衰弱等。